JANET BALASKAS · YOGA FÜR WERDENDE MÜTTER

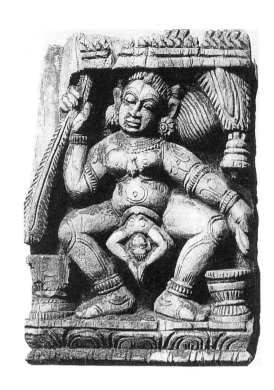

KALI GEBIERT DAS UNIVERSUM

DIESES HOLZRELIEF DER GÖTTIN KALI
STAMMT VON EINEM GEBETSKARREN
IN EINEM INDISCHEN TEMPEL.
SIE SAGT UNS, DASS DIE MACHT DER FRAUEN,
LEBEN ZU GEBÄREN UND ZU ERNEUERN,
HEILIG IST.
IHR KÖRPER SYMBOLISIERT DIE WEIBLICHE QUELLE
ALLEN LEBENS UND ALLER ERNEUERUNG.
SIE IST EIN SYMBOL FÜR DIE AKTIVE,
SELBSTÄNDIG GEBÄRENDE –
HOCKEND GEBIERT SIE
IM VOLLBESITZ IHRER EIGENEN
STÄRKE UND MACHT.

Inhalt

Vorwort von Sandra Sabatini 6	Körperhaltung und Atmung 79
Vorwort von Yehudi Gordon 7	Stehen und Gehen 80
Mein Weg zu Yoga 8	Sitzen 84
Die Geschichte des Yoga 12	Ruhen und Schlafen 86
	Die Körperhaltung nach der Geburt 87

1

**WARUM BRAUCHEN SIE YOGA
WÄHREND DER SCHWANGERSCHAFT? . 21**

Ihr Baby vor der Geburt................. 22
Die Schwangerschaft würdigen 23
Die wohltuenden Auswirkungen von
Yoga in der Schwangerschaft 24
Auf die Geburt vorbereiten 27
Ihre Wehen bewältigen 29
Die innere Macht entdecken 31

2

**VERÄNDERUNG UND TRANS-
FORMATION** 33

Körperliche Veränderungen 34
Wie Ihr Uterus sich verändert 39
Ihr Körper und Ihr Baby 39
Emotionen 44
Mutter werden 44
Innere Arbeit 48
Wenn die Geburt näherrückt 53
Über die Geburt hinausdenken 53

3

DER ATEM 57

Yoga und Atmung 58
Atem und Emotionen 62
Bewußtheit für den Atem entwickeln 63

4

KÖRPERHALTUNGEN IM ALLTAG 73

Stehen 74
Die Krümmungen der Wirbelsäule 76
Entdecken Sie Ihr Zentrum der Schwer-
kraft 78

5

YOGA IN DER SCHWANGERSCHAFT ... 89

Wie Sie anfangen 91
Gruppe 1: Warmwerden 95
Gruppe 2: Beckenübungen 108
Gruppe 3: Haltungen im Knien 139
Gruppe 4: Die Entspannung von Nacken
und Schultern 142
Gruppe 5: Haltungen im Stehen 148
Gruppe 6: Haltungen für Fortge-
schrittene 162
Gruppe 7: Entspannung 169

6

DIE GEBURT RÜCKT NÄHER 171

Das Geburtszimmer einrichten 172
Sich mit der Erde verbinden 174
Das Erlebnis teilen – die Rolle des
Partners 174
Vorwehen 176
Vorbereiten auf die Geburt – die erste
Phase 176
Vorbereiten auf die Geburt – die zweite
Phase 183
Gebärpositionen 186
Nach der Geburt – die dritte Phase 191

7

**YOGA ALS SELBSTHILFE ZU
SPEZIELLEN PROBLEMEN VON A BIS Z** . 193

Dank............................. 218
Literatur 219
Adressen 220
Register 222

Vorwort

von Sandra Sabatini

Wenn eine schwangere Frau zu mir in den Yoga-Unterricht kommt, freue ich mich immer auf unsere erste Stunde. Ich weiß genau, daß sie nach den ersten Worten in Yoga den idealen Weg für sich sieht. Sie wird sofort erkennen, wie natürlich es ist, den Kontakt mit dem Boden unter ihren Füßen wahrzunehmen und daraufhin den Impuls zu verspüren, zu wachsen und sich selbst bewußt zu werden. Sie befindet sich bereits in einem kreativen Zustand. Sie lauscht ständig auf das, was in ihr geschieht. Sie verströmt ein inneres Lächeln, das ihr ganzes Wesen durchdringt. Sie braucht Yoga lediglich, um sich dieses »innere Leuchten« zu erhalten.

Yoga schenkt der schwangeren Mutter die Fähigkeit, sich mit außergewöhnlicher Flexibilität auf die inneren und äußeren Veränderungen einzustellen. Durch bewußtes Atmen und die Harmonie des Körpers mit der natürlichen Schwerkraft werden Verspannungen und Streß gelöst, so daß der Körper einen Zustand der Leichtigkeit erreicht und im Einklang mit sich selbst ist. Einige einfache, mühelose Yoga-Haltungen, täglich ausgeübt, helfen Frauen, sich der Geburt mit Interesse, Selbstsicherheit und Neugierde nähern zu können. Wenn die Geburt bevorsteht, öffnet sich ihr ganzes Wesen und ihre fünf Sinne werden angeregt, neue Dimensionen wahrzunehmen: Zeit und Raum dehnen sich aus. Das Gebären wird zur einzigartigen Gelegenheit, mit ihrer inneren Macht als Frau in Berührung zu kommen. Wenn eine Frau diese Erfahrung einmal gemacht hat, erinnert sie sich an diese Intensität wie an einen ewigen Frühling, der ihr ihr ganzes weiteres Leben lang Kraft schenkt.

Dank der jahrelangen Arbeit von Janet Balaskas wird dieses Geschenk uns allen zugänglich. Mit diesem Buch zeigt sie uns, wie wir uns die natürlichen Kräfte wohltuend zunutze machen können. Diese Einflüsse sind nicht begrenzt auf Yoga-Haltungen. Sie bestimmen unser tägliches Leben und werden zu unserer Art des Seins.

Janet gibt in diesem Buch nicht nur ihre sämtlichen persönlichen Erfahrungen als Frau, die Yoga praktiziert, an uns weiter, sondern vermittelt auch das fachliche Wissen, das Menschen brauchen, die eine gebärende Frau begleiten. Nur wenn Ihnen jemand beisteht, der die Schönheit des gesamten Prozesses einer Geburt erkannt hat, können Sie Ihren letzten Rest an Widerstand aufgeben und bewußt die Mutterschaft antreten.

Ich möchte mit diesen wenigen Zeilen Janet Balaskas als Frau danken, ebenso ihren Kolleginnen Lolly Stirk, Yvonne Moore und anderen Lehrerinnen und Lehrern für eine aktive Geburt, die mit ihrer Arbeit schwangeren Frauen einen besseren Weg aufzeigen, ihre Kinder zur Welt zu bringen.

Vorwort

von Yehudi Gordon

Es freut mich sehr, ein Vorwort für dieses Buch schreiben zu können. Janet Balaskas und ich gehen den gleichen Weg. Wir sind beide von Mina Semyon, Mary Stewart, Sandra Sabatini und Vanda Scaravelli unterrichtet worden. Wir haben zusammen praktiziert und unsere Entdeckungen und Erfahrungen mit Eltern während Schwangerschaft, Geburt und Kleinkindzeit miteinander ausgetauscht.

Yoga ist etwas Wunderbares. Der Stil, den dieses Buch vermittelt, ist inspirierend und lenkt uns dahin, unsere Aufmerksamkeit auf den universellen Sog der Schwerkraft zu konzentrieren. Schritt für Schritt, Atemzug für Atemzug werden wir uns unserer Füße, Hüften, Wirbelsäule und schließlich des Kopfes bewußt. Dieses Abenteuer ist ein sicherer Weg, denn wir erlauben der Schwerkraft, daß sie uns in der Erde verankert, und das gibt unserem Körper die Freiheit zu fliegen. Es geht bei Yoga nicht darum, wie weit wir uns dehnen können, sondern darum, die Schwerkraft zu entdecken und den unendlichen Ozean zu spüren, aus dem »die Welle« des Atems stammt und in den sie zurückkehrt.

Das Praktizieren von Yoga ist in vieler Hinsicht wohltuend. Unsere Wirbelsäule wird beweglich, Spannungen in den Gelenken, Bändern und Muskeln lösen sich und unsere Energie und Lebenskraft wird freigesetzt. Wenn unser Körper aktiv entspannt, entdecken wir unseren inneren Raum. Und dabei können wir uns immer sicher fühlen, denn jede Haltung wird von der Welle des Atems getragen.

Die Entdeckung des Ozeans und der Atemwellen, die aufsteigen und wiederkehren, ist ein unbezahlbares Geschenk. Sie ermöglicht uns, uns selbst zu finden, ganz gleich unter welchen Lebensbedingungen. Der Atem ist immer da, wenn wir ruhig und entspannt sind, wenn die Wehen stürmisch toben, wenn mitten in der Nacht unser Baby weint oder wenn wir uns lieben. Die bewußte Wahrnehmung der Atemwelle beruhigt, zentriert und belebt uns. Yoga ist ein Weg, diese Welle zu entdecken, und wenn wir sie erst einmal entdeckt haben, schenkt sie uns unser Leben lang innere Kraft.

Dies ist ein praktisches und anregendes Buch. Die Fülle und Wohltat von Yoga liegt darin, daß wir es praktizieren. Dieses Buch ist ein Wegweiser für uns.

Mein Weg zu Yoga

Yoga ist eine wundervolle Hilfe für Schwangere und Mütter von Neugeborenen. Es bietet ihnen die Möglichkeit, Verspannungen in den Muskeln und Gelenken zu lösen, Emotionen ins Fließen zu bringen und sich von Hemmungen zu befreien. Es hilft ihnen, optimal die eigene Gesundheit zu fördern und den Weg in eine gesunde Zukunft zu gehen.

Ich nahm 1975 zum ersten Mal an einem Yoga-Kurs teil, kurz bevor ich meine zweite Tochter, Kim, empfing; in den Monaten, in denen ich mit ihr schwanger war, fuhr ich fort, regelmäßig Yoga zu praktizieren. Auch meine erste Schwangerschaft war problemlos gewesen, und trotzdem war ich überrascht, wie anders ich dieses Erlebnis mit Yoga empfand.

Ich entdeckte, daß ich auf meinen Körper und meinen Geist positiv einwirken konnte. Mit Hilfe von Yoga war ich imstande, sowohl meine Energie und Lebenskraft zu steigern, als auch mich tiefer zu entspannen und geistig ruhiger zu werden. Indem ich lernte, meine Aufmerksamkeit zu fokussieren, fand ich Zugang zu dem stillen Raum in mir, den ich heute als meine innere Mitte bezeichne. Dadurch konnte ich mir meines Körpers, meiner Gefühle und der Anwesenheit des kleinen Wesens, das in meinem Schoß heranreifte, bewußter werden.

Heute, mehr als fünfzehn Jahre später, habe ich das Privileg genossen, hunderte von schwangeren Frauen in diesen Weg einzuführen und zu beobachten, wie tiefgreifend und positiv er sich auf ihre Fähigkeit auswirkt, ein Kind zu gebären und zu versorgen.

Mit Hilfe von Yoga lernte ich, meine Energie und Lebendigkeit zu steigern, mich tiefer zu entspannen und meinen Geist ruhig werden zu lassen.

Meine zweite Schwangerschaft verlief parallel zum Beginn meiner beruflichen Laufbahn als Geburtspädagogin. Während meiner Ausbildung hatte ich die Methoden, die damals werdenden Müttern vermittelt wurden, als enttäuschend empfunden. Auch wenn sie in bezug auf die Wehenphasen und die Abläufe im Krankenhaus sehr informativ waren, war es nicht üblich, die Mütter anzuleiten, ihren eigenen Instinkten zu vertrauen und zu folgen. Die meisten Frauen, die diese Kurse besuchten, nahmen schließlich doch schmerzstillende Mittel und fügten sich den Eingriffen der Geburtshelfer. Ich war mir sicher, daß es eine Möglichkeit gab, die es den Frauen erlaubte, die umwälzenden Veränderungen während der Schwangerschaft ganzheitlich zu erleben und für sich auszuschöpfen.

Als mir während meiner eigenen Schwangerschaft die wohltuenden Auswirkungen von Yoga bewußt wurden, lud ich Mütter, die meine Geburtsvorbereitungskurse besuchten, ein, einmal die Woche an meinem Yogakurs für Schwangere teilzunehmen. In den folgenden Monaten trafen sich sechs von uns regelmäßig, und wir fanden heraus, daß sich bestimmte Yoga-Positionen als besonders angenehm und hilfreich erwiesen. Zur gleichen Zeit beschäftigte ich mich mit der Anatomie des weiblichen Beckens. All diese Faktoren zusammengenommen führten langsam zu der Erkenntnis, daß das Becken der Frau so geformt ist, daß es einen gebogenen Kanal für die Geburt eines Kindes bildet. Die Haltungen, die im späten Stadium der Schwangerschaft am angenehmsten waren, weiteten den Beckenraum und verringerten den Druck auf die untere Wirbelsäule.

Als ich dann auf dem Gebiet der Geschichte der Geburt forschte, fiel mir auf, daß Abwandlungen dieser angenehmen Körperhaltungen tatsächlich von

Frauen in fast sämtlichen Kulturen bei der Geburt praktiziert worden sind. Die historischen und ethnologischen Fakten zeigten, daß Frauen seit tausenden von Jahren überall auf der Welt standen, knieten oder hockten, während sie ihr Kind zur Welt brachten. Auf diese Weise entdeckte ich, daß der Körper einer Frau nicht dafür geschaffen ist, während der Wehen oder des Gebärens auf dem Rücken zu liegen. Tatsächlich ist das die ungünstigste Position überhaupt, und zwar aus zahlreichen Gründen (vgl. auch mein Buch *Aktive Geburt*). Durch einen wundersamen Zufall war ich mit Yoga auf einen äußerst wirkungsvollen Weg gestoßen, sich unter Anwendung dieser aufrechten Positionen auf eine natürliche Geburt vorzubereiten. Einen Weg, der Frauen nicht nur körperlich mit diesen Haltungen vertraut machte, sondern ihnen auch auf einer tieferen Ebene half, ihre innere Stärke und Macht sowie ihr instinktives Potential zu entdecken. Der Grundgedanke von Yoga besteht genau darin, daß es auf mehreren Ebenen gleichzeitig wirkt und sowohl den Körper als auch den Geist und die Emotionen beeinflußt und damit die Gesundheit und das Wohlbefinden des ganzen Menschen fördert.

Ich war die erste in der Gruppe, die ihr Kind zur Welt brachte. Kim wurde zu Hause geboren, und trotz der Tatsache, daß sie einen ungewöhnlich großen Kopfumfang hatte, nahmen weder sie noch ich dabei Schaden. Bei dieser Erfahrung entdeckte ich, welche Vorteile es hatte, sich hinzuhocken und die Körperhaltung immer wieder zu wechseln. Die Form von Yoga, die ich während der Schwangerschaft praktiziert hatte, hatte sich meinem Bewußtsein eingeprägt, und ich besaß genügend Selbstvertrauen, um einige der Positionen auszuprobieren, von denen ich wußte, daß sie den Geburtskanal öffneten und die Wirkung der Schwerkraft optimal förderten. Ohne diese Schritte wäre, wie meine Hebamme mir versicherte, sicherlich die Hilfe einer Zange erforderlich gewesen.

Ich fühlte mich wunderbar, mein Kind selbst geboren zu haben, und kurz darauf folgten die Geburten der anderen Frauen aus der Gruppe. Obwohl wir keinen vorgefertigten Plan hatten, lag keine von uns während der Wehen in der traditionellen »Käferhaltung« oder halb zurückgelehnt. Da wußte ich, daß unsere Gruppe im Norden Londons nicht nur die Babys, sondern auch das Konzept der »Aktiven Geburt« geboren hatte. Wir hatten das Glück, von einigen selbständigen Hebammen unterstützt zu werden, die Hausgeburten begleiteten, und auch von Yehudi Gordon, einem Geburtshelfer am örtlichen Krankenhaus. Sie alle waren begeisterte Pioniere auf diesem Gebiet und halfen uns rückhaltlos, unsere Vorstellungen zu verwirklichen. Mein Arzt hatte kurz vor der Geburt meiner Tochter in Botswana Urlaub gemacht und gesehen, wie eine Mutter im Hocken gebar, so daß auch er mich ermutigte.

Als ich 18 Monate später überrascht feststellte, daß ich erneut schwanger war, geriet ich bei der Vorstellung, so kurz hintereinander zwei Kinder zu bekommen, in einen Strudel widersprüchlicher Gefühle. In den ruhigen Momenten, in denen ich meditierte und Yoga machte, konnte ich dann in meinem Körper ein weiteres wunderbares Wesen spüren, das mein Leben überaus bereichern würde. Schon kurz nach dem Schock über meine erneute Schwangerschaft wurde meine Verwirrung von der ruhigen Gewißheit abgelöst, daß das Kind, das ich in mir trug, ein Geschenk war und sich genau zur richtigen Zeit einstellte. Ich erfuhr, wie tief eine Mutter sich der Anwesenheit ihres Babys bereits in den ersten Stadien der Schwangerschaft bewußt sein kann. Ich konnte spüren, daß es zwischen der Mutter und ihrem ungeborenen Kind auf einer tiefen instinktiven Ebene eine natürliche psychische Verbindung gibt.

Diese Verbundenheit ist wie ein offener Kommunikationskanal, der bewußter wahrgenommen werden kann, wenn die Mutter still dasitzt und sich auf ihre innere Mitte konzentriert, wie es zum Beispiel bei Yoga der Fall ist. Ich entdeckte, daß ich mit meinem Sohn Iasonas »sprechen« und auch seine Antworten »hören« konnte, während er sich in meinem Uterus befand. Als er in meinem Schoß vier Wochen alt war, hatte ich mich bei ihm für mein anfängliches Hin und Her entschuldigt, und seitdem haben wir es nie mehr erwähnt. Heute ist er 15 Jahre alt und größer als ich, und immer noch kann ich mit ihm besonders leicht kommunizieren. Natürlich war auch seine Geburt leicht – obwohl er mit 9,5 Pfund zur Welt kam.

Ich dachte, meine »Laufbahn« im Gebären sei zu Ende, als Theo mich mit seiner Ankunft überraschte. Ich war inzwischen 42 Jahre alt, und seit Iasonas Geburt waren zehn Jahre vergangen. In der Zwischenzeit hatte ich eine Operation gehabt, bei der Gewebe aus meinem Uterus entnommen wurde. Glücklicherweise war die Operation gut verlaufen, und ich heilte mich mit Hilfe von Yoga. Zu der Zeit hatte ich eine neue Form von Yoga entdeckt und war Schülerin von Mina Semyon und Mary Stewart. Nach der Geburt sollte ich Sandra Sabatini kennenlernen und habe seit der Zeit voll Freude mit ihr gearbeitet, wann immer sich die Gelegenheit dazu bot.

Die meisten Frauen, die ich unterrichte, sind fähig, die Erfahrung von Geburt und Mutterschaft zu genießen und optimal auszukosten.

Glücklich verheiratet mit meinem Mann Keith Brainin, genossen wir die Zeit der Schwangerschaft und sahen Theos Geburt voll Freude entgegen. Ich wollte mich den Untersuchungen unterziehen, die schwangeren Frauen in meinem Alter empfohlen werden, und machte einen Termin für eine Fruchtwasserpunktion aus. Am Tag vor dem Test hatte ich in der Meditation am Ende meiner Yoga-Stunde ein verblüffendes Erlebnis. Ich »hörte« ganz deutlich, wie Theo mir »sagte«, daß es ihm nicht nur gut ginge, sondern daß er ein Prachtexemplar von einem Kind sei und ich den Test nicht brauche. Also sagte ich den Untersuchungstermin ab, und tatsächlich wog Theo bei der Geburt an die zehn Pfund und ist ein bemerkenswert kräftiges und gesundes Kind. Wahrscheinlich hätte ich auch dann beschlossen, meinen Sohn zu behalten, wenn er sich nicht gesund entwickelt hätte. In vielen Fällen kann es aber durchaus angemessen sein, den Test zu machen, ich schlage also keineswegs Meditation als Alternative vor. Der wesentliche Punkt ist, still zu werden und so die richtige Entscheidung treffen zu können.

Auch während dieser Schwangerschaft machte ich regelmäßig Yoga und unterrichtete andere Mütter. Selbst im neunten Monat praktizierte ich noch einige der Haltungen für Fortgeschrittene. Ich bekam von meinen Lehrerinnen und Kollegen viel positive Unterstützung, vor allem von Lolly Stirk, Mina Semyon, Yehudi Gordon, Michel Odent und Carole Elliott. Ihnen habe ich zu verdanken, daß ich nicht an Hebammen geriet, die aufgrund meines Alters oder Theos Größe ängstlich reagierten, mich aufgrund meines Eingriffs als »Risikogeburt« betrachteten oder als »ältliche Multipara« (Frau, die mehrmals geboren hat, Anm.d.Ü.). Theo wurde zu Hause vor dem Kamin geboren. Die Wehenphase war kurz und heftig und wurde mir erleichtert durch Keiths genialen Pool für Wassergeburten, der in unserem Schlafzimmer stand. Trotz Theos Größe war die zweite Phase nach sieben Kontraktionen vorbei. Ich hatte keinen Dammriß, und die Ekstase nach der Geburt hielt noch tagelang an.

Meine eigene Geschichte ist zwar einzigartig, aber nicht ungewöhnlich. Die meisten Frauen, die ich unterrichte, sind fähig, die Erfahrung von Geburt und der Mutterschaft zu genießen und optimal auszukosten. Die überwiegende

Mehrheit kann auf natürlichem Wege, ohne Medikamente oder Eingriffe gebären. Diejenigen aber, die beschließen oder sich gezwungen sehen, zu Schmerzmitteln zu greifen oder geburtshilfliche Unterstützung in Anspruch zu nehmen, tun das meistens aus einer Haltung innerer Kompetenz heraus und wissen, daß sie so handeln, wie es ihrer Situation und ihren Umständen angemessen ist. Wir können nie voraussagen, wie eine Geburt verlaufen wird. Sie ist ein Abenteuer, und wie bei jedem richtigen Abenteuer ist das, was vor uns liegt, unbekannt. Ich weiß aber, daß eine schwangere Frau mit Yoga Wege finden kann, aus den Monaten der Schwangerschaft und aus der Erfahrung von Geburt und Mutterschaft das Beste zu machen.

Dies ist eine Zeit im Leben einer Frau, in der sie Kraft und Energie für Geburt und Mutterschaft sammelt. Auf ganzheitliche Weise kreativ, ist sie nicht nur die Gebende, die das Leben ihres ungeborenen Kindes bereits erhält, sondern auch Empfängerin der strahlenden, dynamischen Energie, die von ihrem Baby ausgeht. Bei diesem Austausch nähren sich beide gegenseitig und geben sich Kraft, da Mutter und Baby das Abenteuer der Schwangerschaft auf sämtlichen Ebenen gemeinsam erleben.

Yoga erlaubt der Frau, Pause zu machen und ruhig zu werden, so daß sie dieses Geschenk empfangen und sich davon Kraft spenden lassen kann. Sie wird natürlicher, intuitiver und kann sich mit ihrem ganzen Wesen auf die Transformation einlassen, die sie erlebt. Und das ermöglicht ihr, sich zu entfalten und selbst neu geboren zu werden, während sie den Übergang vom Frausein zur Mutterschaft erlebt. Sie kann den Herausforderungen, die auf sie zukommen, mit Zuversicht entgegensehen.

Mit *Yoga für werdende Mütter* versuche ich, im begrenzten Rahmen eines Buches den Weg, den ich lehre, so klar wie möglich zu vermitteln. Dies Buch wird unterstützt von einem kleinen Netzwerk von Lehrerinnen und Lehrern dieser Methode. Es gibt eine wachsende Anzahl von Menschen, die die Aktive Geburt lehren und auf ähnliche Weise arbeiten. Viele von ihnen sind wie ich bereit zu reisen, um Yoga-Lehrerinnen und Lehrer, Mütter, Hebammen und Geburtspädagogen weiterzubilden. Einige arbeiten in Großbritannien und andere in ähnlicher Form in anderen Ländern.

Wir nähern uns jetzt einem neuen Jahrhundert. In den kommenden Jahren müssen wir lernen, Mutter Erde zu respektieren und sorgsam zu behandeln, um das ökologische Gleichgewicht unseres Planeten wiederherzustellen. Ich hoffe, daß dieses Buch diejenigen von uns inspirieren wird, die sich für das beginnende Leben engagieren, damit Mütter ihre Macht als Gebärende und Spenderinnen von Leben wiederentdecken und sich erneut aneignen können. Auf diese Weise spielen wir unsere kleine, aber entscheidende Rolle bei der Wiederkehr der Macht des Weiblichen, die die Quelle allen Lebens auf der Erde ist und uns Heilung und Erneuerung schenkt.

Janet Balaskas

Die Geschichte des Yoga

Bevor Sie beginnen, während Ihrer Schwangerschaft Yoga zu praktizieren, sollten Sie etwas über die Geschichte des Yoga erfahren und erkennen, wie es Ihr Leben wohltuend bereichern kann. Wichtig für Sie ist auch zu wissen, welche Form von Yoga ich empfehle und warum ich sie für die Zeit der Schwangerschaft so geeignet finde.

Man geht im allgemeinen davon aus, daß die Ursprünge von Yoga im prähistorischen Indien liegen. Beweise dafür sind uralte Siegel aus dem Tal des Indus, dem heutigen Pakistan, die gemeißelte Figuren im Lotussitz zeigen und nach Schätzungen aus der Zeit zwischen dem fünften und zweiten Jahrhundert vor Christi Geburt datieren.

Die ersten schriftlichen Hinweise auf Yoga finden wir in den Sanskrit-Hymnen der Indogermanen, bekannt als *Die Veden* (3000 – 1200 v.Chr.), mit denen die Yoga-Lehren vom Lehrer an den Schüler weitergegeben wurden. Diese Tradition der Weitervermittlung der Philosophie und Praxis des Yoga vom Guru an den Schüler hat uralte Wurzeln. Sie verbreitete sich in vielen Teilen der Welt und paßte sich dabei den kulturellen Bedürfnissen von Zeit und Ort an.

Es ist möglich, daß Yoga in der Geschichte noch viel weiter zurückreicht, als bislang erkannt wurde, und so alt ist wie die Zivilisation selbst.

Am Ende des vedischen Zeitalters, etwa 600 v.Chr., wurde die *Bhagavadgita* verfaßt. Dieser Text ist ein episches Gedicht, das die Philosophie des Yoga in Form eines Dialoges zwischen dem Gott Krishna und dem Prinzen und Krieger Arjuna beschreibt. Etwa um die Zeit, als die *Bhagavadgita* geschrieben wurde, lebte und lehrte auch Buddha (geboren 568 v.Chr.), und viele der großen Weltreligionen hatten ihre Blütezeit. Die buddhistische Lehre übernahm die Praktiken des Yoga und verbreitete sie in weiten Teilen Asiens, was zur Entwicklung von Tantra führte.

Zu den berühmtesten Yoga Texten zählen die klassischen Yoga Sutren des Patanjali. Geschrieben zwischen 200 v.Chr. und 200 n.Chr., bestehen sie aus kurzen Abschnitten oder Aphorismen, die sich dem Gedächtnis leicht einprägen. Sie enthalten sowohl Yoga-Haltungen, Atemübungen, Meditationen und spirituelle Anweisungen für den Alltag als auch Anleitung für den Weg zu Selbstverwirklichung und Erleuchtung.

Im Mittelalter entstanden weitere Texte wie die Hatha-Yoga Pradipika, die in der Reinigung von Körper und Geist durch körperliche Übungen, Atmung und Meditation noch weiter gehen. In der Zeit der indischen Kolonialisierung wurden diese Texte übersetzt, was zu dem wachsenden Interesse an Yoga führte, das noch heute im Westen blüht.

Westliche Frauen aus diesem Jahrhundert, die sich für Yoga interessieren, haben laut überlieferter Geschichte keine Vorgängerinnen. Die meisten Dokumente, die ich erwähnt habe, sind Zeugnisse einer überwiegend männlichen Tradition. Es ist jedoch möglich, daß Yoga noch viel weiter zurückreicht, als bislang erkannt wurde, und so alt ist wie die Zivilisation selbst. Es gibt sogar Hinweise darauf, daß es Wurzeln in unserem eigenen Kulturkreis hat und vielleicht von Frauen entwickelt und praktiziert wurde, noch bevor seine Existenz auf dem indischen Subkontinent durch überlieferte Dokumente bewiesen wurde.

Die revolutionäre Arbeit der Archäologin Marija Gimbutas in jüngster Zeit hat die Existenz einer uralten »matriarchalischen« (weiblich orientierten)

Zivilisation im gesamten alten Europa enthüllt (*Gods and Goddesses of Old Europe* und *The Language of the Goddess* von Marija Gimbutas). Als Beweis führt sie Tausende von Tonstatuen von Göttinnen und andere Kunstwerke an. Sie stammen aus der paläolithischen (vor über 30.000 Jahren) und der neolithischen Zeit (vor 7000 bis 9000 Jahren) und wurden in verschiedenen Ländern Ost- und Westeuropas, von der Ukraine bis zum Mittelmeerraum, entdeckt. Diese Statuen zeigen matriarchalische Göttinnen in meditativen Yoga-Haltungen, was den Gedanken nahelegt, daß die Wurzeln des meditativen Praktizierens von Yoga im Kreis von Frauen tausende von Jahren zurückreichen und in unserer eigenen prähistorischen Kultur zu finden sind.

Es ist durchaus möglich, daß wir nicht die ersten Frauen sind, die Yoga in der Schwangerschaft praktizieren. Vielleicht wußten die Frauen in diesen uralten Zeiten, wie sie mit Hilfe einer grundlegenden, »erdzentrierten« Meditation die stärkenden Kräfte der Natur nutzen konnten.

Historischen Berichten über diese uralten matriarchalischen Zivilisationen zufolge waren beide Geschlechter gleichgestellt. Das Weibliche oder die »Große Mutter« wurde als zentrales Lebensprinzip angebetet und geachtet. Frauen wurden als Gebärende und Nährende zutiefst respektiert. In den matriarchalischen Kulturen überall auf der Welt wird der Körper der Frau oft als heiliges Gefäß oder Behälter dargestellt, der die Mysterien beherbergt, die das neue Leben erschaffen und erhalten. Ihre Fruchtbarkeit symbolisiert die sich ständig erneuernde Kraft der lebendigen Natur selbst und spiegelt diese wider, nicht nur die des Menschen sondern sämtlichen Lebens auf der Erde und im gesamten Kosmos.

Diese uralten Zivilisationen waren auch bekannt für ihre hoch entwickelte Kunst, ihren Lebensstil und ihre politische Stabilität, denn sie existierten jahrtausendelang in Frieden und Harmonie mit den Naturgesetzen. Marija Gimbutas schreibt in der Einleitung zu *The Language of the Goddess*:

»Die um die Göttin zentrierte Religion existierte für sehr lange Zeit, länger als die indogermanische und die christliche Religion (eine relativ kurze Phase der Menschheitsgeschichte) und prägte die westliche Psyche stark. Dies steht in starkem Kontrast zu den folgenden 5000 Jahren, in denen die patriarchalischen Werte der widerstreitenden, kriegerischen Stammes- und Nationalinteressen das soziale Leben beherrschten, Zerstörung anrichteten und unseren Planeten dem Untergang weihten.

Zu keiner anderen Zeit war die Wiederkehr des Weiblichen so dringend notwendig, denn wir müssen das Gleichgewicht, Harmonie und Frieden auf der Erde im Einklang mit den kreativen Kräften der Natur wieder herstellen. Wir leben immer noch unter dem Einfluß jener aggressiven männlichen Invasion und fangen gerade erst an, unsere lange Entfremdung von unserem authentischen europäischen Erbe zu entdecken – die gleichgestellte, gewaltlose, erdzentrierte Gesellschaft.«

Zu keiner anderen Zeit war die Wiederkehr des Weiblichen so dringend notwendig, denn wir müssen das Gleichgewicht, Harmonie und Frieden auf der Erde im Einklang mit den kreativen Kräften der Natur wieder herstellen.

YOGA IM WESTEN

Wie wir gesehen haben, hat Yoga sich im Laufe der Jahrhunderte vor allem in Indien entwickelt, einer Kultur, in der die matriarchalischen Werte länger erhalten blieben als in den meisten Teilen Europas. Auch wenn es – vor allem in der tantrischen Kunst – einige Hinweise darauf gibt, daß Frauen Yoga praktizierten, gehen die generellen Überlieferungen davon aus, daß Yoga in Indien vor allem von männlichen Yogis ausgeübt wurde. In seiner modernen Form wurde Yoga im zwanzigsten Jahrhundert in den Westen gebracht und hier bekannt gemacht, vor allem von Lehrern aus Indien, die die Tradition in den letzten Jahrhunderten lebendig gehalten haben.

Es gibt viele verschiedene Arten und Traditionen von Yoga, aber im Westen ist vor allem das Hatha Yoga bekannt geworden. Die Hauptausrichtung beim Hatha Yoga ist, das Potential des Körpers zu entwickeln und ihn als Vorbereitung auf die Meditation ins Gleichgewicht zu bringen. Die Werkzeuge dafür sind Atemübungen (Pranayama) und Körperhaltungen, bekannt als Asanas.

Die Form von Yoga, die Sie in diesem Buch lernen, ist inspiriert von den Lehren Vanda Scaravellis und ihrer Schülerinnen und Schüler. Vanda, die heute über achtzig ist, lebt in Italien, in der Nähe von Florenz. Ihr Buch *Awakening the Spine – A New Way of Yoga* erschien im Oktober 1992. Vanda Scaravellis erster Lehrer war B.K.S. Iyengar, der weltberühmte indische Yogalehrer, der Hatha Yoga im Westen einführte und bekannt machte. Vanda entwickelte dann ihren eigenen Stil von Hatha Yoga, der bislang noch keinen offiziellen Namen hat, meines Erachtens aber als »Yoga der Schwerkraft« bezeichnet werden könnte, weil die Betonung darauf liegt zu verstehen, wie die Schwerkraft uns ständig beeinflußt, vor allem dann, wenn wir Yoga-Haltungen praktizieren.

Ich hatte das große Glück, Yoga sowohl in London bei Mina Semyon und Mary Stewart als auch kürzlich in Italien bei Sandra Sabatini lernen zu dürfen. Ihre Lehre ist Quelle und Inspiration für meinen Yoga-Unterricht für schwangere Frauen.

Neue Wege des Yoga

Der neue Weg des Yoga beruht darauf, daß wir verstehen, wie die Wirbelsäule sich im menschlichen Körper auf natürliche Weise in zwei Richtungen streckt. Der untere, schwerere Teil von der Taille abwärts wird durch die Schwerkraft Richtung Erde gezogen. Der obere, leichtere und zartere Teil streckt sich von der Taille aufwärts Richtung Himmel.

Wenn Sie die Yoga-Haltungen praktizieren, lenken Sie Ihre Aufmerksamkeit auf dieses Phänomen, indem Sie sich auf Ihre Atmung konzentrieren. Zuerst werden Sie lernen, den Sog der Erde, der Schwerkraft in Ihrem Körper zu spüren. Wenn der untere Teil dann harmonisch mit dieser »Erdanziehung« zusammenschwingt, beginnen Sie, die Energie wahrzunehmen, die vom Boden aufsteigt und Ihrem ganzen Körper Ausgeglichenheit, Leichtigkeit und Lebenskraft schenkt.

Ohne es selbst bewußt wahrzunehmen, fühlen die meisten Menschen sich »kopflastig«, bevor sie anfangen, diese Form von Yoga zu praktizieren. Lebenslange Verspannungen in Oberkörper, Nacken und Schultern vermitteln das Gefühl, im oberen Bereich sehr verkrampft und zusammengezogen zu sein, während der Unterkörper sich steif anfühlen kann und nicht erdgebunden ist.

Häufig leben wir in unserem Kopf und bewohnen nur bestimmte Teile unseres Körpers. Manchmal fühlt sich der Oberkörper so schwer an, daß es uns erschöpft, ihn einfach nur aufrecht zu halten. Mit der Zeit werden Muskeln und Gelenke immer steifer und unflexibler, was zu chronischen Haltungsfehlern führt.

Der neue Weg des Yoga bringt den Körper zurück ins Gleichgewicht, so daß das Gewicht der unteren, schwereren Körperstrukturen langsam zur Schwerkraft zurückkehrt und die Verspannungen im oberen Bereich sich allmählich lösen können. Das ist eine äußerst weiche, tiefe, ruhige und sanfte Art von Yoga, die eine machtvolle Magie entfaltet, sobald wir unserem Körper und unserem Atem erlauben, ohne Zwang und Kampf einfach nur zu »sein«. Wir geben uns der Schwerkraft hin, die den ganzen Körper befreit und ihm Leichtigkeit und Ausgeglichenheit schenkt.

Viele heutige Yogalehrerinnen und -lehrer machen den Fehler, zuviel Betonung auf die Körperhaltungen zu legen, ohne aufmerksam dafür zu sein, wie deren Beziehung zur Schwerkraft aussieht oder wie sie vom Atem belebt werden. Deswegen verlieren sie die Verbindung zu den machtvollen Kräften, die das strukturelle und emotionale Gleichgewicht des Körpers beeinflussen. Das bedeutet, daß der oder die Praktizierende sich ohne Bezug zur Natur in Details der Haltung selbst verliert. Einige Richtungen von Yoga zwingen den Körper sogar mit Gewalt in qualvolle Haltungen, für die er noch nicht beweglich genug ist. Dieses Vorgehen kann zu Verletzungen führen und schmerzhaft und unangenehm sein.

Der neue Weg des Yoga hingegen ist sehr weiblich. Die Übungen sind angenehm und leicht durchzuführen, und wir gehen äußerst behutsam mit dem Körper um. Wir üben niemals Gewalt aus oder fügen uns Schmerzen zu, so daß das Yoga völlig sicher und harmlos und damit besonders für Schwangere geeignet ist. Der neue Weg des Yoga beinhaltet, daß wir unsere Aufmerksamkeit auf die Kräuselwelle des Atems richten, die unseren Körper durchläuft, während wir bestimmte Haltungen einnehmen. Das verleiht den Positionen Leben und Bewegung, so daß sie die tiefgreifende Kraft entfalten, Ihren Körper und Ihre Lebenserfahrung zu transformieren.

Wir machen (Yoga), weil es uns Spaß macht. Sich zu drehen, zu strecken und im Raum zu bewegen, ist angenehm und ein Genuß, Ferien für den Körper. Und dann das unerwartete Entzücken, wenn Erde und Himmel sich in ein und derselben Bewegung treffen! (Schwerkraft). –
VANDA SCARAVELLI, Awakening the Spine

GANZHEITLICHE SCHWANGERSCHAFT

Dieses Buch lädt dazu ein, sich mit Yoga auf Geburt und Mutterschaft vorzubereiten. Vielleicht erscheint es Ihnen merkwürdig, daß eine Frau sich auf Geburt und Mutterschaft überhaupt »vorbereiten« muß. Schließlich sind das völlig natürliche, instinktive und biologische Prozesse. Unser Körper ist, wie der jedes anderen Säugetieres auch, ideal dafür geschaffen, ein Kind auszutragen, zu gebären und zu nähren, und trotzdem scheinen wir, anders als andere Säugetiere, die einzige Art zu sein, die so große Schwierigkeiten hat, ihr natürliches Potential zu erfüllen.

Das ist nicht immer der Fall gewesen. Zu allen Zeiten, in allen Kulturen und Traditionen der Welt wurde die Fähigkeit der Frauen, Kinder zu gebären und zu nähren, als zentrale Lebensaufgabe geschätzt und respektiert. Mit der

Entwicklung unseres modernen industriellen Lebensstils jedoch sind Frauen ihrer Eigenständigkeit beim Gebären zunehmend beraubt worden, und an diese Stelle trat die Wissenschaft der Geburtshilfe.

Heute ist im sogenannten »zivilisierten« Westen nur noch ein kleiner Prozentsatz von Frauen imstande, auf natürliche Weise zu gebären. Die Kunst des Stillens hat so stark abgenommen, daß sie kaum noch in Erscheinung tritt. Wir sind unserer eigenen Natur und damit vielen instinktiven Fähigkeiten entfremdet worden. Deswegen brauchen wir Möglichkeiten wie Yoga, mit deren Hilfe wir unsere innere Macht als Gebärende und als Mutter neu erwecken können.

Wenn die Geburt zum medizinischen Ereignis wird

Die Vorherrschaft der Gynäkologie bei der Geburt begann mit der Erfindung der Zangengeburt im Frankreich des siebzehnten Jahrhunderts. Seit der Zeit haben die Frauen im Westen allmählich die Kontrolle über ihren Körper verloren, während unsere Macht über die Geburt mehr und mehr in die Hände der Mediziner übergegangen ist. Wir sind zwar in der glücklichen Lage, bei Schwierigkeiten auf die moderne Geburtshilfe zurückgreifen zu können, stehen aber vor dem Phänomen, daß das Gebären in der westlichen Welt immer noch vorrangig als medizinisches Ereignis betrachtet wird.

Diese Einstellung fördert das Bedürfnis nach Medikamenten und instrumentalen Eingriffen und führt zu einer Eskalation von operativen Geburten. Das zeigt sich in jedem Land, das das medizinische Modell der Geburt übernommen hat. Inzwischen ist die Sorge über die möglichen schädlichen Nebenwirkungen und unbekannten langfristigen Folgen der routinemäßigen geburtshilflichen Eingriffe weit verbreitet.

Wir brauchen Möglichkeiten wie Yoga, mit deren Hilfe wir unsere innere Macht als Gebärende und als Mutter neu erwecken können.

Man hat in weiten Kreisen erkannt, daß die routinemäßige Geburtshilfe den normalen Geburtsverlauf nicht verbessert, denn die Statistiken weisen dort, wo diese Form der medizinischen Betreuung üblich ist, zunehmend schlechte Werte auf. In den USA zum Beispiel wird heute jedes vierte Baby mit Kaiserschnitt geboren, und die meisten Vaginalgeburten erfolgen mit Hilfe medikamentöser oder chirurgischer Eingriffe. Im Gegensatz dazu verlaufen Geburten am besten in Ländern wie Holland, wo 30 % der Frauen ihre Kinder zu Hause zur Welt bringen, und in kleinen, familiären Geburtszentren überall auf der Welt, wo Eingriffe auf ein Minimum beschränkt werden, oder auch in Ländern wie Schweden, wo Geburten hauptsächlich von Hebammen begleitet werden. Auch in Japan gibt es immer noch eine kleine Anzahl von Hebammen, die die alten Fähigkeiten und traditionellen Praktiken anwenden, wo die werdende Mutter zum Gebären ins Haus der Hebamme geht und dort auch die erste Zeit nach der Entbindung verbringt. Die perinatalen Statistiken weisen hier die besten Werte der Welt auf.

Alles in allem wird dadurch deutlich, daß Frauen und ihr Körper unter Mithilfe ihrer Hebamme am besten wissen, wie sie ihre Babies gebären, und daß es an der Zeit ist, neue Wege zu erforschen, wie wir das Vertrauen und die Zuversicht in unser eigenes natürliches Potential wiedergewinnen können.

Die Wichtigkeit der Schwangerschaft

Wenn in Zukunft mehr Frauen auf natürlichem Weg gebären, ist es wesentlich, zuerst einmal zu erkennen, daß die Geburt vom Verlauf der gesamten Schwangerschaft abhängt. Traurigerweise wird die Wichtigkeit der Schwangerschaft in unserer Gesellschaft immer noch weit unterschätzt.

Die meisten heutigen Frauen sind mit einer negativen Einstellung zu Geburt und Stillen aufgewachsen. Sie gehen davon aus, daß die Geburt ein medizinisches Ereignis ist, dem sie mit Angst entgegensehen. Der Prozeß, daß die Mutter ihre Macht und Kontrolle über die Geburt abgibt, beginnt, sobald die Schwangerschaft bestätigt wird, wenn nicht schon früher. Die Verantwortung wird an den Arzt übergeben, und die Frau wird meistens an das nächste Krankenhaus verwiesen. Während der Schwangerschaft konzentriert man sich vor allem auf die Geburtsvorsorge und Untersuchungen, die den Verdacht auf mögliche Schwierigkeiten oder Abnormalitäten klären sollen. Auch wenn dieses Vorgehen, für sich betrachtet, nützlich und notwendig sein mag, reicht es nicht aus und untergräbt das Vertrauen und die Zuversicht der Frau in ihren eigenen Körper und ihre eigene Macht.

Heute gilt unsere große Sorge der Umwelt, und trotzdem erkennen die meisten Menschen nicht, daß die erste ökologische Situation für menschliches Leben der Mutterleib und die kontinuierliche Beziehung zwischen Mutter und Baby während der empfindsamen und verletzlichen Phase der Kleinkindzeit ist. Bevor wir anfangen können, Lösungen für die gesamte ökologische Krise zu finden, muß eine Revolutionierung unserer Einstellung zu Empfängnis, Schwangerschaft, Geburt und Mutterschaft stattfinden. Wir müssen neue Wege finden, das Vertrauen von Frauen in ihre eigene Macht zur Mutterschaft zu stärken statt zu untergraben.

Die Wiederkehr des weiblichen Prinzips oder der Bewußtseinswandel, der oft als »Neues Zeitalter« bezeichnet wird und auf den sich Marija Gimbutas Zitat auf S. 13 bezieht, muß auch eine neue und ganzheitlichere Haltung zu Schwangerschaft und Geburt beinhalten und würdigen, wie wichtig beides sowohl für die Zukunft des Individuums im Uterus als auch für unsere Gesellschaft insgesamt ist.

Die emotionalen, spirituellen und körperlichen Aspekte der Schwangerschaft sind lebenswichtig und sollten nicht außer acht gelassen werden. Das enorme Potential für Selbstermächtigung, Veränderung, Heilung und Transformation während dieser Monate muß positiv gefördert und unterstützt werden.

DIE WEIBLICHE MACHT ÜBER GEBURT UND MUTTERSCHAFT ZURÜCKGEWINNEN

Im Laufe dieses Jahrhunderts gab es parallel zur Entwicklung der hochtechnologischen Geburtshilfe die Wiederentdeckung der normalen körperlichen Abläufe von Geburt und Stillen. Sie begann mit der Erkenntnis, daß es einer Frau in dem Maße leichter fällt, mit der Intensität der Geburtserfahrung ohne Medikamente zurechtzukommen, wie sie sich in den Wehen entspannen kann. Zahlreiche verschiedene Entspannungsmethoden werden schwangeren Müttern beigebracht, und meistens beinhalten sie die Fähigkeit, sich auf Atemtechniken zu konzentrieren. Diese Methoden haben tausenden von Frauen geholfen, waren aber nicht wirkungsvoll genug. In diesem Buch erforschen wir Wege, sowohl den Körper als auch den Geist während der Schwangerschaft mit Hilfe von Yoga entspannen zu lernen, was tiefer greift und die Frauen besser darin unterstützt, sich ihr natürliches mütterliches Potential zu erschließen.

Dieses Hinarbeiten auf die Wiederaneignung der eigenen Macht in der Schwangerschaft muß begleitet sein von einer Atmosphäre, die der Geburt förderlich ist, in der die Mutter die Freiheit hat, sich natürlich zu verhalten und in die Praxis umzusetzen, was sie während ihrer Schwangerschaft entdeckt und gelernt hat. Im Augenblick befinden wir uns in einer Übergangsphase, in der von den meisten Frauen erwartet wird, daß sie ihr Kind in einer Krankenhausumgebung mit entsprechenden Eingriffen zur Welt bringen. Gleichzeitig ist das Verständnis für die Bedürfnisse von entbindenden Müttern gewachsen, was dazu geführt hat, daß in den Entbindungsstationen viele Verbesserungen vorgenommen wurden. Viele dieser Stationen versuchen, Müttern eine intimere, privatere und familiärere Atmosphäre zu bieten, weil man allmählich erkennt, daß eine solche Umgebung dem Geburtsverlauf äußerst förderlich ist. Es hat sich herumgesprochen, daß der Hormonausstoß, den der mütterliche Körper produziert und der den Geburtsprozeß stimuliert und steuert, in einer familiären, heimischen und gemütlichen Umgebung, die die Frau selbst gewählt hat, effizienter verläuft. Allmählich begreifen die Menschen, daß die menschliche Mutter ein Säugetier ist und – wie alle anderen Säugetiere auch – eine private und geschützte Umgebung braucht, damit sie sich so sicher fühlt, daß sie auf natürlichem Wege gebären kann.

Die Schulung und Ausbildung von Hebammen berücksichtigt diese neuen Erkenntnisse in zunehmendem Maße und verändert sich radikal. Man ist sich immer mehr darüber im klaren, wie wichtig eine gut entwickelte, vertrauensvolle persönliche Beziehung zwischen der Mutter und ihrer Hebamme ist.

Sie müssen sich auf das Wesentliche konzentrieren und an sich selbst glauben.

Außerdem verbreitet sich allmählich die Erkenntnis, daß die Natur eine wichtige Rolle bei der Unterstützung einer gebärenden Mutter spielt. So ermöglichen zum Beispiel die natürlichen aufrechten Positionen, die während der Wehen und bei der Geburt instinktiv von Frauen eingenommen werden und höchst angenehm sind, daß die Schwerkraft das Baby bei seinem Weg durch den Geburtskanal unterstützt und bewirkt, daß die uterinen Kontraktionen wirkungsvoller verlaufen. Hebammen erkennen, daß die Wehen meistens besser fortschreiten, wenn die Mutter so wenig wie möglich gestört wird und sich frei und uneingeschränkt bewegen und ausdrücken kann. Ein Warmwasserbecken hilft der Mutter, sich tief zu entspannen und ihren instinktiven Impulsen zu überlassen. In Krankenhäusern und unter Hebammen ist man sich immer mehr darüber im klaren, daß solch eine Gebärwanne ein ebenso harmloses wie effektives Mittel ist, eine natürliche Geburt zu fördern und die Notwendigkeit von schmerzstillenden Medikamenten oder anderen Eingriffen verringert.

Da Vorstellungen wie diese sich langsam durchsetzen, können wir uns auf eine neue Atmosphäre im Entbindungszimmer und auf eine bessere Versorgung der Frauen freuen, die beschließen, auf natürlichem Wege zu gebären. In dem Maße, wie die unnötigen Routineabläufe und Prozeduren aufgegeben werden, die den Müttern ihre Eigenständigkeit nehmen, können wir in Zukunft mit einer wachsenden Zahl natürlicher Geburten rechnen. Gleichzeitig haben wir die moderne Geburtshilfe als Sicherheit im Hintergrund, sollte es Schwierigkeiten oder Komplikationen geben.

Wenn Sie darauf hoffen, in dieser Zeit des Umbruchs auf natürlichem Wege zu entbinden, ist es wichtig, daß Sie sich nach einer Hebamme oder Entbindungsstation umsehen, die diese Einstellung unterstützt. Manche Einrichtungen bieten vielleicht mehrere akzeptable Alternativen an, unter denen

Sie wählen können, während in anderen immer noch die traditionelle Geburtshilfe vorherrscht und die Auswahlmöglichkeiten begrenzt sind. Für einige Frauen kann es schwierig, wenn nicht unmöglich, sein, in ihrer Umgebung eine geeignete Hebamme oder Entbindungsstation zu finden, die ihrem Vorhaben förderlich ist. In diesem Fall ist eine gute und positive Vorbereitung ganz entscheidend. Wenn Sie das Vertrauen und die Zuversicht entwickeln wollen, die Sie brauchen, um das Beste aus Ihrer Situation zu machen und dabei die Kontrolle über Ihren Körper und die Geburt behalten wollen, müssen Sie sich auf das Wesentliche konzentrieren und an sich selbst und Ihre Fähigkeit glauben, auch wenn Ihre Geburt nicht in einer idealen Umgebung stattfindet.

Vielen Frauen gelingt es, sich unter diesen Umständen ruhig aber energisch durchzusetzen, da sie ihren eigenen Instinkten so tief vertrauen, daß sie auch in einer Umgebung natürlich entbinden, die eher dem medizinischen Geburtsmodell entspricht. Tatsächlich sind es diese Pionierinnen, die mit ihrem Mut und ihrer Entschlossenheit den Wandel angeregt haben, den wir heute beobachten können. Die Macht ihres Beispiels hat den Wechsel des Bewußtseins und der praktischen Umstände in Gang gebracht, der sich zeigt, wenn medizinisch ausgebildete Geburtsbegleiter in zunehmendem Maße das Wunder der natürlichen Geburt erleben.

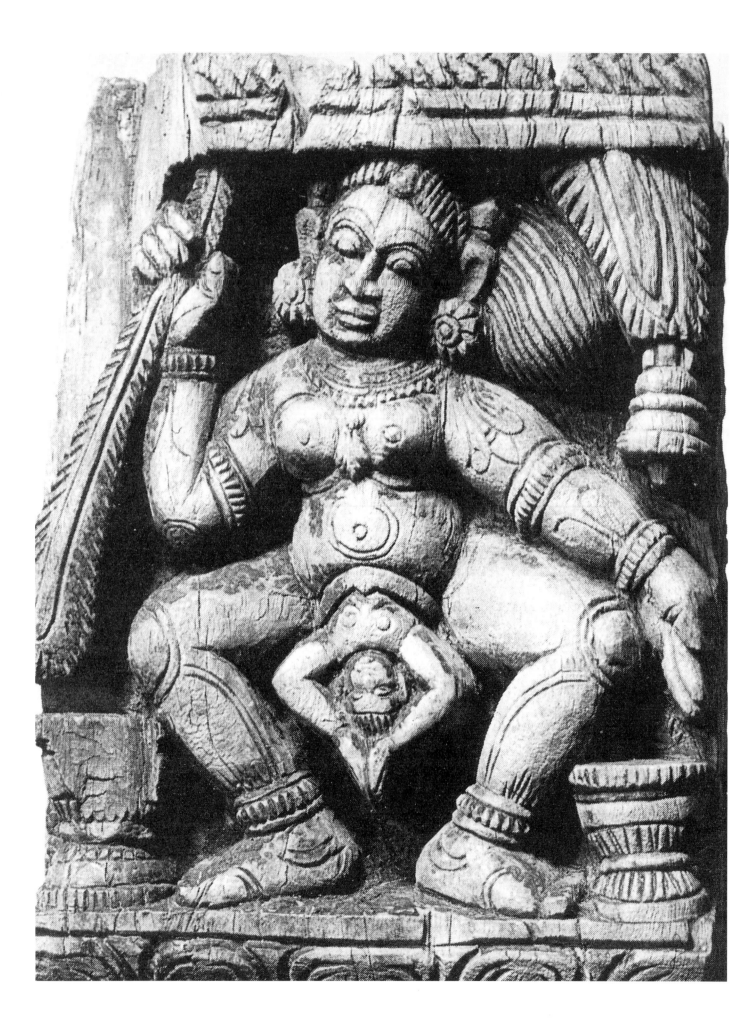

1

WARUM BRAUCHEN SIE

YOGA

WÄHREND DER
SCHWANGERSCHAFT?

Wenn Ihr Baby geboren wird, hat es bereits eine ganze Reihe von sinnlichen Fähigkeiten entwickelt. Der Mutterleib ist eine lebendige Welt, pulsierend und voller Töne und Rhythmen. Sämtliche Sinne Ihres Babys – Sehen, Hören, Tasten und Berührtwerden – beginnen zu arbeiten.

Wenn Sie anfangen, regelmäßig Yoga zu machen, haben Sie einen sehr wichtigen Schritt auf dem Weg zu einem positiven Leben unternommen. Sie haben sich bewußt dafür entschieden, einen Teil Ihrer Zeit dafür zu nutzen, sich selbst – sowohl Ihrem Körper als auch Ihrer Seele – Zuwendung zu geben. Das ist zu jeder Zeit Ihres Lebens eine Hilfe, besonders aber dann, wenn Sie schwanger sind und Ihr Körper die ersten Bedürfnisse Ihres wachsenden Kindes erfüllt und ihm den ersten Lebensraum bietet.

Dies ist ein entscheidendes Entwicklungsstadium Ihres Kindes, in dem sich sämtliche wesentlichen menschlichen Funktionen, sowohl die körperlichen als auch die emotionalen, entfalten. Die Persönlichkeit Ihres Babys bildet sich zur gleichen Zeit aus, wie der Körper des kleinen Mädchens oder Jungens, und zwischen Ihnen und Ihrem Baby wird auf vielen Ebenen gleichzeitig kommuniziert. Während dieser ganzen neun Monate nimmt Ihr Baby aktiv teil an Ihrer Schwangerschaft und ist abhängig von Ihrer Energie und von sämtlichen Prozessen, die in Ihrem Körper vor sich gehen.

Nun arbeiten Ihre Körperfunktionen für zwei. Gleichzeitig haben Sie eine völlig natürliche und instinktive Verbindung zu Ihrem Baby, die unbewußt auf einer emotionalen bzw. psychischen Ebene stattfindet. Ihr Baby lernt während der ganzen Schwangerschaft durch die Fülle und Verschiedenartigkeit seiner Eindrücke im Mutterleib. Der Klang Ihrer Stimme, Ihre Bewegungen, Gedanken und Gefühle und selbst Ihre Träume beeinflussen Ihr Baby und sind Teil seiner Welt.

Diese tiefgreifende seelisch-körperliche Verbindung beginnt bei der Empfängnis und setzt sich während der ganzen Schwangerschaft fort. Sie ist der Anfang des sogenannten »Bonding«, das sofort nach der Geburt einsetzt, wenn Sie Ihr Baby im Arm halten, gegenseitig Ihre nackte Haut spüren und sich zum ersten Mal in die Augen schauen. Diese Bande existieren während der gesamten Schwangerschaft; sie sind die Grundlage zu Ihrer Beziehung zu Ihrem Kind.

IHR BABY VOR DER GEBURT

Während der ganzen neun Monate probt Ihr Baby das Leben außerhalb des Mutterleibs. Im Alter von sieben bis acht Wochen beginnt es sich zu bewegen, indem es sich streckt und mit Armen oder Beinen rudert. Im vierten oder fünften Monat Ihrer Schwangerschaft nehmen Sie diese Bewegungen bewußt wahr. Kurz darauf wird auch Ihr Partner sie von außen spüren können. Diese Bewegungen kräftigen den Körper Ihres Babys, stimulieren sämtliche Nervenbahnen zum Gehirn und fördern damit die Entwicklung des Kindes.

Ihr Baby schwebt und schaukelt im Fruchtwasser. Es schluckt und atmet, gähnt, greift nach der Nabelschnur und lächelt sogar oder zieht Grimassen. Ein bestimmter Rhythmus von Schlafen und Wachen bildet sich heraus, den Sie gegen Ende Ihrer Schwangerschaft bewußter wahrnehmen werden.

Wenn Ihr Baby geboren wird, hat es bereits eine ganze Reihe von sinnlichen Fähigkeiten entwickelt. Der Mutterleib ist eine lebendige Welt, pulsierend und voller Töne und Rhythmen. Sämtliche Sinne Ihres Babys – Sehen, Hören, Tasten und Berührtwerden – beginnen zu arbeiten. Die Sensibilität für Berührungen oder Hautempfindungen entwickelt sich als erste Sinneswahrnehmung. Bereits sehr früh in der Schwangerschaft spürt Ihr Baby die Wärme des Fruchtwassers auf seiner Haut und die weiche, samtige Oberfläche der Membrane, die den Mutterleib bilden. Es wird von Ihren Bewegungen massiert und von Ihren Händen stimuliert, wenn Sie sie in den späteren Phasen Ihrer Schwangerschaft viele Male täglich unbewußt auf Ihren Bauch legen. Ihr Baby kann auch die Berührungen Ihres Partners spüren, wenn er Ihren Bauch streichelt oder in den Wochen vor der Geburt massiert.

Das Gehör ist während der Schwangerschaft bereits sehr gut ausgebildet, und Ihr Baby lauscht im Mutterleib einer ganzen Symphonie von Tönen und Vibrationen, bestehend aus Ihrem Herzschlag, dem Klang Ihrer Stimme, der Luft, die durch Ihre Lungen streift, und dem Blut, das in Ihren Adern pulsiert. Ihr Baby hört auch Geräusche von außen und ist sich der Stimmen und der Anwesenheit anderer Familienmitglieder bewußt.

Untersuchungen haben gezeigt, daß ungeborene Babys sogar Lichtveränderungen wahrnehmen (wenn die Mutter zum Beispiel ein Sonnenbad nimmt) und sich darauf vorbereiten, in den späteren Phasen der Schwangerschaft zu sehen. Sie reagieren auch mit Lust oder Unlust auf verschiedene Tastempfindungen.

Während der ganzen Schwangerschaft sind Sie und Ihr Baby innig miteinander verbunden. Der Austausch zwischen Ihnen verläuft auf sämtlichen Ebenen, da Ihr Baby auf Ihr Verhalten und Ihre Gefühle reagiert. Ihre Körperrhythmen sind aufeinander abgestimmt. Während Sie sich an Ihre Schwangerschaft anpassen, stellt Ihr Baby sich auf den Fluß Ihrer täglichen Gewohnheiten ein und übt sich bereits darin, ein Mitglied Ihrer Familie zu sein.

IHRE SCHWANGERSCHAFT WÜRDIGEN

Wir gehen davon aus, daß die Anlage zu einem grundsätzlichen körperlichen Wohlbefinden bereits in der frühesten Phase im Mutterleib ausgebildet wird. Wichtige Erkenntnisse in der Psychologie deuten darauf hin, daß diese primäre Phase, von der Empfängnis bis zum Ende der Säuglingszeit, auch ausschlaggebend für unsere emotionale Entwicklung ist. Wir haben entdeckt, daß Menschen sich an Erfahrungen erinnern können, die auf das Leben im Uterus sowie auf Geburt und Säuglingszeit zurückgehen. Das ist keine geistige Form des Erinnerns, wie wir sie als Erwachsene kennen, sondern eher eine Prägung der Psyche, die auf unseren frühesten Erfahrungen beruht, die uns unser ganzes Leben lang beeinflussen kann. Da ein Baby zu dieser Zeit äußerst empfänglich auf Eindrücke reagiert, ist es wichtig, daß seine ersten Lebenserfahrungen so positiv als möglich sind. Wenn wir einem Baby während der gesamten primären Phase, von der Empfängnis bis zum Ende der Säuglingszeit, bewußt Zuwendung geben, wächst es gewöhnlich zu einem gesunden, robusten, im psychologischen Sinne sicheren und glücklichen Kind heran.

Die Zuwendung für das pränatale und das neugeborene Kind liegt in der Verantwortung der Mutter. Wir sind die eigentlichen Expertinnen für die erste Umgebung und die grundlegende Versorgung menschlichen Lebens. Wir sind sowohl körperlich als auch emotional für diese Aufgabe eingerichtet. Selbst wenn wir das Glück haben, dabei von unserem Partner und der Familie unterstützt zu werden, ist diese Versorgung primär unsere Arbeit. Auch wenn diese Verantwortung furchterregend scheinen kann, ist sie zutiefst natürlich.

Wenn Sie anfangen, sich mit sich selbst und den natürlichen Elementen der Umgebung stärker in Einklang und Harmonie zu fühlen, werden Ihr Körper und Ihre Seele von den lebensspendenden Kräften genährt, und all das geben Sie an Ihr Baby weiter.

Wenn wir entsprechend ermutigt werden, übernehmen wir sie ganz instinktiv und ohne viel nachzudenken.

Der erste Schritt besteht darin, Ihre Schwangerschaft und die ganz grundlegende Arbeit, die Sie zu dieser Zeit verrichten, zu würdigen, indem Sie sich und Ihrem Baby die Aufmerksamkeit schenken, die Sie beide brauchen. Eine Möglichkeit, dieser Aufgabe trotz zahlreicher anderer Verpflichtungen nachzukommen, ist, daß Sie jeden Tag etwas Yoga zu machen. Das hilft Ihnen, sich stärker auf Ihre Schwangerschaft zu konzentrieren. Sie werden tiefer mit Ihrem inneren Selbst in Berührung kommen, Ihre Verbindung zur Natur wird stärker, und Sie beginnen zu entdecken, daß die Macht, Ihr Baby zu gebären und zu nähren, bei Ihnen liegt. Dieses Wissen werden Sie auch nach der Geburt als hilfreich empfinden.

Wenn Sie in der Schwangerschaft Yoga machen, kommt auch Ihr Baby in den Genuß der wohltuenden Auswirkungen. Da Yoga Ihren Geist, Ihr Bewußtsein, im Körper verwurzelt, weckt es auch die bewußte Wahrnehmung des Kindes in Ihnen und vertieft Ihre innere Verbindung zu ihm. Sowie Sie anfangen, sich mit sich selbst und den natürlichen Elementen der Umgebung stärker in Einklang und Harmonie zu fühlen, werden Ihr Körper und Ihre Seele von den lebensspendenden Kräften genährt, und all das geben Sie an Ihr Baby weiter.

DIE WOHLTUENDEN AUSWIRKUNGEN VON YOGA IN DER SCHWANGERSCHAFT

Yoga hat während der ganzen Monate, in denen Sie Ihr Kind austragen, viele wohltuende Auswirkungen. Die größte Unterstützung besteht wahrscheinlich darin, daß Sie sich mit Hilfe von Yoga auf einer tieferen Ebene auf Ihren Zustand konzentrieren können. Dadurch schaffen Sie den Raum und die Zeit, die Sie brauchen, um den stattfindenden Veränderungsprozeß zu integrieren und Ihre Prioritäten und Ihren Lebensstil allmählich darauf abzustimmen.

Sich auf die Schwangerschaft konzentrieren

Wenn Sie Ihren Geist, Ihr Bewußtsein, im Körper verankern, indem Sie sich bewußt machen, wie Sie stehen, sitzen oder liegen und Ihr Körper in Kontakt mit dem Boden ist, wird Ihre Aufmerksamkeit nach innen gelenkt. Diese innere Wachheit zeigt Ihnen ein neues Selbstbild, das im Einklang mit der Natur steht.

Vielen erscheint das Leben heute vielschichtig und anstrengend. Bei all unserer Geschäftigkeit vernachlässigen wir uns selbst und vergessen, daß wir uns mit Hilfe der Natur und ihren Kräften stärken, heilen und regenerieren können. Die Schwangerschaft oder besser noch die Zeit vor der Empfängnis ist eine wunderbare Zeit, um zu lernen, die Aufmerksamkeit nach innen zu richten und aus den grenzenlosen Energiequellen zu schöpfen, die zur Verfügung stehen, sobald Sie den Raum schaffen, zu atmen und sich zu entspannen.

Wenn Sie an das Wohlergehen und die Entwicklung Ihres Kindes denken, werden Sie sich auch Ihres eigenen Gesundheitszustands, Ihrer körperlichen und emotionalen Verfassung, bewußt werden. Die Schwangerschaft bewirkt, daß Sie langsamer werden und weckt die instinktive Seite Ihres Wesens. Im Laufe der Monate werden Sie das wachsende Bedürfnis verspüren, sich Zeit zu nehmen, um sich zu entspannen und auf das Wunder zu konzentrieren, das in Ihrem Körper geschieht. Während der Schwangerschaft findet ein tiefgreifender Bewußtseinswandel statt, der sich mit dem Herannahen der Geburt Ihres Kindes vertieft. Wahrscheinlich entwickeln Sie sich in der Schwangerschaft zu einem Menschen, der weniger »kopflastig« ist, statt dessen beschäftigen Sie sich mehr mit Ihrem Körper und Ihrem Baby. Auch wenn es gut ist, in der Schwangerschaft zu arbeiten und aktiv zu sein, können Sie das Bedürfnis verspüren, nicht nur Kraft und Vitalität für die Geburt zu entwickeln, sondern sich auch häufiger zurückzuziehen und auszuruhen.

Wenn Sie sich jeden Tag etwas Zeit für Yoga nehmen, schaffen Sie den Raum dafür, sich intensiver auf Ihre Schwangerschaft zu konzentrieren. Das ist besonders wichtig, wenn Sie berufstätig sind, ein anstrengendes Leben führen oder eine anspruchsvolle Familie versorgen müssen. Ganz gleich, wie beschäftigt Sie sind, Yoga wird Ihnen helfen, mit Ihrem Leben entspannter und konzentrierter umzugehen. Es ist ein wundervoller Weg, Ruhe und Energie zu erlangen.

Energie

Die Schwangerschaft sollte eine Zeit großer Vitalität sein, in der Ihr Körper voll kreativer Energie und Lebenskraft ist. Die Erschöpfung und Müdigkeit, über die Frauen sich in der Schwangerschaft und nach der Geburt häufig beklagen, ist weitgehend vermeidbar. Die Erschöpfung mag darauf beruhen, daß Sie nicht genügend ruhen, sich falsch ernähren oder Emotionen unterdrücken. In weitaus größerem Maße jedoch, als uns klar ist, haben wir einfach deshalb wenig Energie, weil wir mit unserem Körper falsch umgehen.

Wenn Ihr Körper gut im Gleichgewicht ist, arbeitet er in Harmonie mit der Lebenskraft, Ihr Skelett stützt Ihren Körper und Ihre Muskeln können ihrer Aufgabe, die Knochen zu bewegen, ohne Anstrengung nachkommen. Wenn Ihre Haltung jedoch nicht ausgewogen ist, müssen Ihre Muskeln einen Ausgleich schaffen und als zusätzliche Stütze dienen. Dann ziehen sie sich zusammen und versteifen sich, so daß Sie schließlich die Last viel unnötiger Anspannung zu tragen haben. Sie sind dann blockiert und leisten Widerstand gegen die lebensspendenden Kräfte der Erde und der Luft, die Ihr System nähren. Es ist, als wären Sie von der Natur abgeschnitten. Das wirkt sich auf Ihren gesamten Körper zerstörerisch aus. Ihr Nervensystem reagiert mit Müdigkeit, der durch Schlaf niemals ganz abgeholfen wird. Natürlich fühlen Sie sich dann durch die zusätzliche Arbeit, ein Baby zu nähren, erschöpft.

Yoga kann tiefgreifende Auswirkungen auf Ihren Energiehaushalt haben. Wird Ihre Haltung ausbalancierter, verbessert sich Ihr gesamter Kreislauf und Ihr Atem fließt müheloser. Die Folge ist, daß sich Ihr Körper entspannt und Sie sich ausgeglichener fühlen. Wenn Ihre Energie geweckt wird und ungehindert fließt, fühlen Sie sich offen und liebevoll und können diese Energie und Zuwendung an Ihr Baby weitergeben.

Auf den Körper positiv einwirken

Yoga kann Ihnen helfen, Ihr ganzes Wesen ins Gleichgewicht zu bringen. In der Schwangerschaft kann es für Sie ein wirksames Mittel sein, auf Ihren Geist und Ihren Körper positiv einzuwirken und Ihnen die innere Ermächtigung zu Geburt und Mutterschaft schenken.

Wenn Sie schwanger sind, ist Ihr Körper »hochintelligent« und reagiert sehr sensibel auf wechselnde Umstände. Positive Veränderungen können in dieser Zeit schneller verlaufen als sonst. Dies ist genau die richtige Zeit, sich selbst Aufmerksamkeit zu schenken, Ihre Gesundheit und Vitalität und damit Ihren Lebensstil zu verbessern.

Vor allem in der Großstadt bewegen wir unseren Körper weniger als die Natur es vorgesehen hat, so daß ein Teil unseres Potentials an Energie und Bewegung brach liegt. Das kann dazu führen, daß unser Körperbau schwach und nicht ausbalanciert ist. Die Muskeln und Gelenke, deren volles Bewegungspotential wir nicht nutzen, werden allmählich steif.

Wenn Sie schwanger sind, ist Ihr Körper »hochintelligent« und reagiert sehr sensibel auf wechselnde Umstände.

So haben zum Beispiel die meisten von uns verlernt, sich hinzuhocken. Unser Körper kann in dieser Haltung des Ausruhens mit Leichtigkeit eine ganze Weile verharren. Für ein Kind, das gerade laufen lernt, ist es ganz natürlich, sich hinzuhocken. Dies ist seine Ausgangsposition, um stehen und laufen zu lernen. Und trotzdem empfinden die meisten von uns diese Haltung im Erwachsenenalter als unbequem, und es kann uns sogar schwer fallen, entspannt auf dem Boden zu sitzen.

Yoga ist für den Körper in der Schwangerschaft ideal, da es auf völlig sanfte und mühelose Weise Entspannung, Flexibilität und Kraft fördert. Es bringt Ihre Haltung und Ihren Körperbau ins Gleichgewicht und löst die über Jahre hinweg entstandenen Verspannungen und Versteifungen Ihrer Muskeln und Gelenke. Yoga ist eine Möglichkeit, Ihren Körper umzuerziehen, damit er zu Wohlbefinden und Freiheit zurückfindet und lebenslange Haltungsgewohnheiten ablegt, die zu Streß und Disharmonien führen. So können Sie sich in der Schwangerschaft gesund und stark fühlen statt schwach und unwohl. Müdigkeit, Rückenschmerzen, Übelkeit, Kopfschmerzen und viele weitere Beschwerden können gelindert und oft auch ganz zum Verschwinden gebracht werden (siehe Kapitel 7, S. 193).

Yoga und Emotionen

Yoga bewegt nicht nur den Körper sondern auch den Geist. Wenn Sie sanft und achtsam praktizieren, hat das auch auf der emotionalen Ebene angenehme Auswirkungen. Wenn Sie lernen, das Auf- und Abwellen Ihres Atems und das Nachlassen von Spannungen in Ihrem Körper zu beobachten, werden Sie feststellen, daß Ihre Aufmerksamkeit nach innen wandert, so daß Sie Ihre Gefühle deutlicher wahrnehmen. Sie werden vertrauter mit Ihren Gedanken und Emotionen, und Sie merken, wie Ihr Körper diese zum Ausdruck bringt. Yoga läßt Ihren Geist ruhiger werden, so daß Sie sich innerlich friedlicher fühlen. Manchmal sind wir so stark in Gedankengänge verstrickt, daß wir mehr oder weniger im Kopf leben und unseren Körper mitschleppen, ohne ihn wirklich zu bewohnen. Die Fähigkeit, sich eine Weile auf den Atem zu konzentrieren, beruhigt den Geist und läßt die innere Unruhe abklingen, so daß wir in unserem Körper stärker anwesend und damit emotional ausgeglichener sind.

Yoga kann auch eine emotionale Heilung bewirken. Vom Beginn unseres Lebens an drückt unser Körper unsere Gefühle aus. Wenn wir glücklich sind, fühlen wir uns entspannt, leicht, locker und wohl. Sind wir hingegen unglücklich, ängstlich, ärgerlich oder besorgt, verspannt sich unser Körper, um uns vor emotionalem Schmerz zu schützen. Vom Zeitpunkt unserer Empfängnis an speichern wir in unserem Körper fortlaufend Erinnerungen, so daß wir emotionalen Streß im Laufe der Jahre in Form eines Abwehrpanzers »verkörpern«. So kann sich unterdrückter Kummer zum Beispiel in steifen oder gebeugten Schultern äußern. Diese körperliche Verspannung tötet die Gefühle von Traurigkeit ab, die tief vergraben werden. Beginnt ein Mensch in dieser Verfassung, Yoga zu machen, lösen sich die Muskelverspannungen allmählich. Wenn seine Haltung sich ändert, richten die Schultern sich auf und damit wird auch der ursprüngliche Kummer wieder fühlbar, so daß eine neue Möglichkeit entsteht, ihn noch einmal zu erleben, zu verstehen und loszulassen. Auf diese Weise kann Yoga ein sehr nützliches Werkzeug für die emotionale Selbstheilung sein, eine Hilfe, sich von emotionalen Blockaden und unterdrückten oder unverarbeiteten Gefühlen zu befreien. Wenn sich sowohl die emotionalen als auch die muskulären Verspannungen lösen, kommen Sie stärker in Harmonie und Einklang mit dem Leben selbst. Ihr volles Potential und Ihre Kreativität werden geweckt.

Das zusätzliche Gewicht Ihres heranwachsenden Babys im Becken gibt Ihnen das Gefühl, körperlich »geerdet« zu sein. Dieses Empfinden wird durch Yoga noch verstärkt und führt zu größerer emotionaler Stabilität, Ruhe und Ausgeglichenheit.

Die Schwangerschaft kann ein natürlicher Zustand der Ekstase und des Feierns sein. Es gibt in diesen Monaten viele friedliche und selige Momente. Yoga kann Ihnen helfen, das Gefühl von Zufriedenheit, Wohlbefinden und Erfüllung während der Schwangerschaft, ganz auszukosten. Diese wohltuenden Auswirkungen setzen sich fort in den vielen freudigen Stunden, die Sie nach der Geburt mit Ihrem Baby verbringen werden.

Die Schwangerschaft kann ein natürlicher Zustand der Ekstase und des Feierns sein. Es gibt in diesen Monaten viele friedliche und selige Momente.

AUF DIE GEBURT VORBEREITEN

In den meisten traditionellen Gesellschaften wurden Frauen in der Schwangerschaft ermutigt, in Vorbereitung auf die Geburt ihre Stärke und körperliche Beweglichkeit zu fördern. Soweit bekannt ist, haben sie außerdem, insgesamt betrachtet, sehr viel leichter entbunden als wir heutzutage. Ich bin überzeugt davon, daß die moderne Frau sich auf das Gebären sowohl körperlich als auch emotional vorbereiten muß – und die Erfahrung dadurch völlig anders verlaufen kann.

Eine Geburt ist, unter anderem, eine enorme körperliche Anstrengung, und es ist wichtig, daß wir dafür körperlich ebenso in bester Verfassung sind wie zum Beispiel für ein sportliches Ereignis oder eine Trekkingtour. Die Geburt ist auch eine große emotionale Herausforderung, denn Sie erleben den wichtigen Übergang vom Frausein zur Mutterschaft. Die Zeit, in der Sie Ihr Kind austragen, ist voller Veränderungen und neuer, unbekannter Erfahrungen. Sich Ihren Emotionen und Gefühlen zuzuwenden ist genauso wichtig, wie sich körperlich auf Geburt und Mutterschaft vorzubereiten.

Yoga ist ideal für die Geburtsvorbereitung, weil es zutiefst wirksam und trotzdem völlig leicht und mühelos ist. Es hilft Ihnen, sich körperlich auf Geburt und Mutterschaft einzustellen und arbeitet gleichzeitig auf der psychischen Ebene. Außerdem hat es eine meditative Qualität und verbindet Sie mit den grundlegenden Energiequellen, die Sie ermächtigen, neues Leben zu erschaffen und zu gebären.

Ihre Instinkte und Ihre Intuition

Ihr Körper besitzt bereits das vollständige Wissen und die Kraft, die Sie brauchen, um zu gebären und Ihr Kind zu versorgen. Dieses Wissen ist instinktiv. Es existiert in Ihren Genen seit dem Zeitpunkt Ihrer eigenen Empfängnis. Sie können dieser Weisheit vertrauen, selbst wenn die Ereignisse zum Zeitpunkt der Geburt unbekannt und nicht voraussagbar sind.

Yoga in der Schwangerschaft ist eine effektive Möglichkeit zu entdecken, wie Sie diese Instinkte freisetzen und dieses Potential nutzen können. Yoga hilft Ihnen auch, sich zu entspannen und das Vertrauen in die Kraft Ihres Körpers zu entwickeln, daß Sie dem Gebären gewachsen sind, und zwar selbst dann, wenn Sie anfangen, sich Sorgen zu machen oder Angst bekommen.

Mit zunehmender Übung wächst Ihre Gewißheit, daß Sie, wenn alles gut geht, die Fähigkeit haben, Ihr Kind zu gebären! Sie entwickeln das authentische Gefühl, mit sich selbst im Einklang zu sein, so daß Sie Ihre Geburt aus einer Haltung der inneren Macht erleben, ganz gleich, ob sie glatt oder kompliziert, schwer oder leicht verläuft. Durch Yoga können Sie zur Quelle Ihres eigenen ursprünglichen Wissens und Ihrer eigenen inneren Weisheit finden.

Die meisten Frauen sind imstande, ohne Hilfe auf natürlichem Wege zu gebären. Selbst wenn Sie auf eine natürliche Geburt hoffen, ist es aber wichtig, daß Sie wissen, daß das Sicherheitsnetz medizinischer Versorgung Ihnen zur Verfügung steht, sollte es – wie es für einen kleinen Prozentsatz von Geburten zutrifft – notwendig werden. Wenn wir aus einer Position der Klarheit und Autonomie heraus Hilfe annehmen, falls es wirklich erforderlich wird, ist das niemals eine Entmachtung sondern zeugt von Klugheit.

Schwangere Frauen sind unglaublich intuitiv. Es kann sein, daß Ihre intellektuelle und rationale Seite eine Zeitlang stiller wird, Ihre Instinkte, Ihre intuitiven und visionären Kräfte hingegen zum Leben erwachen. Träume sind lebhafter und werden leichter erinnert, und es kann sein, daß Sie sich sehr kreativ fühlen und Lust haben, mit den Händen etwas herzustellen, zu malen, neue Rezepte auszuprobieren oder Ihre Wohnung zu verschönern.

Diese gesteigerte Intuition hilft Ihnen zu spüren, was für Sie richtig und falsch ist. Sie leitet Sie an, genau die richtige Umgebung und die richtigen Helferinnen und Helfer für die Geburt Ihres Babys auszusuchen – vor allem gegen Ende Ihrer Schwangerschaft, wenn der »Nestinstinkt« am stärksten ist. Diese intuitiven Kräfte helfen Ihnen auch, während der Geburt Entscheidungen zu treffen, die zu Ihrem Besten sind.

Wenn Sie Ihrer Intuition und Ihren Gefühlen folgen, schlagen Sie im allgemeinen niemals den falschen Weg ein. Diese innere Weisung wird Ihnen in jeder Lebenssituation und damit auch bei der Geburt gute Dienste leisten. Die innere Verbindung, die Sie mit Hilfe von Yoga gewinnen, verschafft Ihnen Zugang zu Ihrem intuitiven Wissen und läßt diesem Zeit, in Ihre bewußte Wahrnehmung zu treten. Wenn Sie diese innere Weisheit fühlen und ihr vertrauen können, wenn Sie wissen, daß sie Sie durch sämtliche Schwierigkeiten leitet, dann können Sie der Herausforderung zu gebären erwartungsvoll und ohne Angst entgegensehen.

IHRE WEHEN BEWÄLTIGEN

Die Empfindungen, die Sie erleben, wenn Ihr Körper sich in den Stunden der Wehen öffnet, um zu gebären, sind sehr mächtig. Sie erschließen Ihnen ein inneres Potential an Ausdauer und Geduld, wie Sie es vorher von sich nicht kannten. Die Geburt birgt sowohl extremen Schmerz als auch extreme Lust.

Die Geburtsprozesse sind unwillkürlich, das heißt, sie verlaufen ohne bewußte Kontrolle. Die Kontraktionen des Uterus bei den Wehen werden angeregt mit Hilfe von Hormonen namens Oxytozin, die durch Ihr Gehirn freigesetzt werden. Wenn die Kontraktionen an Stärke zunehmen, paßt Ihr Körper sich der wachsenden Intensität physiologisch an.

Ihr Gehirn produziert außerdem eine Flut an Hormonen, die als Endorphine bezeichnet werden und die auf natürliche Weise entspannend und schmerzlindernd wirken. Sie helfen, den Bewußtseinswandel in Gang zu bringen, der mit dem Herannahen der Geburt notwendig wird. Ihr »denkender Verstand« wird ruhiger, und der primitive oder instinktive Teil Ihres Gehirns übernimmt die Regie. Während der Schwangerschaft steigert sich der Ausstoß von Endorphinen in Vorbereitung auf die Geburt. Dieser Prozeß wird durch Yoga und Atemübungen gefördert, denn beides regt die Freisetzung von Endorphinen an, und damit kann sich Ihr Körper optimal auf den Wehenschmerz einstellen.

Der beste Weg, die Zeit der Wehen zu bewältigen, ist, alles zu akzeptieren, was dieses Erlebnis an Sie heranträgt und sich diesem unwillkürlichen Prozeß hinzugeben. Die Kunst besteht darin, sich zu entspannen, dem eigenen Körper zu vertrauen und den Instinkten zu folgen. Mit dieser Haltung können Sie sich auf die Geburt ebenso freuen wie auf eine Reise voller unerwarteter Ereignisse. Mit etwas Geduld und Beharrlichkeit werden Sie Ihr Neugeborenes dann bald in den Armen halten.

Yoga ist eine wunderbare Vorbereitung auf diese Ereignisse. Es lehrt Sie, Raum zwischen Ihren Gedanken zu lassen, um sich auf die Empfindungen Ihres Körpers zu konzentrieren, und genau dieses Hingeben und Loslassen ist bei der Geburtsarbeit erforderlich. Dann können Sie sich tief entspannen, den Prozeß akzeptieren und mit ihm mitgehen, statt Widerstand zu leisten. Das mindert den Schmerz und macht es Ihnen leichter, damit umzugehen. Während der gesamten Schwangerschaft entwickeln Sie eine effektive Möglichkeit zu entspannen und stärken Ihre Fähigkeit, das machtvolle Erlebnis der Geburt zu akzeptieren.

Der Atem hilft

Yoga lehrt Sie, den Atem natürlich fließen zu lassen und sich seiner Rhythmen bewußt zu werden. Wenn Sie Ihre Augen schließen und sich auf den Zyklus von Einatmung und Ausatmung konzentrieren, wird Ihre Aufmerksamkeit nach innen auf Ihre fühlende Mitte gelenkt. Außerdem lernen Sie, die Beziehung Ihres Körpers zur Schwerkraft bewußt wahrzunehmen und entdecken,

Wenn Sie diese innere Weisheit fühlen und ihr vertrauen können, wenn Sie wissen, daß sie Sie durch sämtliche Schwierigkeiten leitet, dann können Sie der Herausforderung zu gebären erwartungsvoll und ohne Angst entgegensehen.

auf welche Weise Ihr Atmen Ihnen ermöglicht, sich an diese bewußte Wahrnehmung anzuschließen.

Mit etwas Übung entwickeln Sie eine wachsende physische und psychische Stabilität – das Gefühl, mit beiden Beinen fest auf dem Boden zu stehen und geerdet zu sein.

Dann ist es nicht notwendig, sich spezielle Atemtechniken für Wehen und Geburt anzueignen, wo der Atem frei und spontan fließen sollte. Tatsächlich kann der Druck, sich an solche erlernten Techniken erinnern zu müssen, Sie ablenken und verhindern, daß Sie völlig loslassen.

Die Fähigkeit, sich auf den Atem – die Quelle allen Lebens – zu konzentrieren, kann Ihnen jedoch helfen, die schwierigsten Phasen während der Geburtsarbeit zu bewältigen. Wenn Sie Ihr Bewußtsein auf Ihren Atem richten können, ohne seinen natürlichen Rhythmus zu stören, leistet Ihnen das gute Dienste, vor allem wenn Sie das Bedürfnis verspüren, sich zu zentrieren, oder wenn Sie sich – wie in den Wehen – von der Intensität der Empfindungen überwältigt fühlen. Für viele Frauen ist das die Möglichkeit, während der stürmischsten und turbulentesten Kontraktionen ruhig und geerdet zu bleiben.

Wenn Sie Yoga-Haltungen praktizieren, lernen Sie zu atmen und Versteifungen aufzulösen, während Ihre Muskeln sich dehnen und strecken. Das ist eine gute Übung, um während der Wehen in die Kontraktionen hineinzuatmen und damit den Schmerz loszulassen und aufzulösen. Außerdem kann der Schmerz bei den Wehen in einem gewissen Umfang mit dieser Steifheit zusammenhängen und durch verspannte Muskeln im Beckenbereich verursacht sein. Wenn Sie diese Verspannungen während der Schwangerschaft angehen und teilweise auflösen, kann das auch den Schmerz in den Wehen und bei der Geburt verringern.

Aber auch wenn das alles stimmt, ist es wichtig, nicht der Illusion zu verfallen, daß der Atem Ihnen den Wehenschmerz nehmen wird. Er kann Ihnen aber mit Sicherheit tiefgreifend helfen, einen Teil der Schmerzen aufzulösen und sich nicht zu verspannen oder gegen den Schmerz anzukämpfen. Der Atem ist auch ein wunderbares Mittel, Ihre Schmerzwahrnehmung zu transformieren, so daß der Schmerz erträglich und annehmbar wird.

Abschließend kann noch gesagt werden, daß ein angenehmer Atemrhythmus ohne Druck oder Festhalten auch für Ihr Baby wichtig ist, da seine Sauerstoffversorgung während der Wehen durchgehend von Ihnen abhängig ist.

Ein Gefühl von Wohlbehagen in Gebärhaltungen entwickeln

Viele der Yoga-Haltungen, die wir in der Schwangerschaft praktizieren, ähneln den Positionen, die Frauen in den Wehen instinktiv einnehmen, vor allem die, bei denen es um Öffnung und Loslassen im Becken geht. Sie weiten den Beckenraum, verhelfen dem Baby zur richtigen Lage und bereiten Sie außerdem psychisch darauf vor, sich zu öffnen und beim Gebären eine gelöste Haltung einzunehmen. Das regelmäßige Üben der Beckenpositionen hilft Ihnen, sich allmählich in Positionen wie Hocken oder Knien wohlzufühlen, die der Schwerkraft ermöglichen, Ihr Baby bei seiner Reise durch den Geburtskanal zu unterstützen. Wenn Sie in der Schwangerschaft Yoga machen, nimmt Ihr Körper dieses Wissen automatisch auf, so daß Sie sich bei der Geburtsarbeit frei und spontan bewegen können, ohne bewußt darüber nachdenken zu müssen, welche Haltung Sie einnehmen sollten.

Wenn Sie Ihren Körper in Form von praktischen Erfahrungen informieren, wirkt das tiefgreifender als sämtliche Anweisungen, die Sie sich mental einprägen. Ganz allmählich erziehen Sie Ihren Körper um, instinktiv natürliche Positionen einzunehmen, die ihn – wie das Hocken – in Einklang mit der Schwerkraft bringen. Da Gebären heißt, Ihren Körper so einzusetzen, daß Sie die Hilfe der Schwerkraft optimal nutzen, ist das neue Yoga mit seiner Ausrichtung auf Erdung eine ideale Vorbereitung.

DIE INNERE MACHT ENTDECKEN

Dies ist eine wirklich bemerkenswerte Zeit in Ihrem Leben. Sie machen eine unglaubliche Wandlung durch. Sie tragen ein Kind aus und haben bereits begonnen, Erfahrungen mit Ihrer Mutterschaft zu sammeln. In Ihnen existiert einer der wichtigsten Menschen in Ihrem Leben. Es ist Ihre Aufgabe, diese Person zu lieben und nach besten Kräften im Leben zu leiten. Als Mutter von vier Kindern kann ich Ihnen versichern, daß Sie sich auf ein erstaunliches Abenteuer gefaßt machen können, bei dem Sie sehr viel über sich erfahren werden. Kinder sind großartige Lehrer. Sie sind bereits jetzt aufgefordert, eine starke und gesunde Mutter zu sein. Sie müssen im Vollbesitz Ihrer Kraft und Energie sein.

Das ist leichter gesagt als getan. Für die meisten von uns existieren alle möglichen körperlichen und emotionalen Blockaden und Grenzen, die uns daran hindern, ein Gefühl für unsere eigene innere Macht zu entwickeln. Das beste, was wir im allgemeinen tun können, ist, die Gewohnheit der Selbstwahrnehmung zu entwickeln und dann unser Möglichstes zu tun, um uns von den Hindernissen zu befreien, die uns im Weg stehen. Meiner Erfahrung nach ist Yoga bei diesem Prozeß eine der besten Hilfen. Im Laufe der letzten 15 Jahre haben mir Yoga und die bewußte Konzentration auf meine innere psychische Welt sehr geholfen, persönliche Freiheit zu finden. Ich habe erfahren, was in mir vorgeht, und lerne immer noch dazu. Ich habe meine eigene Kindheit von der Zeit meiner Empfängnis an durchgearbeitet und versucht, die Muster zu verstehen, die ein Erbe meiner Vergangenheit sind, die mein Verhalten bestimmen, und gesehen, wie sie sich in meinem Körper und meinen Beziehungen widerspiegeln. Meine Kinder sind ein wunderbarer Spiegel und ein mächtiger Anreiz für meine Selbstentfaltung.

Yoga ist mir immer ein guter Freund und Helfer gewesen. Das gleiche habe ich mit Freuden bei Hunderten von Frauen beobachten können, die ich angeregt habe, Yoga auf dem Weg zur Mutterschaft für sich zu nutzen. Neben all den Wohltaten, die es Ihnen in der Schwangerschaft bringt, hilft es Ihnen auch auf tiefgreifende Weise, sich auf das Gebären vorzubereiten. Es garantiert Ihnen nicht, daß Sie eine leichte Geburt haben werden oder daß der Übergang zur Mutterschaft ohne Schwierigkeiten verläuft, aber es ermächtigt Sie, Ihre inneren Kraftquellen sowohl in der Schwangerschaft als auch während und nach der Geburt optimal zu nutzen.

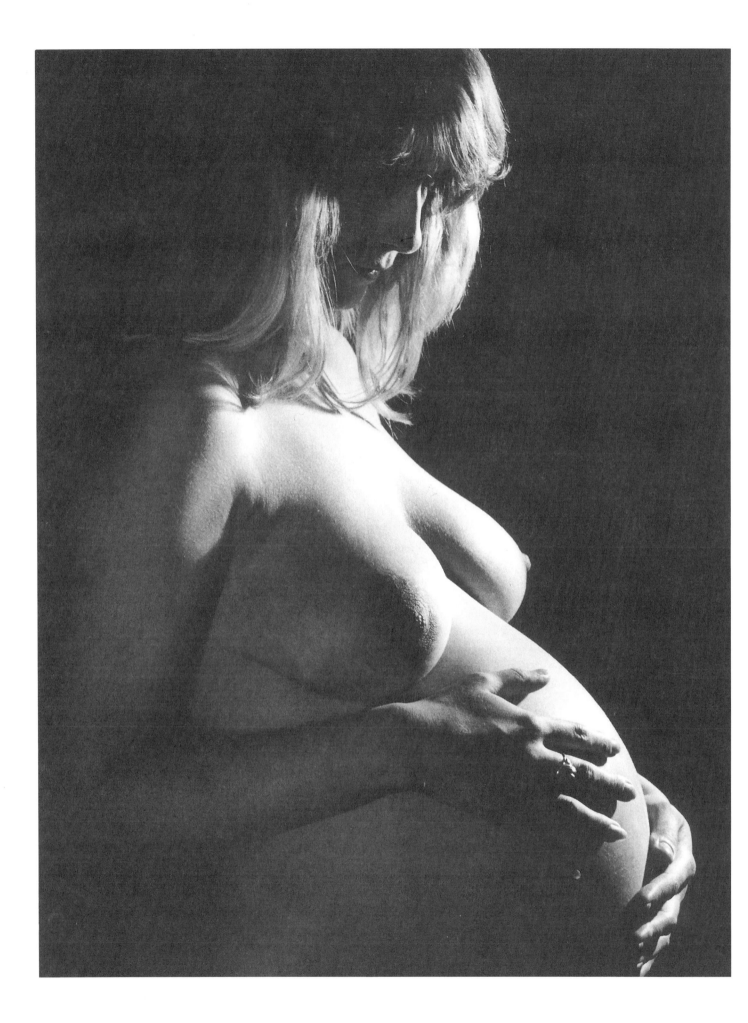

2

VERÄNDERUNG
UND
TRANSFORMATION

Mit Ihrer Schwangerschaft wird in Ihrem Leben ein Prozeß der Veränderung in Gang gebracht. Es ist einer der wichtigsten Übergänge in Ihrem Leben, der Übergang vom Frausein zur Mutterschaft. Sie entdecken vielleicht zum ersten Mal Ihre instinktive Fähigkeit, ein Kind zu erschaffen, zu gebären und zu nähren. Dies ist eine Zeit der Herausforderungen, in der Sie eine unglaubliche Wandlung Ihres Körpers und eine entsprechend tiefgreifende psychische Umstellung erleben. Die Geburt eines neuen Kindes bedeutet auch, daß eine neue Familie geboren wird. Sie wird Veränderungen in Ihren Beziehungen, Ihrem Arbeitsleben und Ihrem Lebensstil nach sich ziehen.

Wenn Sie entdecken, daß Sie schwanger sind, ist das erstaunliche Wunder in Ihrem Körper Ihr Geheimnis und nach außen hin noch nicht sichtbar. In den folgenden Wochen, in denen Sie die Neuigkeit anderen mitteilen, werden Sie anfangen, sich schwanger zu fühlen und auch so auszusehen. Dann entfaltet sich allmählich ein Prozeß der Anpassung an diesen Zustand, der Körper, Geist und Seele gleichermaßen betrifft.

Dieses Kapitel wird einige der Veränderungen beschreiben, die auf Sie zukommen. Wir fangen an bei der wundersamen Umstellung, die Ihr Körper vornimmt, um Ihr Kind zu nähren und zu gebären, und erforschen dann mögliche Veränderungen Ihres emotionalen Lebens.

KÖRPERLICHE VERÄNDERUNGEN

Wenn Sie begreifen, wie und warum Ihr Körper sich verändert, können Sie den Wandel begrüßen und genießen, den Sie erleben. Sie werden auch bewußter wahrnehmen, wie wunderbar Sie Ihr Baby bereits schützen und nähren und damit stärker die natürlichen Kräfte wahrnehmen, die in Ihrem Körper neues Leben erschaffen.

Wie Hormone Ihren Körper beeinflussen

Ihr Körper ist ein Wunderwerk. So gebaut, daß Sie gebären und ein Kind nähren können, stellt er sich ganz von selbst auf die Bedürfnisse Ihres wachsenden Babys ein.

Die Veränderungen, die einsetzen, wenn Sie schwanger werden, werden durch spezielle chemische Botenstoffe in Gang gebracht, durch die Hormone. Diese werden von verschiedenen Drüsen in Ihrem Körper abgesondert. Die Hauptdrüse, die während des Menstruationszyklus und auch während Schwangerschaft und Geburt arbeitet, ist der primitive Teil des Gehirns, genannt Hypothalamus, in dem sich die Hypophyse (Hirnanhangdrüse) befindet. (Als »primitiv« wird dieser Teil des Gehirns bezeichnet, weil er sich beim ungeborenen Kind zuerst entwickelt.) Er steuert sämtliche unwillkürlichen Prozesse in Ihrem Körper, einschließlich der Wehen und der Geburt. Die Hormone, die Ihr Gehirn produziert, arbeiten in Abhängigkeit mit anderen Hormonen, die von Ihren endokrinen Drüsen und auch von der Plazenta und von Ihrem Baby abgesondert werden.

Hormone bewirken, daß Sie Ihr heranwachsendes Baby tragen und nähren können, und bereiten den Uterus auf die Geburt vor. Sie regen auch das Einsetzen der Kontraktionen bei den Wehen und die austreibenden Reflexe bei der Geburt selbst an. Später, während der Säuglingszeit Ihres Kindes, regulieren sie das Stillen und die Produktion von Muttermilch.

Während der Schwangerschaft ändert sich die hormonelle Lage in Ihrem Körper beträchtlich. Das ist die Ursache für den körperlichen und emotionalen Wandel, den Sie in den ersten Wochen erleben mögen. Sobald Ihr Baby sich in den Wänden Ihres Schoßes einpflanzt, produzieren die Plazenta und der Embryo Östrogen und Progesteron, um die Schwangerschaft aufrechtzuerhalten. Diese Hormone spielen eine sehr wichtige Rolle. Sie bewirken, daß das glatte Muskelgewebe Ihres gesamten Körpers weicher und entspannter wird und helfen damit, Ihren Körper an die wachsenden Erfordernisse der Schwangerschaft anzupassen. Durch dieses Weicherwerden kann der Uterus wachsen und sich ausdehnen, um Ihr Baby zu beherbergen. Außerdem wirkt es sich auf die Funktion aller Systeme in Ihrem Körper, wie z.B. den Kreislauf, aus und fördert damit die »Transportverbindung« zum und vom Uterus.

Während der Schwangerschaft ist der Östrogen- und Progesteronspiegel etwa hundertmal höher als gewöhnlich. Nach der Geburt sinkt er rasch wieder ab, was dem Körpergewebe hilft, zum Zustand vor der Schwangerschaft zurückzukehren. Infolge dieses Absinkens wird das Hypophysenhormon Prolaktin erzeugt, das die Produktion der Muttermilch anregt. Dieses Hormon wird während der gesamten Schwangerschaft von der Hypophyse im Gehirn abgesondert und nimmt während des Stillens drastisch zu.

Während der Schwangerschaft produziert auch die Plazenta fortlaufend ein Hormon, das als Relaxin bezeichnet wird. Dieses spezielle Schwangerschaftshormon bewirkt, daß das Bindegewebe und die Bänder weicher werden. Damit werden auch die Wirbelsäulen- und Beckengelenke beweglicher, und die starken Bänder, die Ihren Uterus halten, werden lockerer und können sich mit dem Heranwachsen des Kindes dehnen. Yoga hilft Ihnen, diese auf natürlichem Wege zunehmende Mobilität der Gelenke und das Weicherwerden des Gewebes optimal zu unterstützen, so daß Ihr Körper schneller geschmeidiger wird, als es normalerweise der Fall ist.

Endorphine sind morphiumähnliche Hormone, die vom primitiven Teil des Gehirns abgesondert werden. Sie sind die natürlichen Schmerzlinderungs- und Beruhigungsmittel des Körpers. Ihre Produktion steigt bei körperlichen Aktivitäten, beim Liebesspiel, Tanzen oder Singen an. Sie sind verantwortlich für Ihr Wohlgefühl und beeinflussen Ihre Schmerz- und Lustwahrnehmung.

Während der Schwangerschaft erhöht sich die Endorphinproduktion, sie verstärkt sich nochmal in den Wehen als eine natürliche körperliche Reaktion auf die wachsende Intensität der Kontraktionen, die gegen Ende der Wehen ihren Höhepunkt erreichen. Dem ansteigenden Endorphinspiegel verdanken wir das allgemeine Wohlgefühl in der Schwangerschaft. Außerdem wirken diese Hormone bei der Geburtsarbeit als natürliche Schmerzlinderer und Entspannungsmittel. Wenn Sie Yoga machen, wird die Absonderung von Endorphinen gefördert, was Ihre Freude an der Schwangerschaft erhöht und Sie außerdem auf das Einsetzen der Wehen vorbereitet. (Siehe S. 172).

Ihre Adrenalindrüsen produzieren während der Schwangerschaft eine wachsende Ausschüttung von Kortison, was manchmal dazu führt, daß sich allergische Beschwerden wie Ekzeme oder Asthma bessern. Die Adrenalindrüsen produzieren außerdem Adrenalin und Noradrenalin. Diese Hormone arbeiten mit den Endorphinen zusammen, um sämtliche unwillkürlichen Funktionen Ihres Körpers wie Kreislauf, Atmung, Verdauung und Ausscheidung einschließlich der Arbeit des Uterus zu regulieren und aufrechtzuerhalten. Wie die Endorphine stehen auch sie in einem Wechselverhältnis zu Ihren Stimmungen und Emotionen, das heißt, sie nehmen sowohl Einfluß auf diese, werden aber auch von ihnen beeinflußt. Bei Angst und Sorge zum Beispiel wird Adrenalin produziert (das »Angriffs- oder Flucht-Hormon«). In den Wehen würde die Absonderung von Adrenalin die Kontraktionen behindern, aber in den Augenblicken vor der Geburt hilft es, den Einsatz der unwillkürlichen Austreibungskontraktionen des Uterus anzuregen, die Ihnen ermöglichen zu gebären.

Ihr Gehirn sondert auch das Hormon Oxytozin ab, das den Uterus anregt zu kontrahieren und in den Wehen, wenn die Oxytozinausschüttung ansteigt, anhaltend für wirkungsvolle Kontraktionen sorgt. Dieses Hormon spielt auch später eine wichtige Rolle, da es den Reflex anregt, der bewirkt, daß die Milch beim Stillen einschießt. Oxytozin beeinflußt außerdem viele physiologische Prozesse Ihres Sexuallebens einschließlich des Orgasmus. Deswegen wird es auch als »Liebeshormon« bezeichnet (Michel Odent, *Geburt und Stillen. Über die Natur elementarer Erfahrungen*). Es spielt eine entscheidende Rolle bei der emotionalen Bindung und Zuneigung zwischen Ihnen und Ihrem Baby nach der Geburt.

Auch Ihr Baby produziert Hormone. Am Ende der Schwangerschaft, wenn seine Lungen entwickelt und bereit sind, Luft aufzunehmen, sondert Ihr Baby bestimmte Hormone in das Fruchtwasser ab. Diese werden von Ihrem Körper absorbiert und stimulieren ihn, Hormone namens Prostaglandine auszuschütten, die Ihren Gebärmutterhals weich werden lassen und die Wehen einleiten. Auch während Sie in den Wehen sind, produziert Ihr Baby Hormone.

Abschließend können wir sagen, daß selbst diese äußerst vereinfachten Erläuterungen uns zeigen, wie sich das komplexe Zusammenspiel von Hormonabsonderungen im gesamten Jahr vor der Geburt verändert, die Hormonproduktion anwächst, die die enormen physischen und emotionalen Umwälzungen bedingt.

Flüssigkeitsbalance

Ihr Körper besteht zu etwa 70 Prozent aus Flüssigkeit. In der Schwangerschaft werden die muskulären Wände der Blut- und Lymphgefäße aufgrund der Hormonabsonderung entspannter und weicher. Die Folge ist, daß der gesamte Flüssigkeitsgehalt Ihres Körpergewebes, Ihrer Zellen und Ihres Blutes drastisch zunimmt, so daß Sie gegen Ende Ihrer Schwangerschaft bis zu sieben Liter mehr Flüssigkeit im Körper haben. Etwa die Hälfte des Gewichtes, das in der Schwangerschaft zugesetzt wird, besteht aus Extraflüssigkeit, die nach der Geburt wieder abgebaut wird. Sie wird über Ihren ganzen Körper, in Ihr Blut, das Gewebe, die Muskeln und Organe verteilt; die erhöhte Flüssigkeitsmenge unterstützt die gute Versorgung Ihres Körpers und die Ihres Kindes. Ihr Körpergewebe wird dadurch geschmeidiger, was die Passage Ihres Babys bei der Geburt erleichtert. Ein Teil dieser Flüssigkeit geht in die wachsende Blutzufuhr zur Plazenta und bildet das schützende Fruchtwasser, in dem Ihr Baby im Mutterleib schwebt.

Durch Yoga kann diese zusätzliche Flüssigkeit besser im Körper kreisen, was Schwellungen oder Ödemen vorbeugt.

Der Kreislauf

Schon bald nach dem Ausbleiben Ihrer Periode beginnt Ihr Herz kräftiger zu arbeiten, damit Ihr Baby durch den verstärkten Nährstofftransport mitversorgt wird. Während die Geschwindigkeit Ihres Herzschlags gleich bleibt, nimmt seine Pumpkraft zu. Das ist der Grund für die Atemlosigkeit, die einige Frauen in der Schwangerschaft erleben. (Siehe Kapitel 7 – Atemlosigkeit, S. 196).

Ihre eigenen Organe brauchen mehr Blut, und das wachsende Baby und die Plazenta benötigen mit der Zeit etwa ein Viertel des Blutes aus Ihrem Kreislauf. Um diesen wachsenden Erfordernissen nachkommen zu können, wird Ihr Blutvolumen allmählich erhöht, und zwar um mehr als 5,2 Liter gegen Ende der Schwangerschaft.

Ihr Blut besteht zum Teil aus roten Blutkörperchen. Diese enthalten eine Substanz namens Hämoglobin, die die lebenswichtige Aufgabe hat, den Sauerstoff von Ihren Lungen in sämtliche Körperzellen und auch in die Plazenta zu befördern. Sie enthält auch Eisen, und ein Drittel Ihrer Eisenreserven werden von Ihrem Baby verbraucht. In der Schwangerschaft wird die Fähigkeit Ihres Blutes, Sauerstoff zu transportieren, verstärkt und zwar durch ein Ansteigen der Anzahl von roten Blutkörperchen. Auch wenn der Hämoglobingehalt Ihres Blutes in der Schwangerschaft zunimmt, kann er doch um 20 Prozent geringer sein, da die erhöhte Konzentration von Blutkörperchen durch das noch stärkere Ansteigen der Flüssigkeitsmenge wieder verdünnt wird. Das heißt, daß Ihr Blut, wenn es untersucht wird, prozentual weniger Hämoglobin enthalten kann als üblich. Das ist ein ganz normaler Zustand, der als »Schwangerschaftsanämie« bezeichnet wird. Die Fähigkeit Ihres Blutes, Sauerstoff zu transportieren, wird davon nicht beeinträchtigt.

Die Entspannung der muskulären Wände Ihrer Blutgefäße aufgrund der Hormonabsonderung sorgt dafür, daß Ihr Blut schneller durch den Körper kreist, um Sauerstoff und Nahrung zu Ihrem Baby zu befördern. Das kann bei einigen Frauen auch zur Erschlaffung der Venen führen, was Krampfadern in den Beinen, in Anus oder Vulva nach sich zieht (siehe Kapitel 7 – Krampfadern, S. 205f.). Yoga und Übungen für den Beckenboden fördern die Durchblutung und können helfen, diese Beschwerden zu lindern.

Yoga und Übungen für den Beckenboden fördern die Durchblutung und können bei Krampfadern helfen.

Der Blutdruck

Der Blutdruck zeigt den Druck an, den das Blut auf die Arterienwände ausübt. Er bleibt während der Schwangerschaft meistens ziemlich konstant. In der Mitte der Schwangerschaft kann es durch das Weichwerden der Arterienwände manchmal zu einem Absacken des Blutdrucks kommen. Gegen Ende der Schwangerschaft mag er dann wieder ansteigen.

Ihr Blutdruck kann durch Ihre Körperhaltung vorübergehend beeinflußt werden. Wenn Sie zum Beispiel zu lange stehen, sammelt das Blut sich manchmal in der unteren Körperhälfte, was ein Gefühl von Übelkeit oder Schwäche auslöst (siehe Kapitel 7 – Niedriger Blutdruck, S. 207f., und Hinweis auf S. 149).

Wenn Sie schwanger oder in den Wehen sind, kann der Blutdruck absacken, sowie Sie sich auf den Rücken legen. Die Ursache dafür ist, daß in dieser Haltung der schwere Uterus auf die große Arterie, die Aorta, und auf die untere Hohlvene drückt, die größte Vene des Körpers. Die Aorta befördert mit Sauerstoff angereichertes Blut vom Herzen direkt in Ihren Kreislauf, während die untere Hohlvene Blut, dem Sauerstoff entzogen wurde, aus dem unteren Körperbereich zum Herzen zurücktransportiert. Diese beiden großen Blutgefäße verlaufen an der Innenseite der Wirbelsäule und werden in der Rückenlage von dem zusätzlichen Gewicht zusammengedrückt, was die Blutzufuhr zum Uterus und zurück zum Herzen reduzieren kann. Die Folge ist, daß es für einige Frauen – vor allem gegen Ende der Schwangerschaft – unangenehm ist, auf dem Rücken zu ruhen. Das ist ein Zeichen dafür, daß es an der Zeit ist, andere Positionen einzunehmen (siehe Kapitel 7 – Niedriger Blutdruck, S. 207f.).

Als Vorsichtsmaßnahme sollten Sie in den letzten sechs Wochen der Schwangerschaft die Rückenlage vermeiden. Wenn Sie sich im Schlaf auf den Rücken drehen, ist das nicht schlimm, da Sie wahrscheinlich instinktiv wissen, was Ihrem Körper bekommt. Trotzdem sollten Sie versuchen, auf der Seite zu schlafen.

Die Verdauung

Auch Ihre Verdauung wird durch das hormonell bedingte Weicherwerden der glatten Muskeln, die die Wände des Verdauungstraktes bilden, beeinflußt. Da die Muskelspannung verringert ist, wandert die Nahrung langsamer von der Speiseröhre in den Magen und von dort über Dünndarm und Dickdarm in den Mastdarm. In der Schwangerschaft leert sich der Magen sehr viel langsamer. Bei einigen Frauen kann die langsamere Leerung des Dickdarms Verstopfung verursachen. Das Weicherwerden der Klappe zwischen Speiseröhre und Magen kann zu Sodbrennen führen, das heißt, daß nur teilweise verdaute, säurehaltige Nahrung in die Speiseröhre zurückläuft und dort ein brennendes Gefühl verursacht. Manchmal kommt es durch die hormonellen Veränderungen zu Übelkeit oder morgendlichem Erbrechen. Diese Beschwerden verschwinden wahrscheinlich gegen Ende des dritten Monats, wenn Ihr Körper sich auf die Schwangerschaft eingestellt hat.

Der genitale Bereich

Während der Schwangerschaft können Sie wahrscheinlich aufgrund der hormonellen Absonderungen ein generelles Weicherwerden des Gewebes im Genitalbereich feststellen. Die Blut- und Flüssigkeitsversorgung nimmt hier zu, so daß die Schamlippen und die Klitoris voller und weicher und oft auch empfindsamer werden. Manchmal führt die wachsende Blutzufuhr zur Vergrößerung von Venen in der Vulva (siehe Kapitel 7 – Krampfadern, S. 205f.). Das Weicherwerden von Vulva und Perineum in der Schwangerschaft sorgt dafür, daß diese Bereiche sich dehnen können, wenn der Kopf und der Körper Ihres Babys geboren werden.

Wenn Sie regelmäßig Beckenübungen machen, sorgen Sie für eine gute Muskelspannung.

Die Drüsen im Gebärmutterhals werden aktiver, so daß es zu vermehrtem vaginalen Ausfluß kommt, der meistens wäßrig und weißlich oder blaßgelb ist und einen milden, unaufdringlichen Geruch hat.

Regelmäßige Beckenübungen sorgen für eine gute Muskelspannung von Beckenboden und Blutgefäßen, so daß Krampfadern vermieden oder zumindest gemildert werden. Auch Visualisierungen, bei denen Sie sich vorstellen, wie der Kopf des Babys austritt, während dieses Gewebe sich öffnet und entspannt, sind eine hilfreiche Vorbereitung auf die Geburt (siehe auch S. 138f.).

Der genitale Bereich braucht während der Schwangerschaft keine spezielle Pflege. Ratsam ist, weite, bequeme Baumwollunterwäsche zu tragen und auf Synthetikkleidung zu verzichten.

WIE IHR UTERUS SICH VERÄNDERT

Ihr Uterus ist das Organ, das an Schwangerschaft und Geburt grundlegend beteiligt ist. Im nicht-schwangeren Zustand stellt er ein schmales, hohles, muskuläres Organ im Becken dar, das einer auf den Kopf gestellten Birne gleicht. Während der vierzig Wochen Schwangerschaft vergrößert sich der Uterus enorm, um Ihr wachsendes Baby aufnehmen zu können. Kurz vor Ihrer Niederkunft hat er sich so weit gedehnt, daß er den Großteil der Bauchhöhle einnimmt und bis zu den unteren Rippen reicht. Der obere Teil des Uterus wird als Fundus bezeichnet, während der hohle Durchgang oder die Öffnung von knapp 4 cm Länge, die in die Vagina führt, Zervix (Gebärmutterhals) heißt. Während der Schwangerschaft bleibt er verschlossen und ist mit einem Schleimpfropfen versiegelt, um Ihr Baby zu schützen und zu halten. Der Uterus wird von zwei großen, sich stark verästelnden Arterien versorgt, was den Nährstofftransport zu Ihrem Baby und der Plazenta gewährleistet.
Er besteht aus drei Muskelschichten, deren Fasern zu den sogenannten glatten Muskeln gehören. Sie sind ebenso beschaffen wie die Muskeln des Verdauungstraktes oder der Blutgefäße und werden ausschließlich vom autonomen Nervensystem gesteuert, so daß sie völlig unwillkürlich funktionieren. Bis zur Geburt vermehrt sich das Muskelgewebe des Uterus, das sich stark zusammenziehen kann. Gegen Ende der Schwangerschaft ist er reif, Ihr Baby auzutreiben.
Während der Wehen kontrahieren die kräftigen muskulären Wände Ihres Uterus in regelmäßigen Abständen, um sich im unteren Bereich allmählich zu öffnen. Gegen Ende der Wehenphase hat sich der Eingang zum Mutterleib, die Zervix, so weit geöffnet, daß der Kopf Ihres Babys ihn passieren kann. Dann zieht Ihr Uterus sich kräftig zusammen, um das Baby durch den Geburtskanal aus Ihrem Körper zu drücken.
Auch nach der Geburt kontrahiert der Uterus lebhaft, vor allem, wenn Sie Ihr Kind stillen. Innerhalb weniger Stunden zieht er sich im Becken zusammen, und nach ein paar Wochen hat er in etwa wieder die gleiche Größe wie vor der Schwangerschaft.

IHR KÖRPER UND IHR BABY

Das Leben Ihres Babys beginnt im Augenblick der Empfängnis. Tief im Inneren Ihres Körpers, am Eingang zum Eileiter, der zum Uterus führt, verschmelzen Ei und Sperma, um die erste Körperzelle Ihres Babys zu bilden. Diese Zelle teilt sich schnell zu einer Zellgruppe, während sie sich den zarten Eileiter hinunter zum Uterus bewegt. Diese Reise dauert ungefähr eine Woche.
Wenn die Zelltraube im Schoß ankommt, landet sie auf dessen gut durchbluteten Innenwänden, wo die Implantation stattfindet. Winzige Blutgefäße dringen in die Wände des Schoßes ein und bilden eine erste Verbindung mit Ihrem Blutkreislauf, der Ihr Baby versorgt.
Die Schwangerschaft wirkt sich sofort nach der Implantation auf Ihren Körper aus. Zu dieser Zeit ist Ihr Baby sieben bis acht Tage alt. Die Zellen, die den Körper Ihres Kindes bilden, fahren fort, sich rasch zu vermehren, so daß einige von ihnen innerhalb weniger Wochen die Plazenta bilden, andere hingegen den Körper des Babys sowie die ihn umgebenden Membrane und die Nabelschnur.

Die ersten Anzeichen für Ihre Schwangerschaft

In den ersten zwölf Wochen der Schwangerschaft spielen die körperlichen Veränderungen sich innerlich ab. Für das Wunder gibt es bis zum Ende des dritten Monats, wo Ihre Taille allmählich verschwindet und Ihr Bauch runder wird, keinerlei äußere Anzeichen.

Wahrscheinlich werden Sie von Beginn der Schwangerschaft an häufiger urinieren müssen. Die Ursache dafür liegt zum Teil an dem Druck, den der wachsende Uterus auf die Blase ausübt, aber auch am ansteigenden Flüssigkeitsvolumen in Ihrem Körper. Das setzt sich während der gesamten Schwangerschaft fort. Nachts hilft das häufigere Urinieren die Flüssigkeit abzubauen, die sich tagsüber im Gewebe angesammelt hat. Ihre Nieren arbeiten als Filter für flüssige Abfallprodukte aus Ihrem Blut, die dann als Urin ausgeschieden werden. In der Schwangerschaft arbeiten die Nieren stärker, um zusätzliche Abfallprodukte Ihres Babys aus Ihrem Blut zu waschen. Durch den Zuwachs an Flüssigkeit und Blutvolumen ist gewährleistet, daß Ihre Nieren die Mehrarbeit bewältigen können.

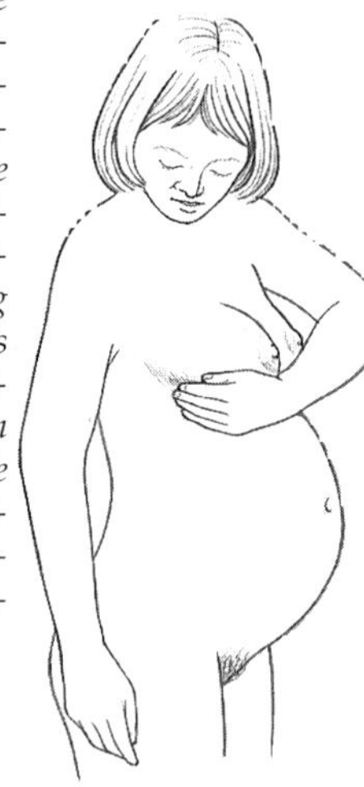

Es ist gut möglich, daß Sie als erstes wahrnehmen, daß Ihre Brüste sich verändern. Das kann bereits wenige Tage nach der Empfängnis der Fall sein, vor allem, wenn dies Ihre erste Schwangerschaft ist. Die Brüste können auf die hormonellen Veränderungen reagieren, indem sie sich vergrößern, um sich auf das Stillen vorzubereiten. Sie können voller und empfindsamer werden. Die Brustwarzen können größer und länger werden, wobei der Brustwarzenhof – die Haut im Bereich der Brustwarze – sichtbar dunkler wird. Um den Hof herum erscheinen kleine Drüsen, die natürliches Gleitöl produzieren. Sie sorgen dafür, daß die Brustwarzen für das Saugen Ihres Babys weich und geschmeidig bleiben. Die verstärkte Blutversorgung (siehe S. 37) führt dazu, daß die Adern in der Brust deutlicher hervortreten, was sich nach dem Abstillen wieder normalisiert. Während der Schwangerschaft vermehren sich auch die Milch produzierenden Zellen und die Milchgänge. Von Anfang an arbeitet Ihr Körper intensiv daran, die Schwangerschaft zu unterstützen und verbraucht viel Energie. Darum sind viele Frauen während dieser Zeit oft so ungewöhnlich müde. Ihre sämtlichen Körperfunktionen richten sich darauf ein, Ihr Baby zu nähren. Vielleicht beginnen Sie auch, eine vibrierende Freude über das neue Leben in Ihrem Körper zu empfinden.

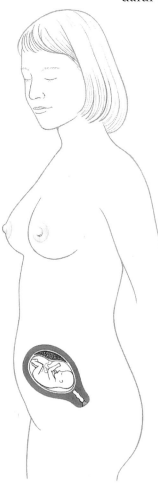

Abb. 2.1.
Die ersten Wochen der Schwangerschaft. Mit etwa zwölf Wochen sind Ihr Baby und die Plazenta im Uterus bereits voll ausgebildet, und Ihr Körper stellt sich auf die Schwangerschaft ein.

Abb. 2.2.
Brustmassage. Geben Sie ein rein pflanzliches Massageöl in eine Ihrer Handflächen. Massieren Sie zunächst sanft aber fest mit der linken Hand die rechte Brust, und bewegen Sie Ihre Finger dabei im Uhrzeigersinn um die ganze Brust herum. Streichen Sie vom Brustansatz in Richtung Brustwarze, als folgten Sie den Speichen eines Rads. Am Schluß massieren Sie Ihre Brustwarze zwischen Ihrem Daumen und den anderen Fingern.

Die Pflege Ihrer Brüste während der Schwangerschaft

Da Ihre Brüste an Umfang und Gewicht zunehmen, ist es ratsam, die meiste Zeit einen gut sitzenden Büstenhalter aus Baumwolle zu tragen. Es empfiehlt sich jedoch auch, Ihre Brüste gelegentlich ohne Büstenhalter der frischen Luft oder mildem Sonnenlicht auszusetzen. Nachts müssen Sie keinen BH tragen.

Etwa drei Wochen vor der Geburt sollten Sie sich einen speziellen Still-Büstenhalter anschaffen.

Waschen Sie Ihre Brüste beim Baden oder Duschen niemals mit Seife, da Sie damit das natürliche Gleitöl entfernen. Eine sanfte Massage mit reinem Pflanzenöl ist sehr wohltuend.

Yoga-Haltungen, die die Wirbelsäule sowie Schultern und Rippen entlasten und Ihre Haltung verbessern, sind ein guter Ausgleich für das Schwererwerden Ihrer Brüste während Schwangerschaft und Stillzeit.

In der Mitte der Schwangerschaft

Gegen Ende des dritten Monats haben Sie sich auf die ersten Veränderungen eingestellt und sollten sich mit der Schwangerschaft weitgehend eingerichtet haben. Von Ausnahmen abgesehen, sind Beschwerden wie Übelkeit oder Müdigkeit um diese Zeit meistens verschwunden, und Sie fühlen sich wohler. Die meisten Frauen genießen diese Phase der Schwangerschaft. Gönnen Sie sich ein paar Tage Erholung in der Natur, denn dies ist die beste Zeit für Reisen.

Das Baby macht sich langsam bemerkbar. Etwa zwischen der sechzehnten und zwanzigsten Woche spüren Sie das erste Flattern in sich, da Ihr Baby sich im Mutterleib bewegt und seine Glieder ausprobiert. In den folgenden Wochen und Monaten wird der Uterus sich in die Bauchhöhle ausdehnen, während Ihr Baby sich weiterentwickelt und Ihr Bauch an Umfang zunimmt.

Während der ganzen Schwangerschaft versorgen Sie Ihr Baby mit allem, was es für sein Wachstum braucht. Sie halten die innere Körpertemperatur konstant, atmen, essen und scheiden für Ihr Baby aus. Ihr Blutkreislauf beliefert die Plazenta kontinuierlich mit Sauerstoff und Nahrung und beseitigt Abfallprodukte. Darum ist es so wichtig, daß Sie gut für sich sorgen und sich die Zeit und den Raum nehmen, aus Ihrer Schwangerschaft das beste zu machen.

Gegen Ende der Schwangerschaft

Gegen Ende der Schwangerschaft liegt der obere Rand Ihres Uterus direkt unter den Rippen, und Ihr Körper fühlt sich üppig und majestätisch an.

Einigen Frauen geht es bis zur letzten Phase der Schwangerschaft wunderbar, aber oft sind die letzten Wochen auch ein wenig unangenehm. Etwa in der 36. Woche fühlen Sie sich wahrscheinlich am fülligsten, da der Kopf Ihres Babys jetzt direkt an den Beckenrand stößt, während seine Füße ganz bis oben an Ihren Brustkorb reichen. Sie tragen jetzt bis zu neun Kilo mehr Gewicht. Es überrascht nicht, daß manche Frauen Atembeschwerden, Schlaf- und Verdauungsprobleme haben. Schmerzen im Brustkorb oder im Bereich des Schambeins oder ein Gefühl von Schwere und Druck in Unterleib und Becken sind durchaus verbreitet.

Vielleicht vergrößern sich Ihre Brüste gegen Ende der Schwangerschaft noch weiter. Auch die Brustwarzen werden empfindsamer, da sie sich auf die Stimulation durch das Saugen des Babys, das den Milchfluß steuert, vorbereiten.

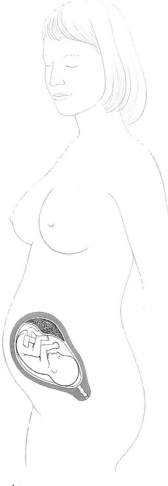

Abb. 2.3.
In der Mitte der Schwangerschaft.
Ihr Baby entwickelt sich schnell, und Sie werden sich seiner Bewegungen in Ihrem Schoß zunehmend bewußt. Die meisten Frauen genießen diese Zeit. Während Ihr Bauch sichtbar an Umfang zunimmt, werden die Gefühle intensiver und die Träume lebhafter.

Bei einigen (aber nicht allen) Frauen tritt während der Schwangerschaft durch die winzigen Öffnungen der Brustwarzen eine bernsteinfarbene oder gelbliche Flüssigkeit aus. Das passiert meistens gegen Ende der Schwangerschaft, bei einigen Frauen aber auch schon früher. Diese Flüssigkeit heißt Kolostrum und ist in den ersten Tagen nach der Geburt die ideale Nahrung für Ihr Baby. Bei einigen Frauen fließt das Kolostrum erst nach der Geburt aus, aber das ist nicht von Bedeutung. Ihr Körper wird Kolostrum produzieren, sobald Ihr Baby an der Brust zu saugen beginnt.

Das Weicherwerden des Gewebes in der späten Schwangerschaft führt manchmal zu Flüssigkeitsansammlungen im unteren Körperbereich, zu Schwellungen (Ödemen) in Füßen, Fußgelenken oder Händen. Das kann unangenehm sein, ist aber kein Grund zur Sorge, solange die Ödeme nicht mit hohem Blutdruck und Protein im Urin einhergehen (siehe Kapitel 7 – Ödeme, S. 208).

Innerhalb der letzten sechs Wochen Ihrer Schwangerschaft kann sich der Kopf Ihres Babys in den Beckenrand »schieben« oder senken. Bei einer ersten Schwangerschaft geschieht das oft früher, sonst kurz vor dem Geburtstermin. Wenn sich der Kopf des Babys in den Beckenrand senkt, sind manchmal stärkere Kontraktionen spürbar, die dann fälschlicherweise für erste Wehen gehalten werden. Bei einigen Frauen ist sichtbar, daß der Unterleib sich senkt, wenn das Baby sich in die Geburtsposition begibt. Es läßt Ihnen dadurch etwas mehr »Raum zum Atmen«. Wenn das geschieht, fühlen Sie sich wahrscheinlich wohler, auch wenn der verstärkte Druck des Kopfes auf Ihre Blase bewirken kann, daß Sie häufiger urinieren.

Ihr Uterus kontrahiert Ihr ganzes Leben lang unwillkürlich. In der Spätphase Ihrer Schwangerschaft können Sie diese Kontraktionen wahrscheinlich spüren, da der gesamte Uterus sich von Zeit zu Zeit verhärtet. Sie sind bekannt als Braxton-Hicks-Kontraktionen, verlaufen meistens schmerzlos und dauern etwa 10 bis 15 Minuten. Dann werden die Muskelfasern wieder weich und entspannen sich. Diese Kontraktionen unterscheiden sich deutlich von den tatsächlichen Wehen. Wenn der Tag der Geburt näherrückt, kann es sein, daß Sie von Zeit zu Zeit eine wachsende Muskeltätigkeit im Uterus wahrnehmen, eine Art Probe für die Wehen.

Manchmal können sich die letzten Tage der Schwangerschaft wie eine Ewigkeit dahinschleppen, vor allem, wenn Sie den festgesetzten Geburtstermin schon überschritten haben. Viele Frauen empfinden dann Überdruß. Sie fühlen sich schwerfällig und sehnen sich danach, daß die Wehen einsetzen. Manche wiederum genießen diese letzten Tage ihres Schwangerseins und freuen sich an der Ruhe und dem Frieden, die die Phase unmittelbar vor der Geburt prägen können.

Der »Nestinstinkt« macht sich deutlich bemerkbar, und Sie richten Ihre Wohnung für Ihr Baby her. Plötzliche Energieschübe sind ebenso verbreitet, wie

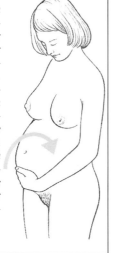

Abb. 2.4.
Bauchmassage. Benutzen Sie nach dem Baden ein reines Pflanzenöl oder ein Aromatherapie-Öl gegen Schwangerschaftsstreifen, um Ihren Bauch zu massieren. Geben Sie reichlich Öl in eine Hand, reiben Sie sich die Hände, und verstreichen Sie das Öl im Uhrzeigersinn mit kreisenden Bewegungen auf Ihrem Bauch. Das hilft, Ihre Haut geschmeidig und feucht zu halten und ist gleichzeitig eine Gelegenheit, Ihr Baby in Ihrem Bauch bewußt wahrzunehmen. Gegen Ende Ihrer Schwangerschaft kann Ihr Baby wahrscheinlich spüren, wie Sie es streicheln. Fahren Sie mehrere Minuten so fort, und massieren Sie dann auch Ihre Oberschenkel und Hüften sowie den restlichen Körper. Vielleicht massiert auch Ihr Partner Sie gerne. Dabei können Sie sich auf die Seite legen, während Ihr Partner bequem hinter Ihnen sitzt oder kniet.

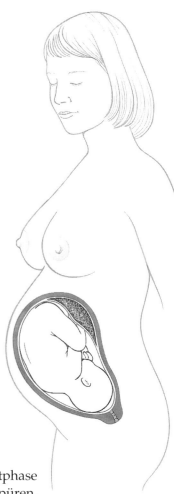

Abb. 2.5.
Gegen Ende der Schwangerschaft. Ihr Uterus dehnt sich bis unter die Rippen, und Ihr Baby nimmt den größten Teil des verfügbaren Raumes ein. Jetzt müssen Sie Ihre Energie und Aufmerksamkeit nach innen konzentrieren. Sie müssen häufiger ruhen und besinnlicher werden.

das Bedürfnis, viel zu schlafen. Folgen Sie den Äußerungen Ihres Körpers, ruhen Sie, wann immer Sie das Bedürfnis danach haben.

Was nach der Geburt auf Sie zukommt

Sobald Ihr Baby geboren ist, bereiten hormonelle Veränderungen Ihren Körper auf das Stillen vor, und der Flüssigkeitshaushalt Ihres Körpers verändert sich erneut. Ödeme aus der letzten Zeit der Schwangerschaft verschwinden bald. Es kann ein oder zwei Wochen dauern, bis das weiche Gewebe des genitalen Bereichs sich wieder erholt, vor allem, wenn Sie einen Dammriß hatten, genäht wurden oder unter Hämorrhoiden oder Krampfadern gelitten haben. Ihr Unterleib wird eine Weile brauchen, bis er auf seine frühere Form und Größe zurückschrumpft, und sieht in den ersten Wochen nach der Geburt zwangsläufig etwas schlaff und geweitet aus.

Wenn Ihr Baby gestillt wird, stimulieren seine Saugbewegungen Nervenenden in den Brustwarzen und lösen die Freisetzung des Hormons Oxytozin aus, das von der Hypophyse in Ihrem Gehirn produziert wird. Das hat eine doppelte Funktion; zum einen werden die Muskelwände der milchproduzierenden Zellen in Ihren Brüsten angeregt zu kontrahieren, damit die Milch einschießt, und gleichzeitig wird auch der Uterus zu Kontraktionen stimuliert. Diese werden als Nachwehen bezeichnet und sind deutlich spürbar. Während Ihr Baby an Ihrer Brust saugt, kehrt also gleichzeitig Ihr Körper zu seinem Normalzustand zurück. Zunächst können die Nachwehen ziemlich schmerzhaft sein, werden aber schon bald milder, bis Sie sie nicht mehr spüren. Das Stillen Ihres Babys bereitet Ihnen zunehmend lustvolle Gefühle, so daß Sie es genießen können.

Die Innenwände Ihres Uterus, die ein reich durchblutetes Bett für die Plazenta des Babys bilden, werden in den Wochen nach der Geburt allmählich abgestoßen. Dieser Wochenfluß (Lochialblut) ist wie eine verlängerte, langsam ausklingende Menstruation.

Ihre Brüste machen nach der Geburt eine drastische Veränderung durch. In den ersten ein, zwei Tagen produzieren sie das nährstoffreiche Kolostrum (siehe S. 42), die erste Nahrung für Ihr Baby. Dann, am zweiten oder dritten Tag, schießt die Milch ein, was meistens bewirkt, daß die Brüste anschwellen. Wahrscheinlich fühlen sie sich etwa 24 Stunden lang sehr heiß, geschwollen und unangenehm an. Dann reguliert sich die Milchversorgung von selbst. Vielleicht stellen sich leichte Beschwerden wie ein Wundwerden der Brustwarzen ein, aber auch diese klingen mit der Zeit wieder ab.

Ihr Körper produziert so lange Muttermilch, wie Sie Ihr Baby stillen. Die Milchmenge hängt von den wachsenden Bedürfnissen Ihres Kindes ab und steht so lange zur Verfügung, wie Sie stillen möchten.

Das milchproduzierende Hormon Prolaktin verhindert den Eisprung. Also kann es sein, daß Sie einige Monate lang nicht menstruieren, da Ihre Hormone dafür sorgen, daß Sie stillen können. Sie können sich aber auf die empfängnisverhütende Wirkung nicht verlassen, da das Einsetzen des Eisprungs nicht vorhersagbar ist.

Der »Nestinstinkt« macht sich deutlich bemerkbar, und Sie richten Ihre Wohnung für Ihr Baby her. Plötzliche Energieschübe sind ebenso verbreitet, wie das Bedürfnis, viel zu schlafen.

EMOTIONEN

Die Schwangerschaft ist eine Zeit, in der Gefühle, Wünsche und Träume intensiver auftreten.

Vielleicht sind Sie überrascht, wie schnell Ihre Stimmung umschlägt, so daß Sie leichter lachen und weinen oder ohne großen äußeren Anlaß ärgerlich und gereizt werden. So starke Gefühle zu erleben, kann beängstigend sein, aber wenn Sie lernen, sie zu akzeptieren, bekommen Sie damit eine wunderbare Möglichkeit, sich selbst besser kennenzulernen. Das kann Ihnen, wenn Ihre Emotionen so deutlich werden, sehr viel leichter fallen als normalerweise.

Wenn Sie zulassen, daß Ihre Emotionen in der Schwangerschaft ohne Angst zum Vorschein kommen, ebnen Sie sich den Weg für eine gute, liebevolle Kommunikation.

Respektieren Sie Ihre Gefühle und Empfindungen. Sie verändern sich auf einer tiefen, unbewußten Ebene. Ganz gleich, ob Sie traurig oder glücklich sind, ob Ihre Emotionen mit der Vergangenheit oder mit der Gegenwart zusammenhängen, wenn Sie offen dafür sind, sie zu fühlen und auszudrücken, hilft Ihnen das, sich selbst besser zu verstehen. Das bahnt Ihnen den Weg zu der reifen und liebevollen Erwachsenen, die Sie als Mutter sein müssen.

Wenn Sie zulassen, daß Ihre Emotionen in der Schwangerschaft ohne Angst zum Vorschein kommen und reichlich fließen, können Sie sich heilen und reinigen, negative Verhaltensmuster und Gedanken loslassen und den Weg für eine gute, liebevolle Kommunikation ebnen.

MUTTER WERDEN

Wenn Sie erste Anzeichen für Veränderungen in Ihrem Körper wahrnehmen, sind Sie vielleicht hoch erfreut darüber, daß ein Kind in Ihnen wächst. Manchmal kommt eine Schwangerschaft aber auch überraschend oder sogar als Schock.

Frauen reagieren unterschiedlich auf die Entdeckung, daß sie schwanger sind. Einige nehmen zuerst gar nicht richtig wahr, daß sie ein Baby bekommen, während andere es vom Augenblick der Empfängnis an wissen. Manche fühlen sich müde und empfindlich und ihnen ist übel, während andere sich außerordentlich wohl fühlen. Ganz gleich, wie Sie reagieren, das Einstellen auf den Zustand der Schwangerschaft ist ein allmählicher Prozeß. Selbst wenn Sie sich danach gesehnt haben, ein Kind zu bekommen, kann die Verantwortung Sie erschrecken, wenn Sie sich zum ersten Mal die unweigerlichen langfristigen Verpflichtungen klarmachen, die damit einhergehen. Sie müssen sich anschauen, wie Sie sich tief in Ihrem Inneren damit fühlen, Mutter zu werden, und wie ein Kind Ihren Alltag, Ihr Berufsleben, Ihre Beziehung zu Ihrem Partner und anderen Familienmitgliedern und Ihre Freiheit überhaupt beeinflussen wird. Andererseits erfüllt Ihr Körper ein tiefgreifendes biologisches Bedürfnis, und das wachsende Bewußtsein für das neue Leben in Ihnen ist zweifellos ebenso aufregend wie herausfordernd. Ob Sie die Schwangerschaft geplant haben oder nicht, wahrscheinlich ist Ihre Vorfreude durchsetzt von einigen Ängsten und Zweifeln wegen der großen Veränderung in Ihrem Leben.

Tief in Ihrem Inneren haben Sie, ob bewußt oder nicht, beschlossen, Mutter zu werden. Manche Menschen glauben, daß eine Schwangerschaft auch von der Seele des Kindes initiiert wird, das Sie als Mutter ausgewählt hat. Letzten

Endes ist es eine große Verantwortung aber auch ein großes Privileg, schwanger zu sein. Während der neun Monate in Ihrem Schoß befindet sich Ihr Baby in einem Zustand völliger Unschuld. Es ist so rein, intelligent, sensibel und liebevoll wie ein hoch entwickeltes Wesen oder ein Buddha. Wenn Sie das von ganzem Herzen annehmen, werden Sie feststellen, daß Ihr Baby Ihnen sehr viel beibringen kann und Ihr Leben von Anfang an auf unerwartete Weise bereichert.

Wenn Sie lernen, innerlich mit Ihrem ungeborenen Kind zu kommunizieren und seine Anwesenheit oder seine Reaktionen wahrzunehmen, werden Sie überreich belohnt für die beträchtlichen Herausforderungen der Mutterschaft. Einige Frauen schaffen den Übergang zum Muttersein mühelos, aber die meisten müssen sich stark umstellen, um die neuen Verantwortlichkeiten sowie die veränderten Prioritäten und Werte akzeptieren zu können.

Nach der Geburt richtet sich Ihr Leben für ziemlich lange Zeit nach den Bedürfnissen Ihres Babys. Sie werden angesichts dieser Tatsache widerstreitende Gefühle und auch Besorgnis empfinden. Diese Empfindungen werden jedoch ausgeglichen durch die Freude, Ihr neugeborenes Kind zur Welt gebracht zu haben, es zu nähren und eine Beziehung zu ihm zu entwickeln.

Wenn Sie lernen, innerlich mit Ihrem ungeborenen Kind zu kommunizieren und seine Anwesenheit oder seine Reaktionen wahrzunehmen, werden Sie überreich belohnt für die beträchtlichen Herausforderungen der Mutterschaft.

Ihre gefühlsmäßige Einstellung zu Ihrem Körper

Wie Sie wissen, verändert sich Ihr Körper, wenn Sie schwanger sind. Es ist ganz natürlich, daß das intensive Gefühle und auch Besorgnis in Ihnen weckt, denn Sie werden sich fragen, ob Sie am Ende Ihre alte Figur wiederbekommen. Bei einigen Frauen geschieht das erstaunlich schnell. Manchmal jedoch verläuft diese Rückkehr zum »Normalzustand« eher langsam und stetig, vor allem, wenn dies nicht Ihr erstes Kind ist.

Wenn Sie sich während Ihrer Schwangerschaft und nach der Geburt mit gesunder Vollwertkost ernähren und Ihren Körper vernünftig bewegen, werden Sie mit der Zeit praktisch wieder die gleiche Figur haben, wie vor der Schwangerschaft, auch wenn Veränderungen manchmal unvermeidlich sind. Es ist nicht ratsam, auf Diät zu gehen, da Ihnen dann wichtige Nährstoffe fehlen. Das führt lediglich dazu, daß Sie sich erschöpft und schwach fühlen. Am besten ist es, wenn Sie die strahlende Fülle und Sinnlichkeit, die zu Beginn der Mutterschaft normal sind, genießen. Es ist völlig unnötig, sich von Modeidealen diktieren zu lassen, wie der Körper einer Frau auszusehen hat. Vielleicht können Sie sich nach der Geburt Ihres Kindes mit Ihrem Körper wohler fühlen und schätzen, auf wie wunderbare Weise er Ihnen und Ihrem Baby gedient hat.

Manche Frauen stehen in der Schwangerschaft durchgehend positiv zu ihrem Körper. Sie erfreuen sich einer strahlenden Gesundheit und Energie, einhergehend mit einem schönen Teint und glänzenden Haaren. Anderen hingegen fällt eine positive Einstellung schwer, vor allem, wenn sie an Übelkeit, Müdigkeit, Schwangerschaftsstreifen, Verstopfung oder anderen Problemen leiden. Den meisten dieser Beschwerden kann durch spezielle Übungen, Massage, Ernährungsumstellung oder natürliche Therapien abgeholfen werden, mit denen das körperliche Gleichgewicht wieder hergestellt wird (siehe Kapitel 7, S. 193ff.).

Die größte Umstellung wird wahrscheinlich notwendig, wenn Sie zum ersten Mal feststellen, daß Ihre Taille verschwindet und Ihr Bauch- und Brustumfang zunehmen. Andererseits können diese frühen Veränderungen aber auch aufregend und faszinierend sein, während die körperliche Üppigkeit am Ende der Schwangerschaft schwieriger zu akzeptieren ist. Die meisten Frauen sind bestürzt, wenn sie ihren schlaffen Bauch kurz nach der Geburt zum ersten Mal im Spiegel sehen, aber wunderbarerweise nimmt er in den ersten postnatalen Monaten allmählich wieder seine normale Form an.

In dem Jahr, in dem Sie Ihr Kind austragen, werden Sie die unterschiedlichsten Gefühle zu den körperlichen Veränderungen empfinden. Vielleicht freuen Sie sich an der fruchtbaren Rundheit Ihres schwangeren Bauches. Es kann manchmal aber auch schwierig sein, die neue körperliche Erscheinung mit dem Selbstbild in Einklang zu bringen, das Sie vor der Schwangerschaft hatten. Ihre gefühlsmäßige Einstellung zu Ihrem Körper wird wahrscheinlich auch davon beeinflußt, wie Ihr Partner, Freundinnen und Freunde auf Ihr verändertes Erscheinungsbild reagieren.

Ausreichende Ruhe, Körperübungen und eine vernünftige Ernährung können Ihr Selbstgefühl mit Sicherheit positiv beeinflussen und damit auch Ihre Selbstwahrnehmung während dieser Zeit. Hilfreich ist, wenn Sie Ansprüche, die auf weiblichen Modeidealen beruhen, aufgeben und eine positive Einstellung zu der erstaunlichen Fähigkeit Ihres Körpers entwickeln können, Ihr Baby zu erschaffen und zu nähren. Dies ist eine wunderbare Zeit, um sich an Ihrem Körper zu erfreuen und seine Schönheit, die von innen nach außen strahlt, wahrzunehmen. Eine Zeit, um Zuwendung zu bitten und sie anzunehmen. Wahre Schönheit ist die äußere Widerspiegelung inneren Wohlbehagens und innerer Zufriedenheit. Diese Gefühle entstehen ganz natürlich durch das intensivere Körperbewußtsein und die Freude an Ihrem Körper, die Sie entdecken, wenn Sie Yoga machen.

Alleinerziehend

Wenn Sie Ihr Baby ohne Partner bekommen, ist es für Sie besonders wichtig, sich all die Hilfe und Unterstützung zu holen, die Sie bekommen können. Vielleicht haben Sie sich bewußt dafür entschieden, Ihr Kind allein großzuziehen. Wenn Sie jedoch unerwartet allein sind, fühlen Sie sich vielleicht verletzlich und ohne Unterstützung, besonders wenn der Vater Ihres Babys nicht imstande oder willens ist, sich den Herausforderungen der Vaterschaft zu stellen. Wahrscheinlich kommen solche Gefühle selbst dann manchmal hoch, wenn Sie sich bereits entschieden haben, Ihr Kind allein zu bekommen. Ganz gleich, wie Ihre Situation aussieht, es ist nicht einfach, den Herausforderungen von Schwangerschaft, Geburt und Mutterrolle ohne die Liebe und Unterstützung eines Partners zu begegnen. Trotzdem bewältigen viele Frauen diese Erfahrung allein und kommen damit sehr gut zurecht. Sie empfinden große Freude und Befriedigung über die Ankunft Ihres Babys.

Es kann hilfreich sein, sich die Schwierigkeiten schon vorher klar zu machen und nach möglichen Lösungen zu suchen. Einsamkeit und die Tatsache, daß Sie in den Momenten allein zurechtkommen müssen, wo Sie sich überfordert fühlen, werden wahrscheinlich die größten Schwierigkeiten darstellen. Es ist also besonders wichtig, daß Sie ein Netzwerk möglicher Helferinnen und Helfer haben und diese Verbindungen möglichst schon vorher pflegen, ganz gleich ob zu Freundinnen und Freunden oder zu Familienmitgliedern und professionellen Betreuern.

Hilfreich ist auch, den Ort für die Geburt sorgfältig zu wählen und darauf zu achten, daß Sie dort persönlich unterstützt und versorgt werden. Das gute

Verhältnis zu Ihrer Hebamme ist besonders wichtig, wenn Sie alleine gebären. Sie können darum bitten, daß man Ihnen ein oder zwei der Hebammen vorstellt, die Sie bei Ihrer Geburt begleiten, Ihre Situation erklären und sagen, daß Ihnen diese Unterstützung sehr willkommen wäre.

Die Begleitung durch einen nahestehenden Menschen in den Wehen kann ein großer Trost sein. Sie könnten einen Freund oder eine Freundin, Familienmitglieder oder einen vorgeburtlichen Betreuer bitten, Sie zu begleiten und vielleicht auch einen Geburtsvorbereitungskurs mit Ihnen zu besuchen.

Die finanzielle Seite kann sehr problematisch werden, und eine rechtzeitige Planung, wie Sie die Kosten bewältigen können, ist wichtig. Es gibt spezielle Organisationen (siehe S. 220), die alleinerziehenden Eltern Hilfe und Rat bieten, auch zu Anspruch auf Sozialhilfe, Mutterschaftsgeld und vielen weiteren Problemen.

Wenn Sie nach der Geburt wieder arbeiten müssen, sollten Sie sich frühzeitig um einen Platz kümmern, wo Sie während dieser Zeit Ihr Kind unterbringen. Sie müssen auf jeden Fall auch planen, wie Sie für sich selbst sorgen können, wenn Sie mit Ihrem Baby allein sind und sich ihm intensiv zuwenden müssen. Es ist sehr wichtig, daß Sie die Zeit und Freiheit haben, sich selbst ein wenig zu verwöhnen und zu umsorgen, so daß es Sie nicht überfordert, ständig auf die Bedürfnisse Ihres Kindes eingehen zu müssen. Sie müssen sich in den ersten Tagen nach der Geburt immer wieder etwas Zeit nehmen, um sich zu erholen und gesund zu bleiben. Ihr Alltag sollte so gut geplant sein, daß Sie Muße zum Essen, Ruhen und zur Entspannung finden.

Wenn Sie in den kleinen Pausen, in denen Ihr Baby zufrieden ist und Sie nicht braucht, weiter Yoga machen, ist das eine enorme Hilfe, um wieder zu Kräften zu kommen. Ihr Baby benötigt sehr viel Körperkontakt und Zuwendung, während es gestillt und getragen wird. Das heißt, daß Ihr Körper einem anderen Menschen ständig »gibt«. Wenn Sie allein sind und selbst keine körperliche Zuwendung bekommen, können Sie Ihrem Körper mit dem regelmäßigen Praktizieren einiger Haltungen sowie Atem- und Entspannungsübungen die Energien ersetzen, die Sie nach außen geben.

Eine gelegentliche Massage durch eine Masseuse verwöhnt Sie, ist aber eher Notwendigkeit als Luxus, wenn Sie ein Baby allein betreuen.

Auch andere Anregungen sind wichtig, es ist also klug, sich vorher zu überlegen, wie Sie in den ersten Monaten Ihres Mutterseins für Zuwendung, Spaß und Unterhaltung sorgen können. Ihre Beziehung zu Ihrem Baby hat zwar Priorität, aber das heißt nicht, daß Sie Ihre eigenen Bedürfnisse völlig verleugnen müssen, was leicht geschehen kann, wenn Sie keine Zeit für sich einplanen.

Vor allem sollten Sie sich Raum für Ihre Gefühle nehmen und eine Freundschaft zu jemandem pflegen, dem Sie sich mitteilen können – oder, wenn das nicht möglich ist, regelmäßig Tagebuch schreiben. Erlauben Sie sich, Emotionen wie Ärger, Verletztheit, Bitterkeit und Groll ebenso zu fühlen und auszudrücken wie Freude, Verzeihen und Dankbarkeit, die Sie mit Sicherheit auch empfinden werden.

Der Kontakt mit anderen Müttern bei regelmäßigen wöchentlichen Treffen in einem Kurs für nachgeburtliche Körperübungen oder einer Gruppe für Babymassage kann eine wertvolle Unterstützung sein; versuchen Sie also vor der Geburt herauszufinden, was angeboten wird und machen Sie dann den Schritt, nach der Geburt auch hinzugehen. Das Zusammensein mit anderen Frauen, die ähnliche Erfahrungen durchmachen, ist von entscheidender Be-

Es ist sehr wichtig, daß Sie die Zeit und Freiheit haben, sich selbst ein wenig zu verwöhnen und zu umsorgen, so daß es Sie nicht überfordert, ständig auf die Bedürfnisse Ihres Kindes eingehen zu müssen.

deutung. Natürlich gilt das für alle Mütter, aber wenn Sie allein sind und sich isolieren, kann die Verantwortung Ihnen erschreckend vorkommen. Aber auch Alleinerziehende können mit sorgfältiger Planung und der richtigen Unterstützung sehr gut zurechtkommen.

Wieder schwanger

Wenn dies nicht Ihre erste Schwangerschaft ist, fragen Sie sich sicher, ob Sie noch ein weiteres Kind lieben können. Sie überlegen, welche Auswirkungen das auf Ihr anderes Kind oder Ihre anderen Kinder und die Beziehung zu Ihrem Partner haben könnte.

In gewisser Weise sind Sie durch Ihre früheren Erfahrungen im Vorteil, denn der Ablauf ist Ihnen vertraut und diesmal auch leichter. Vielleicht gab es beim letzten Mal Probleme, die gelöst werden mußten, so daß Sie diesmal an das Erlebnis der Schwangerschaft ganz neu und anders herangehen können.

Wenn eine weitere Schwangerschaft überraschend oder früher als erwartet kommt, ist es nicht einfach zu akzeptieren, daß ein weiteres Kind unterwegs ist. Die erste Zeit der Schwangerschaft kann diesmal anders verlaufen, vor allem, wenn Sie ein oder mehrere weitere Kinder versorgen müssen und weniger Zeit für sich selbst haben. Körperliche Veränderungen können schneller eintreten als beim letzten Mal. Auch die Menschen in Ihrer Umgebung mögen anders reagieren.

Der Schlüssel dafür, eine weitere Schwangerschaft genießen zu können, besteht darin, daß Sie sich Zeit für sich selbst nehmen, auch wenn Sie das bewußt planen müssen. Es ist sehr wichtig, daß Sie sich gut ernähren und ausruhen. Wenn Sie jeden Tag etwas Yoga machen, kann Ihnen das das Gefühl geben, daß Sie sich um sich selbst kümmern. Außerdem schaffen Sie damit den Raum für Konzentration, innere Ruhe und Entspannung, den Sie brauchen.

Es geht darum, herauszufinden, was das Wichtigste ist und sich selbst zu einer Priorität in Ihrem Leben zu machen. Wahrscheinlich werden Sie feststellen, daß alle Aufgaben erledigt werden und die anderen Familienmitglieder versorgt sind. Allmählich bildet sich eine neue Ordnung und Harmonie heraus, die Sie und Ihr Baby mit einschließt.

INNERE ARBEIT

Die Vergangenheit klären

Wachstum und Transformation verlangen von uns, daß wir das Alte loslassen und das Neue begrüßen. Wenn Sie lernen, Ihre Vergangenheit richtig zu beurteilen, können Sie unabhängig und ganz Sie selbst werden. Jeder von uns hat seine Erfahrungen, seine »persönliche Geschichte«. Vom Augenblick unserer eigenen Empfängnis an wird alles, was wir erleben, Teil des Menschen, zu dem wir uns entwickeln. Unsere Kindheit oder noch frühere Zeiten, wie Säuglingszeit, Geburt und intrauterines Leben, können beeinflussen, was uns in der Gegenwart widerfährt. Die meisten Menschen haben die unbewußte Tendenz, Verhaltensmuster aus der Vergangenheit in ihren gegenwärtigen Beziehungen zu wiederholen. Emotionale Selbstwahrnehmung hilft uns, die Vergangenheit richtig einzuordnen und zu entdecken, daß wir frei sind, diese

Muster zu verändern. Auf diese Weise entdecken wir allmählich unsere eigene innere Quelle der Weisheit und Sicherheit.

Auf dem Weg zur reifen Erwachsenen entwickeln wir Verständnis für unsere emotionale Geschichte, kommen damit ins Reine und lernen uns selbst besser kennen. Die Schwangerschaft kann eine sehr gute Zeit sein, um diesen Prozeß fortzusetzen oder zu beginnen und unbewältigte Themen oder Spannungen aufzulösen, die auf zurückgehaltenen, falsch verstandenen oder blockierten Emotionen beruhen.

In der Schwangerschaft machen Sie eine wichtige Veränderung durch, vielleicht die einschneidendste seit Ihrer Pubertät. Sie stehen vor einer neuen Phase Ihres Lebens und neuen Herausforderungen. Ihr emotionales Gleichgewicht wird auch beeinflußt von hormonellen Veränderungen (siehe S. 34ff.). Manche Frauen stellen fest, daß tief verwurzelte Erinnerungen aus der Vergangenheit während der Schwangerschaft leichter bewußt werden, vor allem in Träumen. Die irrationalen Stimmungen in der Schwangerschaft werden verständlicher, wenn wir sie als eine emotionale Reinigung oder Befreiung betrachten, die eine natürliche Hilfe ist, uns auf die Mutterschaft vorzubereiten.

Nicht jeder muß diesen Prozeß bewußt durchlaufen, aber es kann sehr hilfreich sein, einen gründlichen Blick auf Ihre eigene Geburt, Säuglingszeit, Kindheit und Jugend sowie die Beziehung zu Ihren Eltern zu werfen. Vielleicht hatten Sie eine harmonische und schöne Kindheit und eine befriedigende Beziehung zu Ihren Eltern. Das wird Ihr Selbstvertrauen stärken und gibt Ihnen eine gute Grundlage für Ihre eigene Elternrolle. Überlegen Sie, welche Einstellung Ihre Familie zu Sexualität, Geburt und Stillen hatte und ob Sie jetzt, wo Sie selbst Mutter werden und Ihre eigene Familie gründen, etwas anders machen möchten.

Einige von uns haben im Leben schwierige oder sogar tragische und traumatische Erfahrungen gemacht, die zu schmerzlichen Gefühlen führten, welche jahrelang unter Verschluß gehalten wurden. Vielleicht mußten Sie zum Beispiel den Verlust eines geliebten Familienmitgliedes verkraften.

Ganz gleich, ob die Beziehung zu Ihren Eltern befriedigend war oder nicht, Sie müssen sich emotional von ihnen lösen, bevor Sie ein unabhängiges Leben führen können. Das wird eine ständige Herausforderung sein. Aber auf diese Weise können Sie später übernommene Muster erkennen und haben die Wahl, jetzt, wo Sie selbst Mutter sind, damit fortzufahren oder auch nicht.

Wenn Sie Themen aus Vergangenheit oder Gegenwart untersuchen, die Sie beeinträchtigen, werden Sie auch die vielen guten Seiten Ihrer Vergangenheit entdecken. Selbst wenn die wenigsten von uns eine völlig ungetrübte Kindheit hatten, gab es meistens eine Quelle der Liebe und Zuwendung, die Sie unbewußt auf Ihre eigene Mutterschaft vorbereitet hat. Es kann sein, daß Sie jetzt, wo Sie schwanger sind, eine neue Nähe zu Ihren Eltern entdecken, vor allem, wenn Sie für die inneren emotionalen Bindungen aus der Kindheit Verständnis entwickelt haben.

Die Erforschung der Vergangenheit braucht Zeit, aber wenn Sie die Gefühle ausdrücken und loslassen können, verschaffen Sie sich Erleichterung und inneren Frieden. Das macht Sie frei, Sie selbst zu sein und Ihr Leben und die liebevollen Beziehungen in Ihrer jetzigen Familie zu genießen.

Schmerzliche Gefühle

Die Erforschung der Vergangenheit braucht Zeit, aber wenn Sie die Gefühle ausdrükken und loslassen können, verschaffen Sie sich Erleichterung und inneren Frieden.

Manchmal fürchten Frauen während der Schwangerschaft, ihr Baby in Mitleidenschaft zu ziehen oder ihm zu schaden, wenn sie schmerzliche Gefühle zulassen. Wenn diese Gefühle bereits in Ihnen existieren, kann es für Sie beide jedoch nur wohltuend und erleichternd sein, daß sie freigesetzt werden. Das bahnt Ihnen den Weg zu den erfreulichen und liebevollen Gefühlen, die in der Gegenwart vorherrschen. Ein Baby zu bekommen, ist mit einem reichen Spektrum an Gefühlen verbunden, die manchmal von ekstatischer Freude und Seligkeit bis zu Schmerz oder tiefer Besorgnis reichen.

Der beste Weg, mit diesen intensiven Emotionen umzugehen, besteht darin, vollkommen aufrichtig zu sein und diese Gefühle hochkommen zu lassen, seien sie schmerzlich oder angenehm.

Manchmal besteht das Hindernis bei einer schwierigen Geburt in emotionalen Widerständen oder Blockaden, die in den Wehen beängstigender oder schwieriger zu bewältigen sind als während der Schwangerschaft. Auch eine postnatale Depression kann die Folge von ungelösten emotionalen Themen sein und könnte vermieden werden, wenn man sich mit diesen Problemen bereits früher beschäftigt hätte. Dieser äußerst wichtige Aspekt der Schwangerschaft wird in Geburtsvorbereitungskursen oft übersehen und vernachlässigt. Sie sollten also sich und Ihren Gefühlen die Aufmerksamkeit schenken, die Sie brauchen.

Alle vergangenen oder augenblicklichen Themen, die Sie unglücklich oder ängstlich machen, können Sie erforschen. Manchmal sind Gefühle in bezug auf eine frühere Fehlgeburt oder einen Schwangerschaftsabbruch nicht verarbeitet worden. Oft begreifen wir nicht, wie tief die Empfindungen gehen, die durch solche Erfahrungen ausgelöst werden, und das führt dazu, daß Kummer oder beängstigende Erinnerungen unterdrückt werden. Manchmal muß auch eine frühere Geburtserfahrung verarbeitet werden. Vielleicht haben Sie im Augenblick Verständigungsprobleme mit Ihrem Partner oder anderen Familienmitgliedern. Finanzieller Druck, Konflikte bei der Arbeit, Wohnungsprobleme oder andere Schwierigkeiten, die Sie oder Ihre Lieben bedrücken – das alles sind mögliche Quellen für emotionalen Schmerz. Auch Isolation und Einsamkeit oder mangelnder Raum und Abgeschiedenheit für Sie selbst können sich auf Ihr Befinden auswirken.

Gelegentlich kommt es vor, daß in der Familie jemand stirbt, wenn eine Frau schwanger ist. Eine Emotion wie Trauer mit dem Optimismus zu vereinbaren, den eine bevorstehende Geburt auslöst, kann besonders schwierig sein. Es ist aber möglich, wenn auch eine komplexe Aufgabe, all diesen Gefühlen Raum zu geben, wenn sie hochkommen. Am wichtigsten ist, daß Sie Ihre Gefühle ernst nehmen und Platz für sie schaffen.

Aufrichtigkeit, Offenheit und die Fähigkeit, loszulassen, sind wesentlich, wenn Sie den enormen Herausforderungen des Gebärens und der Mutterschaft gegenüberstehen.

Aufrichtigkeit, Offenheit und die Fähigkeit, loszulassen, sind wesentlich, wenn Sie den enormen Herausforderungen des Gebärens und der Mutterschaft gegenüberstehen. Die Monate der Schwangerschaft geben Ihnen eine wunderbare Möglichkeit, diese Eigenschaften zu pflegen. Das können Sie auf vielerlei Weise tun. Das einfachste ist, mit einer Freundin oder mit Ihrem Partner zu sprechen. Sie können aber auch alleine meditieren, lange Spaziergänge machen oder ein Traumtagebuch führen. Ihre Hebamme, Ihr Arzt und die Leiterin oder der Leiter Ihres Geburtsvorbereitungskurses können ebenfalls geeignete Ansprechpartner für Sie sein. Manchmal ist es sehr hilfreich, eine Zeitlang einen Therapeuten oder eine Beratungsstelle aufzusuchen, vor allem dann, wenn Sie ständig wiederkehrende, beunruhigende Träume haben.

Suchen Sie sich professionelle Unterstützung, wenn Sie sich überfordert, depressiv oder hilfsbedürftig fühlen. Welchen Weg Sie auch wählen, es ist wichtig, daß Sie Ihre Emotionen herauslassen, sich bei Kummer richtig ausweinen, Ihren Ärger zum Ausdruck bringen, Haß, Angst, Ekel oder Eifersucht loslassen, besonders wenn diese Gefühle aus der Vergangenheit stammen und bislang zurückgehalten wurden.

Beziehungen

Wenn Sie die Elternschaft mit Ihrem Mann oder Partner teilen, wird die Ankunft des Babys Auswirkungen auf Ihre Beziehung haben. Auch Ihr Partner macht wichtige psychische Veränderungen durch und ist mit neuer Verantwortung konfrontiert, selbst wenn andere das nicht richtig sehen können. Es ist wichtig, daß Sie auch seine Gefühle von Anfang an berücksichtigen und sich bewußt darum bemühen, sie zu verstehen.

Ihre Beziehung ist mit Sicherheit einer der wichtigsten Faktoren für eine erfüllte Schwangerschaft und Geburt. Sie bildet das Fundament für Ihr Familienleben. Ihr Partner kann beschließen, sich auf Schwangerschaft, Geburt und die Versorgung Ihres Babys intensiv einzulassen. Vielleicht zieht er es aber auch vor, sich zurückzuhalten. Möglicherweise hängt diese Entscheidung von seiner beruflichen Situation ab. Wie Sie die elterlichen Aufgaben auch verteilen mögen, eine gute Kommunikation zwischen Ihnen ist von entscheidender Bedeutung.

Es passiert leicht, daß Sie sich in der Alltagsroutine mit Baby und Haushalt so verstricken, daß Ihr Austausch darunter leidet.

Manchmal kann es Sie so in Anspruch nehmen, die Bedürfnisse Ihres Babys zu erfüllen, daß sowohl Sie als auch Ihr Partner schließlich das Gefühl haben, vernachlässigt zu werden. Es ist ganz wesentlich, daß Sie sich Zeit füreinander nehmen, in der Sie ohne Ihr Baby zusammen etwas Schönes planen. Das sollten Sie vorher organisieren und sich für die Zeit einen Babysitter suchen. Machen Sie für diese »Treffen« ebenso einen Termin aus, wie Sie es für geschäftliche Angelegenheiten tun würden, um sicherzustellen, daß Sie beide regelmäßig etwas zusammen unternehmen.

Entscheidend ist auch, daß Sie offen miteinander sind, sich Ihre Gefühle mitteilen und sich Zeit dafür nehmen, miteinander zu reden und zuzuhören. Denken Sie daran, Ihren Partner immer wieder wissen zu lassen, was Sie an ihm schätzen und daß Sie ihn nicht als selbstverständlich betrachten. Wenn Sie Klagen haben, sollten Sie versuchen, diese freundlich und ohne Schuldzuweisung vorzubringen und Ihrem Partner sagen, wie Sie die Dinge gern anders hätten. Sollten Sie ernsthafte Konflikte haben, die Sie allein nicht lösen können, kann es sehr wohltuend sein, sich professionelle Hilfe zu suchen, um eine spätere Krise zu vermeiden.

Ihre Sexualität kann in der Schwangerschaft oder nach der Geburt beeinträchtigt sein. Einige Frauen haben in der Schwangerschaft eine gesteigerte Libido, während bei anderen genau das Gegenteil der Fall ist. Es ist völlig sicher, während der Schwangerschaft miteinander zu schlafen, so lange Sie Positionen einnehmen, in denen Ihr Baby nicht zusammengedrückt wird. Sie können bis zur Geburt eine ganz normale Sexualität genießen, vorausgesetzt, daß Ihre Membrane nicht gerissen sind.

Es kommt häufig vor, daß Frauen nach der Geburt mehrere Monate brauchen, ehe sie am Koitus wieder Interesse zeigen. Für manche hingegen trifft eher das Gegenteil zu. Das Stillhormon Prolaktin verhindert den Eisprung und kann auch die Libido einer Frau eine Zeitlang beeinträchtigen. Man kann sich aber auf die empfängnisverhütende Wirkung von Prolaktin nicht sicher verlassen, weil das Einsetzen des Eisprungs unberechenbar ist. Viele Frauen haben das Gefühl, nach einem Tag, an dem sie ihr Baby gestillt und herumgetragen haben, sich einfach ausruhen zu müssen. In diesem Fall kann eine liebevolle Massage mit einem geeigneten Aromatherapie-Öl Wunder wirken.

Manchmal kann sich die Angst vor einer weiteren Schwangerschaft auf das sexuelle Verhalten auswirken. Hier kann durch eine Verhütungsberatung Abhilfe geschaffen werden. Wenn Sie nur schwache sexuelle Bedürfnisse haben, kann das natürlich frustrierend für Ihren Partner sein. Wahrscheinlich fühlt er sich abgelehnt oder ist sogar eifersüchtig auf das Baby, wenn er nicht weiß, daß mangelndes sexuelles Interesse in der Schwangerschaft und nach der Geburt ein verbreitetes Phänomen ist, das nicht ewig anhält. Sie müssen ihm Ihre Zuneigung auf andere Weise zeigen und ihm Gelegenheit geben, seine Gefühle zu äußern, zum Beispiel, indem Sie ihm eine entspannende Körpermassage geben. Dies ist eine gute Zeit, um mit diesen Möglichkeiten zu experimentieren.

Das meditative Bewußtsein, das Yoga Ihnen schenkt – wenn Sie lernen, stillzusitzen und sich auf Ihr eigenes inneres Zentrum zu konzentrieren –, ist eine gute Basis für die Beziehung zu anderen.

Nach der Geburt sind Sie wahrscheinlich mehrere Monate lang ganz von Ihrem Baby in Anspruch genommen. Oft beginnt dieser Prozeß unmittelbar nach der Geburt, wie bei Liebe auf den ersten Blick. Manchmal verläuft er aber auch langsamer und entfaltet sich allmählich in den Wochen und Monaten nach der Geburt. Wie Ihre Beziehung sich auch entwickeln mag, in diesen frühen Phasen werden Sie davon sehr vereinnahmt sein. Die Intensität zwischen Ihnen ist vergleichbar mit der zwischen frisch Verliebten, die soviel Zeit wie möglich miteinander verbringen möchten. Genau das beabsichtigt die Natur auch. Dann beginnt diese neue Liebe zu reifen, und während Ihr Baby ein zunehmendes Interesse an der Welt entwickelt, werden andere Beziehungen wichtiger. Auch wenn Sie die Beziehung zu Ihrem Baby genießen, ist es wichtig, ein gesundes Gleichgewicht zu halten und auch den anderen Mitgliedern Ihrer Familie Aufmerksamkeit zu schenken.

Jede gelungene Beziehung zu einem anderen Menschen beruht auf der guten Beziehung, die man zu sich selbst hat. Wenn Sie sich über diese Tatsache im klaren sind und an Ihrem Innenleben arbeiten, haben Sie eine gute Basis, Kontakt mit anderen zu finden. In Beziehungen geht es vor allem darum, aus Ihrer eigenen Mitte heraus mit einem anderen Menschen zu kommunizieren. Das meditative Bewußtsein, das Yoga Ihnen schenkt – wenn Sie lernen, stillzusitzen und sich auf Ihr eigenes inneres Zentrum zu konzentrieren –, ist eine gute Basis für die Beziehung zu anderen. Auch die Haltungen für Ihr Gleichgewicht fördern eine gute Kommunikation mit anderen Menschen. Auf diese Weise können Sie lernen, Ihre eigenen Stimmungen nicht auf andere zu projizieren und negative Kommunikationsgewohnheiten wie Vorwürfe oder Forderungen aufzugeben.

Wesentlich ist, daß wir zuerst wissen, was in uns selbst vorgeht, und dann auf andere entsprechend eingehen. Wenn wir das Gefühl für unsere eigene Mitte verlieren, vergessen wir das sehr schnell und dringen in den persönlichen Raum des anderen ein, indem wir behaupten zu wissen, was er fühlt oder denkt. Wichtig ist aber auch zu berücksichtigen, daß Sie die Mitarbeit des anderen brauchen, damit eine gute Kommunikation zwischen Ihnen möglich wird.

WENN DIE GEBURT NÄHERRÜCKT

Gegen Ende der Schwangerschaft sehen Sie der Geburt wahrscheinlich mit gemischten Gefühlen entgegen. Vielleicht sind Sie voll freudiger Aufregung oder ruhiger Akzeptanz, aber es kann auch Zeiten geben, in denen Sie Besorgnis, Angst oder gelegentlich sogar Panik empfinden.

Ihr Schlaf ist in den letzten Wochen oft sehr unruhig, da Sie schlecht liegen und nachts häufig zur Toilette müssen. Oder Sie liegen oft wach und fragen sich, wie Sie die Geburt bewältigen werden oder ob Ihr Baby gesund ist. Vielleicht bezweifeln Sie auch, daß Sie die Stärke und Ausdauer besitzen, ein so gewaltiges Erlebnis durchzustehen. Träume werden gegen Ende der Schwangerschaft lebhafter, und viele Frauen haben merkwürdige Geburtsträume, eine natürliche Form der Verarbeitung von unbewußten Ängsten. Manchmal haben Frauen wiederkehrende Träume – als wollten diese ihre Aufmerksamkeit auf irgendein tiefes, unbewußtes Gefühl lenken.

Ängste vor einer komplizierten Geburt, einem behinderten Kind oder vor dem Tod (der in Wirklichkeit sehr unwahrscheinlich ist) können auftreten. Diese Gefühle sind ziemlich verbreitet. Sie lösen sich meistens auf, wenn Ihr Körper sich hormonell auf die Geburt vorbereitet. Es ist hilfreich, sich diese völlig berechtigten Emotionen einzugestehen und einem verständnisvollen Menschen mitzuteilen. Sehr nützlich ist auch die Teilnahme an einem Geburtsvorbereitungskurs, wo Sie etwas über die geburtshilflichen Möglichkeiten erfahren, die unterstützend angewendet werden, sollten Probleme oder Schwierigkeiten auftreten.

Wenn Sie genau informiert sind, können Sie angemessene Entscheidungen treffen, so daß die Geburt zu einer positiven Erfahrung wird, ganz gleich, was geschieht. Wenn Sie bei der Wahl Ihres Geburtsplatzes und Ihrer Geburtshelfer alle Möglichkeiten erkunden, können Sie das Beste für sich auswählen.

Machen Sie sich schon vorher mit dem Platz Ihrer Wahl vertraut und versuchen Sie, die Hebamme oder das Team von Hebammen kennenzulernen, die Sie bei der Geburt begleiten. Das wird Sie sehr beruhigen. Die Zuversicht und das Vertrauen in Ihren Körper sowie die bewußte Wahrnehmung Ihres Atems, die Sie durch Yoga lernen, werden Ihnen ebenfalls zugute kommen. Falls in Ihrer Gegend angeboten, können Sie auch einen Kurs in Yoga für Schwangere machen. Das hilft Ihnen, Yoga zu praktizieren und andere Frauen kennenzulernen, mit denen Sie sich über Ihre Gefühle und Erfahrungen austauschen können.

ÜBER DIE GEBURT HINAUSDENKEN

Es ist hilfreich, schon während der Schwangerschaft realistische Vorstellungen zu entwickeln, was es heißt, 24 Stunden am Tag ein Baby zu bemuttern. Das wird eine der erfreulichsten und befriedigendsten Aufgaben Ihres Lebens sein, die Sie aber auch intensiv fordert.

Die meisten Frauen unterschätzen die schlichtweg harte Arbeit, Hingabe und Geduld, die sie brauchen. Sie müssen Tag und Nacht zur Verfügung stehen oder dafür sorgen, daß jemand anderes für Ihr Kind da ist. Sie müssen viel von Ihrer Freiheit aufgeben, Ihren üblichen Rhythmus ändern und manchmal auch eine interessante Arbeit aufgeben. Wenn Ihre Umstände es erlauben, ist es am besten, in der Kleinkindzeit ausschließlich Mutter zu sein. Damit schaffen Sie ein gesundes Fundament für die Entwicklung Ihres Kindes, was auch für Sie sehr befriedigend ist.

Es kann aber auch sein, daß Sie sich die Betreuung Ihres Kindes mit Ihrem Partner oder einem anderen geeigneten Menschen teilen wollen oder müssen – vor allem, wenn Sie vorhaben, wieder außer Haus zu arbeiten. Damit dieses Vorhaben gelingt, müssen Sie jetzt, wo Sie die Zeit haben, eine wirklich gute Basis für Ihre eigene Beziehung zu Ihrem Baby aufbauen. Unter diesen Umständen ist es ratsam, die Schwangerschaft und die ersten Monate mit Ihrem Baby optimal zu nutzen, bevor Sie an die weitere Zukunft denken. So können Sie sich den Freuden der Mutterschaft von ganzem Herzen widmen und mit den Schwierigkeiten ins Reine kommen. Mit dieser Grundlage sind Sie später in der Lage, Ihr Leben gemäß Ihren eigenen Bedürfnissen und denen Ihres Babys zu planen.

Neue Freundschaften mit anderen Müttern oder schwangeren Frauen sind eine angenehme Möglichkeit zu erfahren, was auf Sie zukommt. Die Versorgung und Ernährung eines Babys ist sowohl eine instinktive als auch eine erlernte Erfahrung. Es ist wichtig, daß Sie andere Mütter kennenlernen, vor allem, wenn Sie vorher nicht viel Kontakt mit Babys und kleinen Kindern hatten.

Es ist ganz normal, wenn Sie sich fragen, ob Sie Ihr Baby versorgen können. Das lernen Sie im Laufe der Zeit durch Versuch und Irrtum mit Sicherheit. Schon bald werden Sie entdecken, daß Sie als Mutter einfach nur nach besten Möglichkeiten auf das eingehen müssen, was Ihr Baby Ihnen mitteilt. Wie in jeder anderen Beziehung auch ist der Schlüssel zum Gelingen eine gute Kommunikation, die nicht weiter schwierig ist, wenn Sie bereit sind, offen zu bleiben und aus Ihren Fehlern und Erfahrungen zu lernen.

Das Glück, das Sie erleben, wenn Ihr Baby Sie spontan anlächelt und mit seinem Blick Ihre Liebe erwidert, macht all die Mühe wieder wett.

Die meisten Frauen empfinden das starke Bedürfnis, Ihr Baby zu beschützen und zu bemuttern. Diese Gefühle entstehen meistens spontan während der Schwangerschaft und kurz nach der Geburt, wenn es auch etwas Zeit brauchen kann, bevor sie Ihnen ganz bewußt werden. Es kommt sehr selten vor, daß Mütter diese instinktive Liebe für ihr Baby nicht empfinden. Sollte das der Fall sein, ist professionelle Hilfe oder eine Therapie erforderlich. Die mütterlichen Instinkte entstehen normalerweise während des Übergangs von der Schwangerschaft zur Geburt und dann zum Stillen. Das Vertrauen, das Sie während der Schwangerschaft entwickeln und das von Ihrer Yoga-Praxis unterstützt wird, fördert diesen Prozeß. Sie können auch davon ausgehen, daß Ihr Baby Ihnen zeigt und beibringt, was Sie tun und wissen müssen.

Sie sollten sich klarmachen, daß es eine vollkommene Mutter nicht gibt. Jede Frau ist anders, und auch unsere Lebensumstände variieren. Babys sind meistens sehr anpassungsfähig. So lange wir sie von Herzen lieben und verstehen und ihre primären Bedürfnisse nach Nahrung, Zuneigung, Nähe und Wärme erfüllen, stellen sie sich ziemlich unproblematisch auf ihre Umgebung ein.

Gelegentlich hat ein Baby Schwierigkeiten, und die Versorgung eines gereizten Säuglings kann sehr belastend sein. Meistens jedoch beruhigt sich die Situation gegen Ende des dritten Monats. Manchmal ist ein schwieriger Anfang unvermeidbar, kann aber aufgefangen werden, wenn Sie sich während der Schwangerschaft Zeit für sich nehmen und sich lange vor der Geburt sensibel auf die

Anwesenheit Ihres Babys einstimmen. Das fördert die instinktive Verbindung zwischen Ihnen beiden, so daß die Kommunikation nach der Geburt leichter wird.

Es ist wichtig, sich darauf einzustellen, daß die Mutterschaft mit schwierigen Zeiten verbunden ist. Aber das Glück, das Sie erleben, wenn Ihr Baby Sie spontan anlächelt und mit seinem Blick Ihre Liebe erwidert, macht all die Mühe wieder wett.

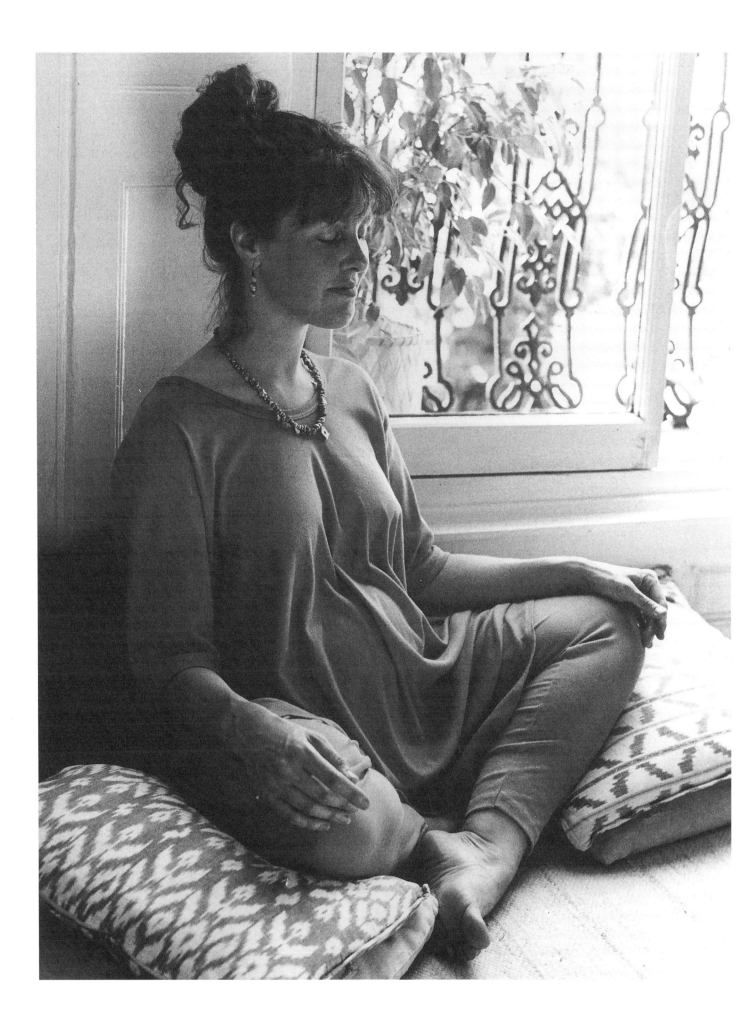

3

DER ATEM

Von den ersten Augenblicken nach Ihrer Geburt bis zum Ende Ihres Lebens fließen die Wellen des Atems. Wenn Sie stillsitzen und Ihre Aufmerksamkeit auf diesen inneren Rhythmus lenken, hat Ihr Atem die Macht, Verstand, Körper, Emotionen und Geist in Harmonie zu bringen. Durch den Atem sind Sie sowohl mit der Erde als auch mit dem Himmel verbunden. Der Atem ermöglicht Ihnen, Spannungen loszulassen, Ihren Körper mit jeder Ausatmung zu reinigen und zu läutern sowie sich und Ihr Baby mit jeder Einatmung zu nähren und zu beleben.

»Ihre Gesundheit und Ihr Wohlbefinden, ja, Ihr ganzes Leben hängt von Ihrer Atmung ab, aber zwischen einer Atmung, die uns lediglich am Leben erhält, und einer wirklich lebendigen Atmung liegen ganze Welten.« Diese Worte stammen von Sandra Sabatini, einer meiner Lehrerinnen, die während eines Workshops in London ihre Schülerinnen und Schüler ermutigte, ihren »Lungen beim Atmen sehr viel Liebe zu geben.«

In diesem Kapitel werden Sie lernen, Ihrem Atem Aufmerksamkeit zu schenken. Mit seiner Hilfe können Sie Verspannungen im Körper und die Folgen von Streß allmählich auflösen und zu einem Zustand innerer Freiheit und Entspannung zurückkehren. Um Ihren Atem zu kontrollieren, müssen Sie sich keine spezielle Techniken aneignen. Im Gegenteil, Sie lernen Raum dafür zu schaffen, daß Ihr Atem spontan fließt, ohne daß Sie ihn behindern. Beim Atmen geht es nicht um Tun, sondern um Nichttun, damit die natürlichen Rhythmen von Einatmen und Ausatmen so frei verlaufen können, wie sie angelegt sind.

Im Yoga benutzen wir für die Praxis der Atembeobachtung das Wort »Pranayama«. Prana bedeutet »Luft«, bezeichnet aber auch die Energie, die wir beim Atmen zusammen mit dem lebenswichtigen Sauerstoff in unseren Körper aufnehmen. Prana strömt uns sowohl vom Boden als auch aus der Luft zu und nährt uns ebenso wie die Pflanzen und Tiere. Wenn wir frei und ungehindert atmen, sind auch wir offen dafür, diese Nahrung zu empfangen.

Als Schwangere atmen Sie natürlich nicht nur für sich selbst, sondern auch für Ihr Baby. Dadurch wird es noch wichtiger, die bewußte Atembeobachtung optimal zu nutzen, damit Ihr Baby viel Sauerstoff bekommt und in dem kraftspendenden Prana badet, das Sie aufnehmen.

»Ihre Gesundheit und Ihr Wohlbefinden, ja, tatsächlich Ihr ganzes Leben hängt von Ihrer Atmung ab, aber zwischen einer Atmung, die uns lediglich am Leben erhält, und einer wirklich lebendigen Atmung liegen ganze Welten.«
SANDRA SABATINI

YOGA UND ATMUNG

Der Atem ist der Kern Ihrer Yoga-Praxis. Wenn Sie Yoga machen würden, ohne auf den Atem zu achten, wären die Haltungen statisch und unlebendig, und in Ihrem Körper würde sich kaum etwas verändern.

Der Atem bringt Ihren Körper in Kontakt mit der Schwerkraft, während Sie die Haltungen einnehmen. Dabei lernen Ihre Muskeln, sich im Einklang mit diesem Sog zu bewegen und loszulassen, statt gegen ihn zu arbeiten. So werden Spannung aufgelöst, und Sie fühlen sich körperlich leicht und weit, wo Sie vorher schwer und eng waren.

Der Atem erleichtert es uns, die Haltungen einzunehmen. Er nimmt Ihrem Körper allmählich die Verspannungen und Versteifungen, ermöglicht Ihren Muskeln, sich zu dehnen und zu entspannen, und Ihren Gelenken, beweglicher zu werden. Wenn Sie wissen, wie Sie Ihren Atem beobachten können, empfinden Sie die Haltungen schon bald als angenehm und nicht anstrengend oder schwierig. Nach kurzer Zeit werden Sie verstehen, wie der Atem bei jeder Haltung auf die gleiche Weise arbeitet.

Sie bekommen das Gefühl, daß eine Wandlung geschieht. Sie werden lebendiger und empfinden eine neue Leichtigkeit im Körper, die mit wachsender Freude und Harmonie einhergeht.

Wodurch Ihre Atmung beeinflußt wird

Die Atmung verläuft automatisch. Sie wird jedoch auch durch Ihre Emotionen und Ihre Körperbewegungen beeinflußt. Meistens sind Sie sich des kontinuierlichen Ein- und Ausströmens Ihres Atems nicht bewußt.

Sie könnten die Frage stellen: »Wenn die Atmung automatisch verläuft, warum müssen wir uns dann darauf konzentrieren?« Es überrascht Sie vielleicht zu erfahren, daß Atemstörungen fast ebenso verbreitet sind wie Haltungsstörungen, auch wenn erstere nicht immer so offensichtlich zutage treten. Viele von uns wissen noch nicht einmal, daß sie beim Atmen nicht ihr volles Potential nutzen. Die meisten Menschen haben die Angewohnheit, flach zu atmen und beanspruchen dabei nur einen Teil des Lungenvolumens. Sie haben vergessen, wie man tief atmet. Sie müssen nur einmal ein Baby oder ein kleines Kind beobachten, um sich daran zu erinnern, was es heißt, entspannt und wirkungsvoll zu atmen.

Ihre Atmung hängt davon ab, wie Sie Ihren Körper bewegen und wie Sie sich fühlen. Eine schlechte Körperhaltung mit hochgezogenen Schultern, eingefallenem Brustkorb oder krummer Wirbelsäule und schiefem Becken beeinträchtigt das Atmen. Tatsächlich geht körperliche Steifheit unweigerlich einher mit schlechter Atmung und umgekehrt. Wir können anfangen, diesen Teufelskreis zu durchbrechen, indem wir uns zunächst einmal unseres Atems bewußt werden.

Was geschieht, wenn Sie atmen

Bevor Sie zu den praktischen Atemübungen übergehen, müssen Sie wissen, was physiologisch vor sich geht, wenn Sie atmen. Das Wissen um diese körperlichen Abläufe hilft Ihnen, sich Ihres Atems bewußter zu werden.

Wenn Sie einatmen, strömt sauerstoffhaltige Luft durch die Luftröhre und die Bronchien, bis sie die winzigen Lungenbläschen erreicht. Dort wird der Sauerstoff in den Blutkreislauf aufgenommen und zum Herzen transportiert, um von hier in jede Zelle Ihres Körpers gepumpt zu werden. Durch die Zellwände findet ein Gasaustausch statt, und das Abfallprodukt Kohlendioxyd wird für die Ausatmung auf dem selben Wege wieder zurück in die Lungen befördert.

Wenn Sie schwanger sind, ist die Anwesenheit Ihres Babys im Uterus wie ein weiteres Organ, das mit Sauerstoff versorgt und von dem Kohlendioxyd abtransportiert werden muß. Ihr Baby hat einen eigenen, getrennten Blutkreislauf. Nährstoffe und Sauerstoff werden in Form von Molekülen durch die feinen Blutgefäße in der Plazenta aus Ihrem Blutkreislauf in den Ihres Babys befördert. Das Herz Ihres Babys pumpt das sauerstoffhaltige Blut aus der Plazenta durch die Nabelschnur in jeden Teil seines Körpers. Der Gasaustausch findet über die Zellwände statt, und dann wird das mit Abfallstoffen und

Kohlendioxyd angereicherte Blut durch die Nabelschnur zurück in die Plazenta gepumpt, um über Ihren Blutkreislauf ausgeschieden zu werden.
Dieser kontinuierliche Blutstrom zur und von der Plazenta setzt sich bis kurz nach der Geburt fort. Dann beginnt Ihr Baby, durch seine eigenen Lungen Luft aufzunehmen, und der Plazentakreislauf wird langsamer und kommt schließlich ganz zum Stillstand.

Die am Atem beteiligten Organe

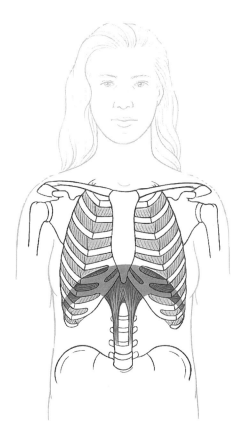

Die Hauptbeteiligten bei den rhythmischen, blasebalgähnlichen Bewegungen Ihrer Atmung sind die Muskeln im Umfeld des Brustkorbs. Sie umfassen das Zwerchfell und die Muskeln in den Zwischenrippenräumen. Ihr Brustkorb selbst schützt Ihr Herz und Ihre Lungen.

Die Lungen sind das Hauptorgan, das an der Atmung beteiligt ist. Sie werden geschützt von den zwölf Rippenpaaren, die den dehnbaren, knöchigen Brustkorb mit der Brustwirbelsäule hinten und dem Brustbein vorne bilden.

Die Lungen sind ganz einfache, aber sehr sensible Organe. Ihre Funktion beruht darauf, sich innerhalb des Brustkorbs auszudehnen und zusammenzuziehen. In der Schwangerschaft erweitern sich die Lungen, um den vermehrten Zustrom an Sauerstoff zu bewältigen. Gegen Ende der Schwangerschaft drückt der wachsende Uterus gegen den Boden des Brustraums und schränkt damit den Raum für die Ausdehnung der Lungen ein. Die Folge kann sein, daß Ihr Brustkorb sich aufbläht und generell größer wird, um nach der Geburt wieder zu seiner normalen Größe zurückzukehren.

Abb. 3.1.
Die an der Atmung beteiligten Muskeln

Das Zwerchfell

Obwohl die meisten von uns davon ausgehen, daß die Lungen für das Ein- und Ausatmen von Luft verantwortlich sind, ist es in Wirklichkeit das Zwerchfell, das den Prozeß der Atmung steuert. Es hat die Form einer Kuppel und bildet sowohl einen Boden für den Brustkorb als auch das Dach für den gesamten Bauchraum. Herz und Lungen ruhen über ihm, während sich Leber, Magen und Milz unter ihm befinden.

Sie können die rhythmischen Bewegungen des Zwerchfells Ihr Leben lang spüren. Wir nennen dies unseren grundlegenden Atemrhythmus. Wenn Sie atmen, bewegt das Zwerchfell sich auf und ab. Beim Ausatmen entspannt es sich und ruht, und beim Einatmen kontrahiert es. Da die Ausatmung länger dauert als die Einatmung und nach dem Ausatmen eine Pause folgt, ruht das Zwerchfell über die Hälfte der Zeit, die jeder Atemzyklus dauert. Auf diese Weise funktioniert es Ihr Leben lang.

Die rhythmischen Bewegungen des Zwerchfells massieren kontinuierlich die Organe, die über und unter ihm liegen, und regen sie damit zu einer gesunden

Funktion an. Das bedeutet, daß Ihr Atemrhythmus Ihren Kreislauf, Ihre Verdauung und andere organische Funktionen beeinflußt.

Das Zwerchfell steht auch in enger Beziehung zu Ihrem Skelett und dessen Bewegungen. Es ist vorne und an den Seiten mit Muskelfasern an den unteren Rippen befestigt. Seine Wurzeln im Rücken laufen an der dem Bauch zugewandten Seite der Wirbelsäule fast bis zu den Hüftknochen hinunter. Einzigartig ist das Zwerchfell insofern, als es an jeder Lebensfunktion beteiligt ist und zwar sowohl bewußt als auch unbewußt, physisch ebenso wie organisch oder psychisch.

Einatmen

Wenn Sie einatmen, kontrahieren die Zwerchfellmuskeln einschließlich der Wurzeln oder unteren Fasern im hinteren Bereich. Dadurch wird die Wölbung des Zwerchfells nach unten gezogen, so daß der Brustraum, der die Lungen umgibt, sich in die Länge dehnt. Gleichzeitig kontrahieren die Zwischenrippenmuskeln und heben die Rippen und das Brustbein an. Damit dehnt sich der Brustkorb auch von vorne nach hinten. Die Muskeln der Brustwirbelsäule strecken sich, so daß sich die hinteren Rippen weiten können. Auf diese Weise vergrößert Ihr Brustkorb sich in alle Richtungen, und mit ihm weiten sich die Lungen, so daß in ihnen ein Vakuum entsteht. Dann strömt die Luft in die porösen Luftsäcke der Lungen, um den Druckausgleich zur Atmosphäre herzustellen. Die Lungen arbeiten wie Schwämme. Sie absorbieren die einströmende Luft und füllen den geweiteten Brustraum aus.

Das bedeutet, Sie müssen niemals eine Anstrengung unternehmen, um die Luft einzuatmen oder in den Körper »zu ziehen«. Wenn Sie auf Ihre Haltung achten, dehnt sich der Brustkorb aus eigener Kraft, so daß der einströmende Atem mühelos in Ihre Lungen fließen kann.

Ausatmen

Wenn das Zwerchfell sich entspannt, entspannen sich auch die Zwischenrippenmuskeln, so daß der gesamte Brustraum zusammenschrumpft und die Rippen und das Brustbein sich senken und nach unten auf die Lungen drücken. Dadurch wird der Innendruck erhöht, und die Luft in den Lungensäcken wird durch Ihre Nase oder Ihren Mund ausgestoßen.

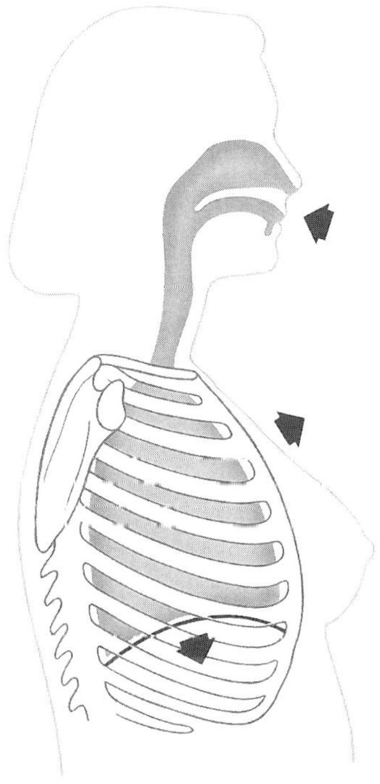

Abb. 3.2.
Wie das Zwerchfell sich bewegt.
a) Einatmung. Wenn Sie einatmen, kontrahiert das Zwerchfell und senkt sich, so daß der Brustraum sich weitet, während die Lungen sich mit frischer Luft füllen.

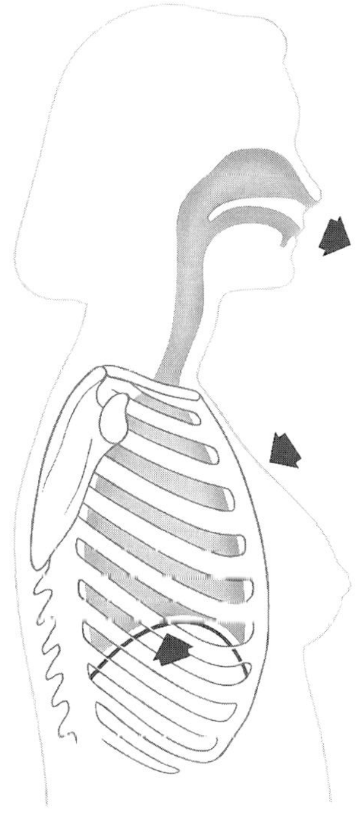

Wenn Ihre Haltung gut ausbalanciert und Ihr Geist entspannt ist, strömt der Atem mühelos in Ihren Körper und fließt ohne jede Anstrengung wieder hinaus. Sie müssen nicht versuchen, aktiv auszuatmen oder das Ausatmen zu verlängern. Statt dessen lernen Sie, das Ausatmen willkürlich geschehen zu lassen, so daß Ihr gesamtes System gereinigt und entspannt wird.

b) Ausatmung. Beim Ausatmen entspannt sich das Zwerchfell und hebt sich, so daß der Brustraum zusammenschrumpft, die verbrauchte Luft aus Ihren Lungen strömt.

ATEM UND EMOTIONEN

Wenn Sie anfangen, Ihren Atem bewußt zu beobachten, stellen Sie vielleicht fest, daß sich nicht nur Muskelverspannungen lösen, sondern Sie von Zeit zu Zeit auch Ihre Gefühle zulassen oder ausdrücken müssen. In der Schwangerschaft kommen Emotionen leichter an die Oberfläche als üblich. Das ist wie ein natürlicher Reinigungsprozeß, der Ihnen hilft, sich auf Geburt und Mutterschaft vorzubereiten.

Wenn wir frei atmen, bewegt sich das Zwerchfell im allgemeinen ungehindert, und wir fühlen uns wohl. Ist es aber verspannt, sind auch die Gefühle, das Atempotential und der energetische Fluß beeinträchtigt. Menschen, die sich angewöhnt haben, ihr Zwerchfell anzuspannen, versuchen vielleicht unbewußt, ungewollte Gefühle zurückzuhalten. Ein verspanntes Zwerchfell teilt den Körper und hindert uns daran, daß wir uns ganz fühlen und unsere Gefühle frei fließen können. Es drückt eine persönliche Abwehr gegen schmerzliche Gefühle aus, verhindert aber auch lustvolle und freudige Empfindungen.

Wenn Sie bei oder nach Ihren Atemübungen oder Ihrer Yogastunde in Tränen ausbrechen oder voller Emotionen sind, sollten Sie versuchen, weiterzuatmen und Ihre Gefühle auszudrücken.

Wenn Gefühle über viele Jahre hinweg zurückgehalten oder unterdrückt werden, kann das Zwerchfell sich verhärten und wie ein Deckel agieren. Nehmen wir an, es geht um intensive Wut oder tiefen Kummer, die sich im Laufe der Jahre angestaut haben, weil aggressive oder expressive Emotionen kontrolliert werden mußten. Wenn das zutrifft, ist die Atmung zwangsläufig relativ flach und eingeschränkt, was vielleicht auch zu Haltungsschäden geführt und die beteiligten Muskeln in Mitleidenschaft gezogen hat. Auf diese Weise drückt der Körper unseren emotionalen Zustand aus. Den meisten Menschen ist nicht bewußt, daß sie all diese Gefühle zurückhalten, und es kann sein, daß sie sich einfach an einen depressiven oder energetisch schwachen Gefühlszustand gewöhnt haben. Bis zu einem gewissen Grad gilt das für die meisten von uns. Wie stark es zutrifft, hängt von den Umständen ab. Wenn ein Mensch mit einem verspannten Zwerchfell anfängt, Yoga zu machen, und lernt, den Atem ungehindert fließen zu lassen, lösen die Verspannungen sich allmählich und wahrscheinlich kommen die zurückgehaltenen Emotionen an die Oberfläche.

Die Gefühle, die hochkommen, können anfangs sehr intensiv sein, besonders dann, wenn sie lange zurückgehalten wurden, und gelegentlich kann es notwendig werden, Hilfe bei einer einfühlsamen Therapeutin oder einem Therapeuten zu suchen. Auch wenn die freigesetzten Emotionen uns zu Beginn lawinenartig überrollen können, nimmt ihre Intensität mit der Zeit doch ab, bis sie schließlich ausebben. Die Folge ist, daß Sie sich an einem neuen, umfassenden Gefühl des Wohlbefindens erfreuen (siehe S. 44). Sie können sich von körperlichen und emotionalen Problemen befreien und in den Genuß des belebenden Pranaflusses oder der Lebenskraft kommen, die Sie über den Atem aufnehmen.

Manchmal äußern Frauen mir gegenüber Angst, im schwangeren Zustand so tiefe Gefühle zuzulassen. Meistens machen sie sich Sorgen, ihr Baby aufzuregen oder ihm zu schaden. Ich bin sicher, daß das nicht passiert. Im Gegenteil, wenn die blockierten Emotionen freigesetzt werden, entspannt sich das Zwerchfell und macht sowohl körperlich als auch emotional mehr Platz für das Baby. Außerdem verbessert sich dadurch die Atmung, was die verschiedensten wohltuenden Auswirkungen hat.

Tatsächlich sollten Sie möglichst frühzeitig damit beginnen, damit Sie nicht in den Wehen, bei der Geburt oder noch später damit konfrontiert werden. Manchmal können blockierte Emotionen der Grund für Schwierigkeiten bei der Geburt sein, wenn Sie sich der Macht der Wehen hingeben und atmen müssen, ohne sich zurückzuhalten. Wenn Sie lernen, Ihre Gefühle loszulassen, können Sie auch loslassen, während Sie Ihr Kind gebären. Sich jetzt Ihren Ängsten zu stellen und sie zu überwinden, hilft Ihnen, während der Wehen ohne Angst zu sein. Auch Schwierigkeiten mit dem Stillen haben manchmal emotionale Ursachen. Es ist also nur hilfreich, wenn Sie Ihre Emotionen an die Oberfläche kommen lassen.

Wenn Sie also bei oder nach Ihren Atemübungen oder Ihrer Yogastunde in Tränen ausbrechen oder voller Emotionen sind, sollten Sie versuchen, weiterzuatmen und Ihre Gefühle auszudrücken. Manche Frauen haben intensive Angstgefühle, wenn stark unterdrückte Emotionen zum ersten Mal hochkommen. Das kann sich auch körperlich äußern wie zum Beispiel in Schwächegefühlen, Übelkeit, Zittern oder Erschöpfung. Wenn das geschieht, würde ich Ihnen raten, sich in eine warme Decke zu wickeln, sich zusammenzurollen, auf die Seite zu legen und den Kopf auf einem bequemen Kissen ruhen zu lassen. Erlauben Sie, daß der Gefühlsfluß Sie durchflutet, und weinen Sie, wenn Sie das Bedürfnis verspüren. Die Anwesenheit eines ruhigen, einfühlsamen Menschen hilft Ihnen vielleicht. Sollten Sie zu der Zeit aber allein sein, machen Sie sich am besten klar, daß dies lediglich Gefühle sind, die Sie schon lange mit sich herumtragen und es nichts gibt, wovor Sie sich fürchten müssen. Spüren Sie, wie Mutter Erde Ihren Körper trägt und versuchen Sie, loszulassen und nicht zuviel über das, was geschieht, nachzudenken. Es ist, als wäre die Erde ein Schwamm, der die Spannungen aufsaugt, sowie sie Ihren Körper verlassen, so daß Sie schließlich ruhig werden und sich getröstet fühlen.

Das kann eine Weile so gehen, wenn Sie Atemübungen machen. Geben Sie diesen Prozessen soviel Zeit, wie sie brauchen, ohne ungeduldig zu werden. Bald werden Sie imstande sein, still zu sitzen, zu atmen und sich emotional ruhig fühlen.

BEWUSSTHEIT FÜR DEN ATEM ENTWICKELN

Im folgenden Abschnitt schlage ich Ihnen einige Übungen vor, die Ihnen helfen sollen, Bewußtheit für Ihren Atem zu entwickeln.

Diese Übungen sollten nicht verwechselt werden mit den Atemtechniken, die manchmal für Wehen und Geburt vermittelt werden, z.B. die Atmung nach Lamaze und Erna Wright oder die Psychoprophylaxe. Sie wurden in einer Ära entwickelt, in der Frauen ihre Kinder vor allem in liegenden Positionen geboren haben, und sollten den Wehenschmerz überwinden helfen, so daß nicht auf Medikamente zurückgegriffen werden mußte. Wenn eine Frau sich beim Gebären jedoch frei und aktiv bewegen, ihren Körper in Harmonie mit der Schwerkraft einsetzen und sich in den Wehen unkontrolliert und ungehemmt ausdrücken kann, sind solche Techniken ganz offensichtlich nicht wirkungsvoll und können sogar störend sein. Eine Anweisung lautet zum Beispiel, auf dem Höhepunkt der Wehen sehr leicht und flach zu atmen, was Hyperventilation auslösen kann (ein Schwächegefühl, das auf dem abnormen

Verlust von Kohlendioxyd und dem vermehrten Sauerstoff beruht). Wenn Sie bei der Geburtsarbeit versuchen, sich an bestimmte Formen des Atmens zu erinnern, kann Sie das daran hindern, sich voll den Abläufen in Ihrem Körper hinzugeben. Es ist wichtig, daß wir in den Wehen loslassen und die Regie an unsere Instinkte übergeben.

Es ist wichtig, in den Wehen loszulassen und die Regie an Ihre Instinkte zu übergeben.

Auch wenn die Übungen in diesem Kapitel nicht als spezielle Atemtechniken für die Wehen gedacht sind, versetzen sie Sie – bei regelmäßiger Übung – in die Lage, die Geburt besser zu bewältigen. In den Wehen und bei der Geburt ist es am besten, spontan zu atmen, aber viele Frauen empfinden es als sehr hilfreich, sich auf den Rhythmus ihres Atems zu konzentrieren und, falls notwendig, den Ausatem zu betonen. Der Ausatem unterstützt Sie darin, zu entspannen statt sich zu versteifen und den Atmen als Reaktion auf den Schmerz anzuhalten. Sie können dann mit den Wehen mitgehen, ohne gegen sie anzukämpfen. Wenn die Kontraktionen stärker werden, haben viele Frauen den Drang, laut zu werden und beim Ausatmen Töne von sich zu geben. Das ist ein natürlicher, schmerzlösender Mechanismus. Das »Atmen mit Tönen« (S. 70) ist eine gute Möglichkeit, Hemmungen vor dem Lautwerden abzubauen und voller zu atmen.

Die Atemübungen verändern den natürlichen Fluß Ihrer Atmung nicht, sondern schaffen den Raum für diesen Rhythmus. Sie können diese Übungen in Ihrer Schwangerschaft, in den Wehen und bei oder auch nach der Geburt Ihres Babys jederzeit machen.

Wenn Sie sich ein paar Minuten Zeit nehmen, um Ihren Atem bewußt wahrzunehmen, hilft Ihnen das, sich zu beruhigen und zu zentrieren, falls Sie sich emotional aufgewühlt, nervös oder ängstlich fühlen.

Bei der Yoga-Praxis hat der Atem zentrale Bedeutung. Durch bewußtes Atmen in den Haltungen können Wunder geschehen. Wenn Ihre Wirbelsäule sich streckt und zum Leben erwacht und Ihre Atemmechanismen besser koordiniert werden, entspannen sich sämtliche Muskeln im Körper. Das schenkt Ihnen ein wundervolles Gefühl von Ganzheit, ein starkes Bewußtsein für Ihre eigene Mitte und Ihre Verbindung zur Erde. Diese Form der ruhigen Atmung hat eine tiefgreifende Macht. Sie ist die wirkungsvollste Technik für den Aufbau Ihres körperlichen Wohlbefindens und Ihrer emotionalen Lebendigkeit.

Atemübungen

Nehmen Sie sich für die Atemübungen etwa eine halbe Stunde Zeit. Sorgen Sie dafür, daß Sie nicht gestört werden, und essen Sie vorher keine größere Mahlzeit. Die beste Zeit ist wahrscheinlich am frühen Morgen direkt nach dem Aufstehen, abends vor dem Schlafengehen und bevor oder nachdem Sie Yoga gemacht haben. Suchen Sie sich einen bequemen Platz zum Sitzen, und legen Sie Socken und einen Schal oder eine Decke bereit, falls Ihnen kühl werden sollte.

Da die Atemübungen am besten mit geschlossenen Augen gemacht werden, ist es hilfreich, die Anweisungen ganz langsam und laut zu lesen und auf Kassette aufzunehmen. Möglich ist auch, daß ein Freund oder eine Freundin Ihnen die Anweisungen vorliest.

Es ist sehr wichtig, daß Sie ganz langsam vorgehen und sich die Zeit nehmen, jeden Schritt ohne Eile durchzuführen und zu verarbeiten.

Erlauben Sie Ihrem natürlichen Atemrhythmus zu fließen. Unterbrechen Sie die Einatmung oder Ausatmung nicht, und halten Sie den Atem auch nicht an, um den Anweisungen folgen zu können. Benutzen Sie die Vorschläge, wo angemessen, im Einklang mit Ihrem eigenen Rhythmus.

Der Ablauf

Die erste Übung, »Atembewußtheit«, ist die wichtigste. Beginnen Sie also, indem Sie sich auf diese Übung konzentrieren, bis Sie Ihnen völlig vertraut ist, Sie sich ganz wohl damit fühlen und sie ganz selbstverständlich bei den Yoga-Haltungen anwenden können. Es kann mehrere Sitzungen dauern, bevor Sie diese Übung ganz »begreifen«.
Sie können den Übungsablauf hin und wieder auch abändern, indem Sie eine der nachfolgenden Übungen an Ihre Sitzung anhängen.

Sich vorbereiten

Bevor Sie mit den Atemübungen beginnen, müssen Sie eine Möglichkeit finden, völlig bequem zu sitzen. Es ist wichtig, daß Ihr Becken gleichmäßig auf dem Boden ruht, und die beiden Sitzknochen fest im Kontakt mit dem Untergrund sind. Sie brauchen Unterstützung für Ihr Kreuz, so daß die Wirbelsäule ihr Gleichgewicht finden kann. Wählen Sie aus den folgenden Alternativen die Sitzhaltung aus, die für Sie am bequemsten ist.

Diese Atmung lehrt uns die perfekte Sitzhaltung, ebenso wie die perfekte Sitzhaltung uns lehrt zu atmen.
MARY STEWART

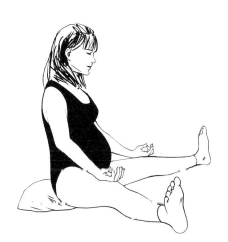

Abb. 3.3.
Mit gespreizten Beinen sitzen. Dies ist eine bequeme und stabile Position für sämtliche Atemübungen. Setzen Sie sich auf den Rand eines kleinen Kissens, oder lassen Sie Ihr Kreuz von einer Wand stützen. Spreizen Sie Ihre Beine bequem auseinander, so daß Ihre Knie zur Decke zeigen. Dehnen Sie Ihre Fersen, so daß die Füße auf der Mitte der Fersen ruhen und sich entspannen können. Lassen Sie Ihre Arme locker an den Seiten hängen, und legen Sie Ihre Hände mit den Handflächen nach oben sanft auf Ihre Oberschenkel. Genießen Sie das Gefühl der Schwerkraft in Becken und Beinen bis hinunter zu den Fersen.

Sie können sich an eine Wand oder einen Wandvorsprung setzen, so daß Ihr Kreuz in Kontakt mit der Wandfläche ist und das Ende Ihrer Wirbelsäule gestützt wird. Wenn Sie mit einer Freundin oder Ihrem Partner üben, kann es Spaß machen, Rücken an Rücken zu sitzen. Die Unterstützung sollte lediglich eine leichte Berührung im Kreuz sein, kein Anlehnen, so daß Ihre Wirbelsäule selbst ihr Gleichgewicht findet. Möglich ist auch, frei im Raum zu sitzen und sich ein kleines Kissen, eine zusammengerollte Decke oder Yogamatte unter das Gesäß zu schieben. Finden Sie dann eine angenehme Haltung für Ihre Beine. Sie können sie ausstrecken, kreuzen oder im halben oder vollen Lotus sitzen, wenn Sie sich dabei wohlfühlen.
Diese Atmung lehrt uns die perfekte Sitzhaltung, ebenso wie die perfekte Sitzhaltung uns lehrt zu atmen.

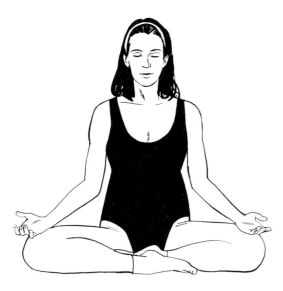

Nachdem Sie eine bequeme Sitzhaltung gefunden haben, müssen Sie sich entspannen. Schließen Sie Ihre Augen, und spüren Sie, wie Ihr Körper Kontakt mit dem Boden hat. Lenken Sie Ihre Aufmerksamkeit auf den Atem, ohne etwas Besonderes zu tun. Beim Ausatmen lassen Sie zu, daß Ihr Körper sich nach unten entspannt, so daß Sie gut in Ihrem Becken ruhen. Spüren Sie, wie Ihr Kreuz in Richtung Boden losläßt. Entspannen Sie Ihre Beine, Oberschenkel und Hüften, so daß sie weich und schwer werden. Lassen Sie die Muskeln von Unterleib und Beckenboden los. Mit dieser stabilen Grundlage können Sie Ihre Aufmerksamkeit jetzt auf Ihren Oberkörper richten.

Abb. 3.4. Der halbe Lotussitz. Sie können den halben Lotussitz bei Atemübungen einnehmen, wenn diese Haltung sich bequem anfühlt. Stützen Sie Ihr Kreuz und Ihre Wirbelsäule, indem Sie sich vor eine Wand oder auf den Rand eines kleinen Kissens setzen.

Lassen Sie Ihre Schultern ein paarmal nach hinten kreisen, um sie zu lösen und zu lockern und Ihren Brustkorb zu öffnen. Die obere Hälfte Ihres Körpers sollte sich entspannt und frei anfühlen. Legen Sie Ihre Hände auf Ihre Knie, die Arme entspannen sich nach unten, so daß Sie ungehindert in Ihren Brustkorb atmen können. Ihr Brustkorb sollte sich offen und frei anfühlen.

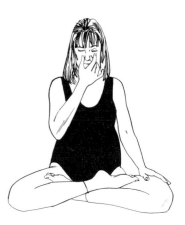

Jetzt konzentrieren Sie sich auf Ihren Kopf und lassen zu, daß er auf der Spitze der Wirbelsäule selbst seinen Punkt des Gleichgewichts findet, indem er ein paar winzige Bewegungen nach oben und unten und nach rechts und links macht. Spüren Sie, wie Ihre gesamte Wirbelsäule sich von unten nach oben streckt, während Sie atmen. Entspannen Sie Ihren Kiefer. Ihr Kopf ist ein wenig vorgebeugt, so daß Ihr Kinn sich leicht nach unten neigt und Ihre Nackenmuskeln sanft gedehnt werden. Atmen Sie ruhig, und entspannen Sie Ihre Augen, Ihre Augenlider werden schwer und ruhen gelassen auf den Augäpfeln. Entspannen Sie die Gesichtsmuskeln. Spüren Sie, wie das Loslassen sich bis zu Ihren Augenbrauen ausdehnt.

Jetzt sind Sie bereit, mit Ihren Atemübungen anzufangen. Machen Sie mit einer der folgenden Übungen weiter, und fahren Sie ohne Pause fort.

1. EINFACHE ATEMBEWUSSTHEIT

Beginnen Sie damit, nichts weiter zu tun, als einfach den Rhythmus Ihres Atems zu beobachten. Spüren Sie, wie die Luft Ihren Körper durch die Nasenlöcher verläßt, und lassen Sie am Ende der Ausatmung geschehen, daß frische Luft ohne Ihre Mithilfe in Ihre Lungen strömt. Fahren Sie auf diese Weise ein, zwei Minuten fort, und atmen Sie dabei in Ihrem eigenen natürlichen Rhythmus. Lassen Sie zu, daß Ihr Atem sich beruhigt.

- Fahren Sie so fort. Atmen Sie sanft, und fühlen Sie den Boden unter Ihnen und den Sog der Schwerkraft an Ihrem Körper.
- Spüren Sie beim Ausatmen jedesmal, wie Ihr Kreuz nach unten losläßt und Ihre Hüften zum Boden sinken, als hätten Sie Wurzeln, die in die Erde wachsen. Dieses subtile Loslassen nach unten bei jeder Ausatmung wird durch den natürlichen Sog der Schwerkraft bewirkt.

Abb. 3.5. Der Lotussitz. Der Lotussitz ist eine ideale Haltung für Atemübungen, wenn Sie diese Position ohne Beschwerden in Hüften, Knien oder Fußgelenken einnehmen können. Das Ende der Wirbelsäule wird durch das Dreieck von Beinen und Becken gestützt, so daß sich die restliche Wirbelsäule mühelos aufrichten kann. Diese Haltung ist für sämtliche hier gezeigten Atemübungen geeignet.

- Beobachten Sie die kleine Pause, die direkt nach der Leerung Ihrer Lungen eintritt, bevor erneut frische Luft einströmt.
- Wenn Sie dann einatmen, bleiben Sie mit Ihrer Aufmerksamkeit bei Ihrem geerdeten Becken und lassen zu, daß die Luft ganz ruhig und von selbst in Ihre Lungen strömt, während Ihre Schultern entspannt bleiben. Spüren Sie, wie Ihre Lungen sich ausdehnen, bereit, den Einatem zu begrüßen und zu empfangen, und bleiben Sie sich des Bodens unter Ihnen und Ihrer Lungen gleichzeitig bewußt.
- Atmen Sie dann wieder aus, spüren Sie den Atem als eine Kräuselwelle Richtung Erde.
- Fahren Sie fünf bis zehn Minuten oder, wenn Sie möchten, auch länger damit fort. Versuchen Sie sich beim Atmen ständig des Körperkontakts mit dem Boden bewußt zu sein. Erlauben Sie der Schwerkraft, Ihr Becken nach unten zu ziehen, während Sie passiv bleiben. Jede Ausatmung verwurzelt das Becken und die untere Wirbelsäule fester mit dem Boden. Mit Einsetzen der Einatmung spüren Sie, wie Ihre Wirbelsäule sich zwischen den oberen Beckenknochen und dem Brustkorb in die Länge dehnt und in Ihrem Rumpf mehr Raum für Ihr Baby entsteht. Es ist, als wüchse Ihr Oberkörper auf natürlichem Wege aus dem geerdeten Becken nach oben, wie eine Pflanze, die aus den Wurzeln dem Licht entgegen strebt.

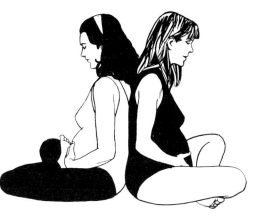

Abb. 3.6.
*Rücken-an-Rücken.
Diese Haltung stützt die untere Wirbelsäule. Achten Sie darauf, daß Ihr Kreuz (Sakrum) das Ihrer Partnerin berührt. Sie können Ihre Beine einfach kreuzen, weit spreizen oder im halben Lotus sitzen. Diese Position ist gut für den Yoga-Unterricht in Gruppen, wenn nicht genug Platz an der Wand ist.*

Mit etwas Übung beginnen Sie zu spüren, wie die Welle des Atems rhythmisch Ihre Wirbelsäule streichelt. Ohne besondere Anstrengung Ihrerseits reicht Ihr Ausatem tiefer hinab bis zu den Wurzeln und Ihr Einatem steigt höher, um Ihre Lungen ganz zu füllen. Sie fangen an wahrzunehmen, wie die Muskeln entlang der Wirbelsäule beim Atmen loslassen. Wenn Ihr Unterkörper sich allmählich stärker mit der Schwerkraft verbindet und besser geerdet fühlt, wird Ihr Oberkörper lockerer und Ihre Wirbelsäule beweglicher.

Allmählich werden Sie ein Gespür dafür bekommen, wie Ihre Wirbelsäule sich beim Atmen auf natürliche Weise in zwei Richtungen streckt – beim Ausatmen nach unten zu den Wurzeln und zur Schwerkraft und beim Einatmen hoch zum Kopf und zum Himmel. Nach einer Weile fühlen sich auch Brustkorb und Schultern leichter und offener an, und das Prana aus der Luft kann in Ihre Arme und bis hinunter in die Fingerspitzen strömen. Wenn das Gefühl der »Verwurzelung« zunimmt, fühlt Ihr Kopf sich leichter und ausbalancierter an, und Ihr Geist wird ruhig und empfänglich. Mit der Zeit wird das Sitzen und Atmen in dieser Form von einem köstlichen Wohlgefühl begleitet sein, und Ihre Lebendigkeit und Lebensfreude nehmen zu.

Vorsicht: Denken Sie immer daran, daß das Atmen keine Technik, sondern ein unwillkürlicher Rhythmus ist. Achten Sie darauf, die Luft beim Ausatmen nicht nach unten in die Wurzeln zu pressen und beim Einatmen nicht in den Körper zu ziehen: Machen Sie keinen Druck! Lassen Sie einfach zu, daß sich Ihr normaler Atem entfaltet. Wenn Sie zu stark atmen oder den normalen ruhigen Rhythmus verändern, kann Ihnen übel oder unwohl werden.

Wenn Sie mit der Atembewußtheit vertraut sind, können Sie die folgenden Übungen in Ihre Atemsitzung einbeziehen. Nehmen Sie sich Zeit, eine nach der anderen zu erforschen und dann nach Belieben anzuwenden. Sie sollten aber jede mit ein paar Minuten Atembewußtheit abschließen.

2. DER ATEMKREIS

Diese Übung hilft Ihnen, Ihren Atemrhythmus zu regulieren.

- Konzentrieren Sie sich auf den Kreislauf Ihrer Atmung. Achten Sie darauf, wie Sie durch Ihre Nase ein- und ausatmen, ohne den natürlichen Rhythmus zu stören.
- Beachten Sie, daß der Atemkreis aus drei Phasen besteht. Die erste ist die Ausatmung. Am Ende der Ausatmung folgt eine Pause, und dann strömt der Atem in den Körper. Ausatmen, Pause, einatmen – wiederholen Sie diesen Ablauf ein paarmal.
- Versuchen Sie jetzt langsam zu zählen, während Sie atmen. Atmen Sie aus, während Sie bis acht zählen, während der Pause zählen Sie bis vier und beim Einatmen ebenfalls bis vier. Fahren Sie bis zu drei Minuten so fort, bis Sie das Gefühl haben, daß es genug ist. Kehren Sie zu Ihrer normalen Atmung zurück, und öffnen Sie Ihre Augen. Wenn Sie sich mit dem Achter- und Viererrhythmus unwohl fühlen, können Sie es auch mit sechs und drei oder zehn und fünf probieren.

3. ATMEN IN INTERVALLEN

Diese Übung hilft Ihnen, die gesamte Kapazität Ihrer Lungen zu nutzen.

- Stellen Sie sich vor, daß Ihre Lungen aus drei Teilen bestehen – einem unteren, mittleren und oberen Teil.
- Zuerst arbeiten wir mit der Ausatmung. Beim Ausatmen fangen Sie an, Ihre Lungen von oben nach unten langsam zu leeren. Machen Sie nach der Leerung jedes Teils der Lunge einen kleinen Augenblick Pause. Erst der obere Teil – Pause. Dann der mittlere Teil – Pause. Dann der untere Teil – Pause. Spüren Sie im Becken und in den Hüften Ihre Verbindung mit der Schwerkraft. Dann atmen Sie passiv ein, wie bei der Atembewußtheit. Fahren Sie fünf, sechs Atemkreise so fort.
- Jetzt arbeiten wir mit der Einatmung und beginnen von unten nach oben einzuatmen. Stellen Sie sich ein Glas vor, das sich langsam mit Wasser füllt. Spüren Sie, wie die Luft in den unteren Teil der Lungen fließt, und machen Sie dann eine kurze Pause. Dann füllen Sie den mittleren Teil – Pause. Und dann füllen Sie, ohne Ihre Schultern zu verspannen, den oberen Bereich bis hinauf zum Schlüsselbein – Pause. Jetzt atmen Sie aus wie bei der Übung Atembewußtheit und spüren dabei, wie Ihr Becken und Ihre Hüften geerdet sind und Ihre Wirbelsäule sich in die Länge streckt. Fahren Sie fünf oder sechs Atemkreise lang so fort.

  Pausen und Atemintervalle sollten etwa gleich lang sein und jeweils etwa eine Sekunde dauern. Jede Pause stellt einen Augenblick völliger Ruhe dar. Es ist hilfreich, sich während der Pausen vorzustellen, daß Ihre Hüften sich zum Boden senken.

4. WECHSELATMUNG DURCH DIE NASE

Bei dem Wort »Hatha Yoga« bedeutet »Ha« Sonne und bezieht sich auf das rechte Nasenloch (positive Kraft), während »Tha« Mond heißt und auf das linke Nasenloch (negative Kraft) verweist. Diese Form des Atmens bringt die Rechte und die Linke, das Männliche und das Weibliche, das Positive und Negative ins Gleichgewicht und aktiviert die Energie, indem sie das gesamte Körperinnere belebt. Sie löst Blockaden und Disharmonien auf. Diese Übung ist morgens gleich als erstes nach dem Aufstehen sehr gut.

Bei dem Wort »Hatha Yoga« bedeutet »Ha« Sonne und bezieht sich auf das rechte Nasenloch (positive Kraft), während »Tha« Mond heißt und auf das linke Nasenloch (negative Kraft) verweist.

Wichtig hierbei ist, daß Ihre Finger die Nase nur ganz leicht berühren. Ein heftiges Zusammendrücken der Nasenlöcher kann Ihre harmonische Sitzhaltung stören oder Verspannungen in Nacken und Schultern nach sich ziehen.

- Legen Sie den Daumen Ihrer rechten Hand neben Ihr rechtes Nasenloch und den Mittelfinger derselben Hand neben das linke Nasenloch. Sie werden jetzt abwechselnd durch jedes Nasenloch ein- und ausatmen.
- Beginnen Sie, indem Sie Ihr rechtes Nasenloch mit dem Daumen verschließen und das linke Nasenloch offen lassen. Atmen Sie durch das linke Nasenloch ein.
- Jetzt schließen Sie das linke Nasenloch mit Ihrem Mittelfinger, lösen Ihren Daumen und atmen durch das rechte Nasenloch aus. Atmen Sie durch das rechte Nasenloch wieder ein.
- Schließen Sie jetzt das rechte Nasenloch, und atmen Sie durch das linke aus, dann atmen Sie durch das linke ein. Schließen Sie das linke Nasenloch, und atmen Sie durch das rechte ein und aus.
- Fahren Sie ein paar Minuten so fort, bis das linke und das rechte Nasenloch gleich frei sind.

5. WAHRNEHMUNG DER EIGENEN MITTE

Diese Übung hilft Ihnen, mit dem Zwerchfell in den Unterleib zu atmen und dort das Zentrum der Schwerkraft und die Wurzel der Wirbelsäule immer deutlicher wahrzunehmen.

- Legen Sie beide Hände mit den Handflächen nach unten direkt über dem Schambein auf Ihren unteren Bauch, so daß Sie Ihr Baby umfassen. Der untere Bauch ist das Kraftzentrum Ihres Körpers – die Chinesen nennen es »Tantien« – und damit der beste Platz für Ihr heranwachsendes Kind.
- Jetzt spüren Sie Ihren Atem durch die Nase strömen. Konzentrieren Sie sich besonders auf die Ausatmung. Achten Sie darauf, an welchem Punkt die Ausatmung beginnt. Lassen Sie den Atem langsam ausströmen. Nach einer Pause fühlen Sie dann, wie der Atem von selbst wieder einfließt. Spüren Sie, daß die Lungen wie zwei Schwämme sind, die den Atem aufsaugen.
- Fahren Sie so fort, bis Sie das Gefühl haben, daß der Ausatem lange und langsam verläuft, gefolgt vom Einatem, der ohne besondere Anstrengung in den Körper strömt.
- Atmen Sie so weiter, aber konzentrieren Sie sich dabei auf den Punkt in der Mitte Ihres Bauches unter Ihren Händen. Beim Ausatmen spüren Sie, wie der Atem direkt unter Ihren Händen ausströmt, als würde Ihr Baby dichter an die Wirbelsäule gezogen. Pause. Jetzt spüren Sie den Einatem kommen, so daß sich Ihr Bauch sanft in Ihre Hände dehnt.
- Fahren Sie so fort, und lassen Sie Ihren restlichen Körper, vor allem Ihre Schultern, völlig entspannt. Fühlen Sie diesen sanft fluktuierenden Rhythmus im Bauch. Beim Ausatmen weg von Ihren Händen, beim Einatmen, für das Sie sich Zeit lassen, in Ihre Hände. Jetzt atmen Sie so tief wie ein Baby!
- Machen Sie noch ein paar Minuten so weiter, und öffnen Sie dann langsam Ihre Augen.

In den letzten Monaten Ihrer Schwangerschaft kann es sein, daß Sie lieber durch den Mund aus- und durch die Nase einatmen. Die natürliche Tendenz, durch den Mund auszuatmen, ist eine gute Übung für die Wehen.

Die Übung Wahrnehmung der Mitte hilft Ihnen, mit dem Zwerchfell in den Unterleib zu atmen und dort das Zentrum der Schwerkraft und die Wurzel der Wirbelsäule immer deutlicher wahrzunehmen.

6. ATMEN MIT TÖNEN

Diese Atemübung ist eine wunderbare Vorbereitung auf das Gebären und hilft Ihnen außerdem, der Gewohnheit, Ihr Atempotential nicht voll auszuschöpfen, entgegenzuwirken. Sie werden sich sogar bei den heftigsten Kontraktionen geerdet und zentriert fühlen.

- Legen Sie Ihre Hände auf Ihre Knie und lenken Sie Ihre Aufmerksamkeit auf den Ein- und Ausatem.
- Beginnen Sie, beim Ausatmen mit locker geschlossenem Kiefer einen zischenden Laut (sss) zu machen. Langsam kommt der Einatem. Setzen Sie das mehrere Atemzüge lang fort. Diese Übung hilft, das Zwerchfell zu entspannen.
- Als nächstes geben Sie beim Ausatmen den Ton »UUU« von sich. Spüren Sie, wie der Ton tief aus Ihrem Bauch kommt. Pausieren Sie, und lassen Sie den Atem langsam wieder in den Körper strömen. Fahren Sie ein paar Atemkreise so fort.
- Versuchen Sie es jetzt ein paar Atemzüge lang mit dem Ton »OOO« (wie bei »offen«).
- »Singen« Sie dann die Töne »AAA«, »III« und »EEE«.
- Versuchen Sie all diese Vokale in einem Ausatem zu kombinieren: UUU … OOO … AAA … III … EEE.
- Beenden Sie die Übung mit dem Ton »OM«. Wiederholen Sie das »OM« mehrmals, und spüren Sie, wie das »MMM« auf Ihren Lippen und Ihre ganze Wirbelsäule abwärts vibriert.
- Atmen Sie eine Weile still und ruhig, bevor Sie die Augen öffnen.

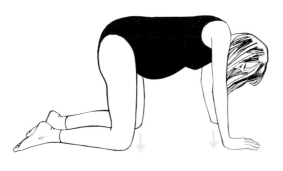

Abb. 3.7.
Auf Händen und Knien. Knien Sie sich auf alle Viere, so daß sich Ihre Handgelenke unter Ihren Schultern befinden. Spreizen Sie Ihre Finger so weit, daß sie aussehen wie Seesterne. Ihre Knie befinden sich unter den Hüften und auf einer Linie mit den Händen und Füßen. Entspannen Sie Ihren Nacken, lassen Sie Ihren Kopf locker nach unten hängen, und schließen Sie Ihre Augen. Spüren Sie den Boden unter sich, und schicken Sie den Ausatem durch Ihre Hände und Knie in den Boden, während Sie Ihre Hüften sanft kreisen lassen. Atmen Sie langsam ein, und empfangen Sie dabei Energie. Fahren Sie für vier bis fünf weitere Atemkreise damit fort.

Als Vorbereitung auf die Geburtsarbeit können Sie das Atmen mit Tönen in verschiedenen Geburtspositionen versuchen, im Knien, auf allen Vieren oder im Stehen (siehe Kapitel 6). Viele Frauen finden es äußerst hilfreich, bei intensiven oder schmerzhaften Kontraktionen Töne von sich zu geben. Üben Sie das Atmen mit Tönen in verschiedenen Gebärpositionen während Ihrer ganzen Schwangerschaft immer wieder, so daß Ihr Körper lernt, in den Wehen spontan mit Tönen zu atmen. Üben Sie mit Vokalen, aber in den Wehen können Sie jeden Ton von sich geben, der spontan hochkommt.

Bevor Sie anfangen, spüren Sie, wie Ihr Körper Kontakt mit dem Boden hat. Wenn Sie auf allen Vieren knien, können Sie sich vorstellen, daß aus Ihren Händen und Knien Wurzeln in die Erde wachsen. Schicken Sie den Ausatem mit den Vokalen tief in den Boden, um dann den Einatem zu empfangen, als stiege er wie Nahrung aus der Erde aus Ihren Wurzeln auf.

Versuchen Sie das Ganze mit einem langsamen Kreisen der Hüften zu verbinden, um Ihre Bewegung mit dem natürlichen Rhythmus Ihrer Atmung zu koordinieren. Das gleiche können Sie auch im Stehen machen.

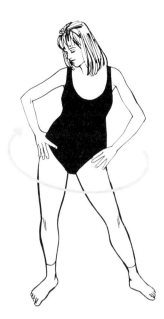

Abb. 3.8.
Stehen. *Stellen Sie sich hin, die Füße bequem auseinander, die Zehen gespreizt und die Fersen fest auf dem Boden. Beugen Sie Ihre Knie leicht, und legen Sie Ihre Hände an die Seiten oder auf Ihre Hüften. Schließen Sie Ihre Augen, und spüren Sie den Boden unter Ihren Füßen. Lenken Sie Ihren Ausatem durch die Fußsohlen wie durch Baumwurzeln nach unten. Beim entspannten Einatmen stellen Sie sich vor, Sie nehmen Nahrung aus dem Boden auf. Setzen Sie die Übung vier, fünf Atemkreise fort.*

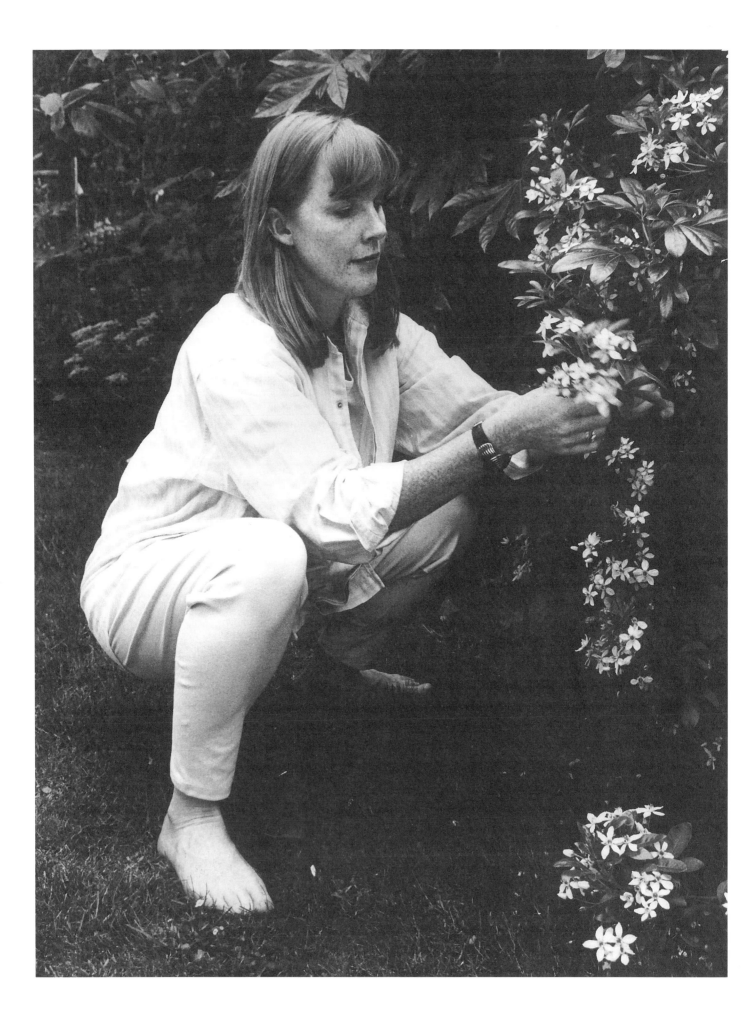

4

KÖRPERHALTUNGEN IM ALLTAG

Wie wir stehen, sitzen und uns bewegen, ist eine Frage des Gleichgewichts. Eine ausgewogene Körperhaltung wirkt harmonisch und vermittelt sicheres Auftreten und eine ruhige Kraft. Während der Schwangerschaft kann sie ausschlaggebend für Ihr Wohlbefinden und Ihre Gesundheit sein. In den kommenden Monaten muß Ihr Körper das zusätzliche Gewicht Ihres heranwachsenden Babys tragen. Gegen Ende der Schwangerschaft können das bis zu neun Kilo mehr sein! Nach der Geburt verbringen Sie viel Zeit damit, Ihr Baby zu tragen, was in abnehmendem Maße bis ins Kleinkindalter immer wieder vorkommen wird.

Vielen Frauen ist nicht bewußt, daß sie sich eine schlechte Körperhaltung angewöhnt haben. Sie sind überrascht, wenn sie in der Schwangerschaft, wenn das Gewicht des Babys zunimmt, unter den verschiedensten Beschwerden leiden. Die Yoga-Haltungen in diesem Buch helfen Ihnen, diese negativen Angewohnheiten allmählich abzulegen und den Körper ins Gleichgewicht zu bringen. Wenn Sie sie regelmäßig üben, sollten Beschwerden und Schmerzen innerhalb weniger Wochen abnehmen und langsam ganz verschwinden, es sei denn, Sie brauchen die zusätzliche Hilfe eines Osteopathen (siehe Kapitel 7 – Osteopathie, S. 208f.; Schmerz, S. 210ff.).

In einem ersten Schritt machen Sie sich bewußt, wie Sie sitzen, stehen und sich bewegen. Die Yoga-Haltungen, die Sie im nächsten Kapitel lernen, beruhen auf dieser Bewußtheit. Machen Sie beim Lesen immer wieder eine Pause, um die Vorschläge auszuprobieren, und fangen Sie dann an, sie im Alltag praktisch umzusetzen.

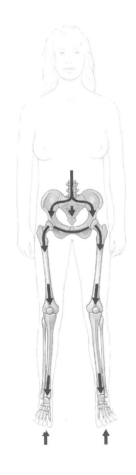

*Abb. 4.1.
Die Verteilung des Körpergewichts im Stehen.* Wenn Sie aufrecht stehen, wird Ihr Körpergewicht über das Becken, die Beine und Füße an den Boden abgegeben. Die Energie, die vom Boden zurückkommt, steigt durch Ihre Fußsohlen in Ihren Körper, so daß die Wirbelsäule sich von einer fest »verwurzelten« Basis aus Richtung Himmel strecken kann.

AUFRECHT STEHEN

Unsere Vorfahren, die Affen, gingen auf allen Vieren durch ihr Leben. Das bedeutet, daß bei schwangeren Weibchen die Unterleibsorgane einschließlich des Uterus von der horizontal verlaufenden Wirbelsäule nach unten hingen. Das Körpergewicht wurde durch die vier Stützen der Glieder gleichmäßig an den Boden übertragen. Die Unterleibsorgane wurden von den darunterliegenden Unterleibsmuskeln gestützt.

Im Verlaufe der Evolution wurden unsere Ahnen zu Zweifüßlern und standen aufrecht, was eine enorme Haltungsänderung bedeutete. In der aufrechten Position hängt das Körpergewicht an der vertikalen, gekrümmten Säule des Rückgrats. Es konzentriert sich auf der engen Basis der Beckenknochen und -muskeln, bevor es dann durch lediglich zwei Stützen, die Beine, an den Boden abgegeben wird.

Die aufrechte Position hat viele Vorteile, zum Beispiel, daß wir unsere Arme frei bewegen und weiter sehen können. Wenn wir uns unserer Haltung nicht bewußt sind, kann es jedoch schnell zu falschen Belastungen kommen, vor allem in der Schwangerschaft, wo wir ein zusätzliches Gewicht tragen müssen.

In Harmonie mit der Schwerkraft

Der erste Schritt auf dem Weg zu einer anmutigen Haltung besteht darin, die dynamische Beziehung zu verstehen, die Ihren Körper mit der Erde verbindet. In jedem Augenblick ist Ihr Körper dem Sog der Schwerkraft ausgesetzt. Ihre Kräfte wirken senkrecht im Körper, so daß das Gewicht Ihres Oberkörpers von Ihrer Wirbelsäule an Ihr Becken und von dort durch Ihre Beine und Füße an den Boden abgegeben wird.

Das Zentrum Ihrer Schwerkraft befindet sich im unteren Bereich Ihrer Wirbelsäule, im Kreuz und im Unterleib. In der Schwangerschaft nehmen Sie aufgrund des wachsenden Gewichtes die Auswirkungen der Schwerkraft bewußter wahr, vor allem in den letzten drei Monaten. Solange Ihr Körper seine Balance nicht mit, sondern gegen diese Kraft findet, sind Streß, Anspannung und Schmerz die Folge.

Der menschliche Körper kann nur reibungslos funktionieren, wenn sich sein eigenes Zentrum der Schwerkraft mit dem der Erde in Harmonie befindet.

Ihre Wirbelsäule kennenlernen

Ihre Wirbelsäule ist die zentrale Stütze Ihres Körpers. Die Beziehung zwischen Ihrem Rückgrat und der Schwerkraft ist der Schlüssel zur Befreiung von körperlichen Verspannungen und Versteifungen.

Ihr Rückgrat besteht aus einer Säule von Knochen, die als Wirbel bezeichnet werden, sowie aus Kreuzbein und Steißbein am unteren Ende. Es verläuft vertikal, in einer sanft gebogenen S-Kurve durch die Hälfte Ihrer Körperlänge. Auf der nach vorne, zum Bauch weisenden Seite bilden die ineinandergreifenden Wirbel eine relativ glatte Säule, während auf der Rückseite abgerundete Knochenfortsätze direkt unter der Haut spürbar sind. Zwischen zwei Wirbeln befindet sich jeweils ein kleines »Kissen«, eine Bandscheibe. Die Aufgabe der Bandscheiben besteht darin, Erschütterungen zu dämpfen und zu verhindern, daß die Knochen sich aneinander reiben.

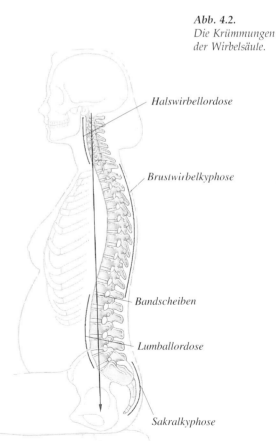

Abb. 4.2.
Die Krümmungen der Wirbelsäule.

In der Wirbelsäule verläuft über die ganze Länge ein runder Kanal, der das Rückenmark enthält. Dieser beginnt im Gehirn, und von ihm gehen die ganze Wirbelsäule entlang Nervenbahnen ab, die sich in jeden Teil des Körpers erstrecken und das verzweigte Gewebe des Nervensystems bilden. Die Nerven, die vom unteren Teil der Wirbelsäule abzweigen, versorgen das Becken und den Uterus. Aus diesem Grund ist eine Massage des unteren Rückens in der Schwangerschaft und in den Wehen eine so wirkungsvolle Möglichkeit, Verspannungen im Beckenbereich zu lindern (siehe Kapitel 6).

Probieren Sie einmal die folgende Massage und Visualisierung aus, um Ihre Wirbelsäule besser kennenzulernen.

Wirbelsäulenmassage und Visualisierung

Beginnen Sie damit, sich die Zeichnung der Krümmungen der Wirbelsäule auf S. 75 anzuschauen. Finden Sie dann eine bequeme Haltung. Sie können die kniende Position von S. 122 ausprobieren und sich dabei mit dem Oberkörper auf einen Sitzsack oder einen Stapel Kissen lehnen. Entkleiden Sie sich, und stellen Sie Massageöl bereit.

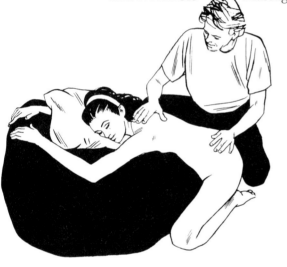

Abb. 4.3.
Massage der Wirbelsäule

Bitten Sie Ihren Partner, den rückseitigen Bereich Ihrer Wirbelsäule vom Schädelrand bis hinunter zum Steißbein zu erforschen. Während er von Wirbel zu Wirbel weitergeht, entspannen Sie sich und atmen.

Den Händen Ihres Partners folgend, die sich die Wirbelsäule hinunterarbeiten, spüren Sie den ersten Nackenwirbel und sämtliche kleinen Wirbel, die darunterliegen. Stellen Sie sich vor, wie die Wirbelsäule vom Hals über den Rücken bis zum Kreuz verläuft. Jetzt visualisieren Sie den gebogenen Keil des Sakrumdreiecks, der die Rückwand Ihres Beckens bildet, und das Steißbein am unteren Ende des Rückgrats.

Entspannen Sie sich, während Ihr Partner die Muskeln zu beiden Seiten der Wirbelsäule vom Nacken bis hinunter zum Steißbein massiert und sich dabei besonders auf den unteren Rücken konzentriert. Dann wechseln Sie die Rollen, und Sie massieren Ihren Partner.

DIE KRÜMMUNGEN DER WIRBELSÄULE

Die einzigartige, langgestreckte S-Form Ihrer Wirbelsäule ermöglicht deren Funktion als zentrale Stütze Ihres Körpers. (Die Kurven werden als Kyphosen beziehungsweise Lordosen bezeichnet; Anm.d.Ü.) Diese gegenläufigen Bögen schaffen ein dynamisches Gleichgewicht, während sie die zentrale Achse immer wieder kreuzen.

Die Krümmungen der Wirbelsäule sind nach der anatomischen Region benannt, in der sie verlaufen. Das Kreuzbein bildet das untere Ende der Wirbelsäule und die Rückwand des Beckens. Es formt eine konkave Kurve, die aus fünf zusammenhängenden Wirbeln und dem Steißbein besteht. Im unteren Rücken oder dem Lumbalbereich wird Ihr Rückgrat konvex, d.h. es krümmt sich in den Bauchraum hinein und geht dann in die langgestreckte konkave Kurve der Brustwirbelsäule über. Der Nacken bildet dann wieder einen konvexen Bogen.

Die flexibelsten Teile Ihrer Wirbelsäule sind die Nackenkurve und der untere Rücken. Sie bilden die beweglichen Krümmungen der Wirbelsäule.

Der Nacken trägt Ihren Kopf und festigt die Wirbelsäule, während der untere Rücken Ihnen ermöglicht zu stehen, zu sitzen, sich zu drehen, vorwärts, rückwärts und seitwärts zu beugen.

Die konkaven Krümmungen des Brustkorbs und des Beckens sind stabiler, da sie diese beiden Bereiche stützen müssen. Wenn Sie Ihren Oberkörper drehen, um nach hinten zu schauen, spüren Sie, daß die Brustwirbelsäule im Brustkorb beweglich ist. Das Kreuzbein im Becken hingegen ist völlig unbeweglich, damit Ihre Wirbelsäule eine starke, stabile Grundlage hat, die das Gewicht Ihres Rumpfes stützt und auf Ihre Beine und Füße überträgt.

Bei den Anweisungen für die Yoga-Übungen bezeichne ich Kreuzbein und Steißbein oft als »Wurzel« der Wirbelsäule. Das Zentrum der Schwerkraft des gesamten Körpers befindet sich im unteren Bauch und dem Kreuzbeinbereich der Wirbelsäule. Es ist der Dreh- und Angelpunkt oder das Zentrum des Körpergleichgewichts, wo unser Gewicht vom Oberkörper an Beine und Füße und weiter an den Boden abgegeben wird.

Ihr Körper nimmt dann eine harmonische Haltung ein, wenn die Lordosen und Kyphosen Ihrer Wirbelsäule nicht durch einseitige Überbeanspruchung zu stark belastet und gekrümmt werden. Bei guter Haltung werden die schwersten Teile Ihres Körpers eng an die zentrale Achse der Wirbelsäule gezogen, wodurch ein Zustand des Gleichgewichts hergestellt wird. Der Bereich, der am empfindlichsten auf Belastungen reagiert, liegt zwischen dem letzten Lendenwirbel und dem Becken, das das gesamte Gewicht des Oberkörpers trägt. Aus diesem Grund sind Beschwerden im Kreuz in der Schwangerschaft so verbreitet.

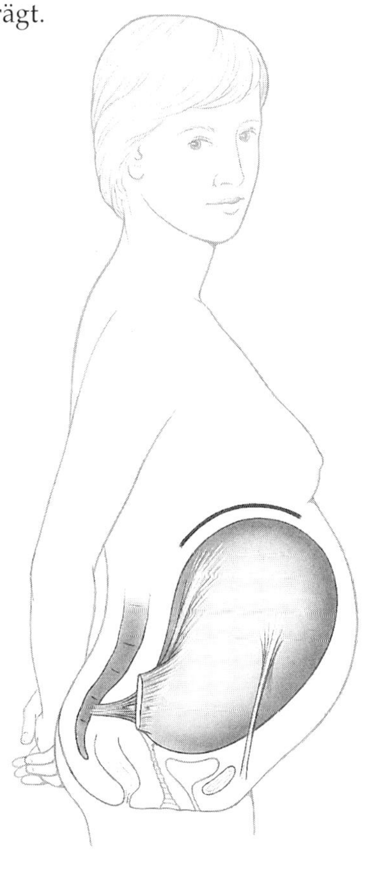

Die Auswirkungen der Schwangerschaft auf die Krümmungen der Wirbelsäule

Der Uterus wird von den Muskeln des Beckenbodens (siehe S. 133) und sechs kräftigen Bändern gehalten, die an den Beckenknochen sowie an der Sakralwirbelsäule befestigt sind. Diese Bänder werden in der Schwangerschaft dehnbarer, so daß der Uterus sich einige Zentimeter nach oben, unten und zu den Seiten bewegen kann. Sie sind zwar stark genug, den Uterus in seiner Position zu halten, aber ihre Funktion hängt auch von der korrekten Haltung und Neigung des Beckens ab, an dem sie befestigt sind.

Das zunehmende Gewicht des Uterus belastet diese Bänder. Das hat die Folge, daß das Kreuzbein nach vorn gezogen wird, so daß etwa ab dem sechsten, siebten Schwangerschaftsmonat ein Hohlkreuz entsteht oder beträchtlich verstärkt wird. Das wirkt sich allmählich auf die Balance zwischen sämtlichen Krümmungen der Wirbelsäule und dem Gewicht aus, das sie trägt.

Abb. 4.4.
Die Bänder halten den Uterus bis zum Entbindungstermin.
Der Uterus wird von starken Bändern gehalten, die an den Beckenknochen und der Sakralwirbelsäule befestigt sind.

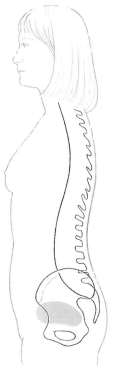

Um die verstärkte Kurve der Lendenwirbelsäule auszugleichen, werden sämtliche Krümmungen der Wirbelsäule ausgeprägter, da Ihr Körper versucht, ein neues Gleichgewicht zu finden.

Bei Frauen, die vor der Schwangerschaft eine gesunde Wirbelsäule und eine gute Haltung hatten, erfolgt diese Umstellung allmählich und ohne besondere Beschwerden. Haltungsschäden jedoch können zur Ursache von Überbelastung oder Schmerzen werden.

Wenn das Becken zu weit nach vorne kippt, übt es zusätzlichen Druck auf die Bänder aus, schiebt das Gewicht des Uterus und des Babys nach vorne gegen die Unterleibsmuskeln und belastet damit den unteren Rücken. Das kann Beschwerden im unteren Rücken oder Kreuzschmerzen verursachen. Kippt das Becken hingegen zu weit nach hinten, liegt das Baby in Richtung Rücken, was den Druck auf die Lendenwirbelsäule verstärkt und zu chronischen Rückenschmerzen führen kann (siehe Kapitel 7 – Schmerz, S. 210ff.).

Die betonte Dehnung des unteren Rückens und die Erdung der Wurzel der Wirbelsäule sowie die korrekte Einstellung der Neigung des Beckens, die durch die Yoga-Haltungen angeregt werden, helfen sicherzustellen, daß eine schlechte Haltung sanft korrigiert wird, so daß Sie Ihr Baby in der Schwangerschaft möglichst beschwerdefrei tragen und es für die Geburt die richtige Position einnimmt. Die Übungen für den Beckenboden (siehe S. 136ff.) stellen sicher, daß die darunter liegenden Muskeln ihn gut stützen.

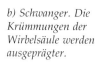

Abb. 4.5. Schwangerschaft und die Krümmungen der Wirbelsäule. a) Nicht schwanger.

b) Schwanger. Die Krümmungen der Wirbelsäule werden ausgeprägter.

ENTDECKEN SIE IHR ZENTRUM DER SCHWERKRAFT

Wie wir bereits gesehen haben, trägt Ihr Kreuz das Hauptgewicht Ihres Körpers und ist außerdem das Zentrum seiner Schwerkraft. Sie werden feststellen, daß sämtliche Anweisungen für die Yoga-Haltungen die bewußte Wahrnehmung des Zentrums der Schwerkraft im Kreuzbein oder unteren Rücken beinhalten. Sowohl in der Schwangerschaft als auch nach der Geburt, wo Sie Ihr Baby viel tragen, ist es wichtig, daß Sie diese Bewußtheit für Ihre Körperhaltung im Alltag entwickeln.

Jede Yoga-Haltung schließt die Anleitung ein, das Kreuz nach unten hin »länger werden« oder »fallen« zu lassen. Es geht dabei um ein Gefühl des »Loslassens« des Körpergewichts durch die untere Wirbelsäule, und wir folgen dabei lediglich der natürlichen Tendenz unseres Rückgrats, sich im Einklang mit dem Sog der Schwerkraft zu strecken. Wenn die Wirbelsäule sich »erdet«, kann sie sich auch nach oben oder seitwärts strecken und loslassen, wie ein Baum mit starken, tiefen Wurzeln höher wachsen und seine Zweige zum Licht strecken kann.

Wenn Sie bei Ihrer täglichen Praxis immer wieder so der Schwerkraft nachgeben, bringen Sie das Zentrum Ihres eigenen Körpers allmählich in Harmonie mit den Gravitationskräften der Erde. Findet der untere Teil Ihrer Wirbelsäule durch die Sitzknochen oder über die Füße seine »Wurzeln«, wird auch Ihr Oberkörper freier. Die Dehnung der Wirbelsäule hat den Effekt, daß sämtliche Muskeln, die an der Wirbelsäule befestigt sind, sich entspannen und auch die Bandscheiben zwischen den einzelnen Wirbeln sich weiten und regenerieren können. Dies fördert die Dehnung noch weiter, so daß Ihr gesamter Oberkörper gelöster wird und mehr Platz für Ihr Baby macht.

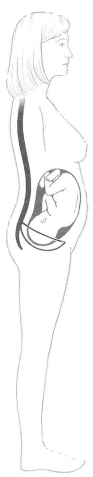

Die Dehnung der Brustwirbelsäule weitet auch Ihre Rippen, so daß Ihr Brustkorb sich öffnet und Sie besser atmen können.

Wenn das untere Ende Ihrer Wirbelsäule nach unten hin länger wird, können Sie Ihr Kind leichter tragen. Die Krümmung im unteren Rücken ist dann frei von Spannungen, und Ihr Becken ruht direkt unter dem Unterleib und stützt Ihr Baby von unten – wie ein Eierbecher das Ei. Das heißt, daß Sie Ihr Baby dicht an Ihrer Wirbelsäule tragen, so daß Ihr Körpergewicht (und das zusätzliche Gewicht des Uterus) über Ihr Becken leicht an Ihre Beine und Füße und von dort an den Boden abgegeben werden kann.

Wenn Sie dagegen Ihr Kreuz nach vorne krümmen, wird die Lendenkurve verstärkt, während das untere Ende Ihrer Wirbelsäule nach oben gezogen wird. Dann kippt Ihr Becken nach vorne und im unteren Rücken drückt das gesamte Gewicht Ihres Oberkörpers und der Schwangerschaft auf den Bereich zwischen dem letzten Lendenwirbel und dem Kreuzbein. Das führt unweigerlich zu Rückenbeschwerden. Auch Ihre Unterleibsmuskeln sind dann überbelastet, weil sie zuviel vom Gewicht Ihres Bauches tragen müssen, der nach vorne geschoben wird.

Wenn sich Ihre Wurzeln hingegen vertiefen, dehnt die Wirbelsäule sich im Nacken nach oben und bringt das Gewicht Ihres Kopfes in Einklang mit der zentralen Achse Ihres Rückgrats. Ihre Haltung ist dann ausgewogener, und Sie können Ihr Baby vor und nach der Geburt mit Vergnügen und ohne Beschwerden tragen.

KÖRPERHALTUNG UND ATMUNG

Körperhaltung und Atmung beeinflussen sich gegenseitig. Wir haben bereits gesehen, daß durch Dehnung des unteren Endes der Wirbelsäule mehr Raum in Ihrem Brustkorb entsteht. Diese Dehnung nimmt auch direkt Einfluß auf das Zwerchfell, das der wichtigste Muskel bei der Atmung ist (siehe S. 60). Die Wurzeln der Zwerchfellmuskeln sind eng verbunden mit den Muskeln des unteren Rückens und auch mit den Psoas- oder Lendenmuskeln im Becken, die Ihr Becken in der richtigen Position halten. Wenn das Becken zu weit nach vorn kippt, gerät es aus dem Gleichgewicht, und die dadurch verursachte Spannung im unteren Rücken wird die Kontraktionsfähigkeit des Zwerchfells beeinträchtigen. Das erklärt, warum eine verstärkte Krümmung im unteren Rücken von Verspannungen im Zwerchfell, einer flachen Atmung und Beschwerden im Kreuz oder in den Kreuzbeingelenken begleitet wird.

Eine gut ausgewogene Beziehung zwischen Becken und Lendenwirbelsäule ist also entscheidend für eine harmonische Atmung, die natürlich für Ihr Alltagsleben äußerst wichtig ist. Im nächsten Teil dieses Kapitels erforschen wir, wie Sie im Schwangerschaftsalltag zu einer guten Haltung gelangen können.

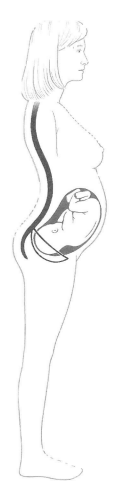

Abb. 4.6 (a). Ausgewogene Körperhaltung. Wenn die Haltung im Gleichgewicht ist, wird das Kreuz nach unten hin länger, so daß der Uterus vom Becken sicher getragen wird. Die Wurzel der Wirbelsäule wird geerdet, und das Körpergewicht folgt der Schwerkraft durch Hüften, Beine und Füße Richtung Boden.

Abb. 4.6. (b) Unausgewogene Körperhaltung. Bei einer verstärkten Krümmung im unteren Rücken kippt das Becken nach vorn, und das Gewicht des Uterus und des Babys drückt auf die Unterleibsmuskeln. Die Haltung ist nicht im Gleichgewicht, was oft zu Beschwerden und Schmerzen im unteren Rücken und den Hüftgelenken führt.

STEHEN UND GEHEN

Um zu begreifen, wie ein harmonisches Gehen und Stehen aussieht, müssen wir bei den Füßen beginnen. Durch sie wird das gesamte Gewicht Ihres Körpers von den Beinen durch die Mitte der Fußknöchel an den Boden abgegeben.

Wenn die Füße falsch belastet werden, fehlt es dem ganzen Körper an Erdung und Stütze. Sie werden bemerken, daß bei jeder Übung präzise Anweisungen für eine ausbalancierte Position der Füße gegeben werden. Es ist wichtig, daß Sie bei längerem Stehen Ihr Gewicht gleichmäßig auf beide Füße verteilen, statt es lediglich auf einen Fuß zu verlagern.

Neben dem Hohlkreuz ist ein weiteres verbreitetes Problem in der Schwangerschaft, daß Frauen mit den Füßen nach außen gehen. Das führt zu dem unbeholfenen »schwangeren Watschelgang« in den späten Monaten. Schlimmer noch ist, daß die inneren Fußgewölbe dadurch die Tendenz bekommen abzuflachen, so daß das Körpergewicht nicht mehr richtig abgestützt wird. Die Folge ist, daß das Körpergewicht nach vorne auf die Spitze der großen Oberschenkelknochen gezogen wird, so daß das Becken nach vorne kippt und die Wirbelsäule überbelastet wird. Die schlechte Angewohnheit, »nach außen« zu gehen und zu stehen, kann also leicht zu Beschwerden in den Kreuzbeingelenken und zu Rückenschmerzen führen.

Versuchen Sie einmal folgendes: Gehen Sie auf Ihre gewohnte Art im Zimmer umher, und achten Sie dabei darauf, wie Sie Ihre Füße setzen. Versuchen Sie dann, die Füße wirklich parallel zu halten, ohne sie nach außen zu drehen. Setzen Sie bei jedem Schritt zunächst die Ferse und dann den ganzen Fuß bewußt auf den Boden, wobei Sie Ihre Knie leicht gebeugt und Ihren unteren Rücken »lang« halten. Gehen Sie möglichst oft so, bis es Ihnen zur Gewohnheit wird und sich ganz natürlich anfühlt.

Fußpflege

Ihre Füße sind für das Gleichgewicht Ihres gesamten Körperbaus von entscheidender Bedeutung.

Die meisten Menschen haben Fußschäden, weil sie zu enge Schuhe tragen, so daß die Füße eingeengt werden und sich nicht mehr spreizen können. Die Zehen leiden, denn sie werden zusammengedrückt und können sich vielleicht nicht mehr einzeln bewegen. Auch das Tragen von hochhackigen Schuhen, in denen das Gewicht auf den Vorderfuß verlagert wird, ist sehr schädlich für die Körperhaltung.

Es empfiehlt sich, überhaupt keine Schuhe mit Absatz zu tragen. Versuchen Sie weiche, bequeme, flache Schuhe zu finden, in denen Ihre Zehen viel Platz haben. Selbst kleinere Absätze bringen Sie aus dem Gleichgewicht. Es gibt Spezialschuhgeschäfte, die Schuhe anbieten, welche sowohl fußgerecht als auch modisch sind. Nutzen Sie zu Hause oder im Freien häufig die Möglichkeit, barfuß zu gehen.

Tragen Sie Socken oder Strümpfe aus Baumwolle, damit Ihre Füße »atmen« können, und gehen Sie bei warmem Wetter in Sandalen. Versuchen Sie sich bewußt zu machen, wie Sie Ihre Füße im Stehen und Laufen setzen. Laufen Sie täglich mindestens eine Stunde, und legen Sie Ihre Füße hoch, um sie auszuruhen, wenn Sie nicht stehen müssen!

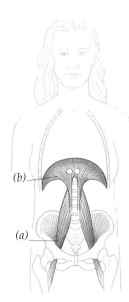

Abb. 4.7. Die Beziehung zwischen den Psoasmuskeln und dem Zwerchfell. Die Psoasmuskeln des Beckens (a) und das Zwerchfell (b) sind am selben Teil der Wirbelsäule befestigt, so daß Atmung und Haltung eng miteinander verbunden sind.

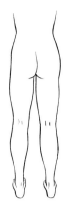

Abb. 4.8 (a). Korrekte Fußhaltung. Wenn die Füße parallel stehen, haben die Fersen guten Kontakt zum Boden. Die Beine bilden mit den Hüften eine Linie, durch die das Gewicht direkt auf den Boden übertragen wird.

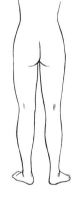

Abb. 4.8 (b). Wenn die Füße nach außen zeigen, drehen die Fersen sich nach innen, so daß sie sich nicht mehr in einer Linie mit den Hüften befinden und der untere Rücken sich verengt. Das kann zu Schmerzen im Kreuz, in den Kreuzbeingelenken, Hüften oder Knien führen, da die Gewichtsübertragung gestört ist.

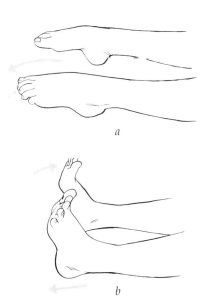

Eine regelmäßige Fußmassage ist in der Schwangerschaft etwas Wunderbares. Sie können sich die Füße selbst massieren, aber herrlich entspannend ist auch, wenn Ihre Freundin, Ihr Partner oder ein Masseur Ihnen die Füße massiert.

Hier folgen ein paar einfache Übungen für die Füße, die Sie jederzeit machen können. Sie sorgen dafür, daß Ihre Fußgelenke beweglich bleiben und der Fersenrücken gedehnt wird. Sie regen auch den Flüssigkeitskreislauf von den Füßen zu den Beinen und umgekehrt an.

Abb. 4.9 (a/b).
Übungen für die Füße. (a) und (b) Setzen Sie sich bequem auf den Boden, und stützen Sie, wenn nötig, Ihr Kreuz. Zeigen Sie mit den Zehenspitzen beider Füße so weit nach vorne, wie Sie können, und dehnen Sie anschließend Ihre Fersen. Fahren Sie mit dieser Wechselbewegung etwa eine Minute fort, und entspannen Sie dann Ihre Füße. Versuchen Sie jetzt, mit dem linken Fuß nach vorn zu zeigen, während Sie die rechte Ferse dehnen, und fahren Sie dann im Wechsel mit beiden Bewegungen gleichzeitig fort.

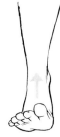

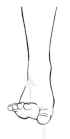
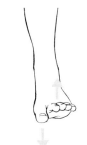

Abb. 4.9 (e).
Stellen Sie sich hin, die Füße etwa 30 Zentimeter auseinander und parallel. Heben Sie die Zehen vom Boden, spreizen Sie sie weit, und dann entspannen Sie sie wieder. Wiederholen Sie diesen Ablauf fünf- bis sechsmal.

Abb. 4.9 (f).
Drücken Sie die Kuppen Ihrer großen Zehen auf den Boden. Halten Sie sie unten, und heben Sie die anderen Zehen. Halten Sie diese Position ein paar Sekunden, und entspannen Sie die Füße dann. Wiederholen Sie diesen Ablauf fünf- bis sechsmal. Versuchen Sie dann, alle anderen Zehen am Boden zu halten und nur die großen Zehen zu heben.

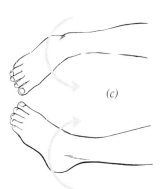

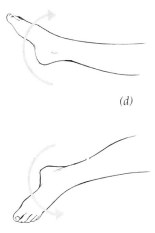

Abb. 4.9 (c/d)
Spreizen Sie bequem Ihre Beine, und lassen Sie Ihre Fußgelenke kreisen, zuerst bis zu zehn Mal nach innen, dann bis zu zehn Mal nach außen. Dann entspannen Sie sich.

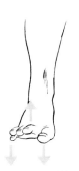
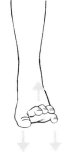

Abb. 4.9 (g).
Versuchen Sie jetzt, die großen und die kleinen Zehen unten zu halten, während Sie die drei mittleren Zehen heben, und entspannen Sie die Füße dann (für eine Kräftigung der Fußgewölbe siehe die Übung Thai-Göttin auf S. 141).

81

Der Grundstand

Die folgende Übung verhilft Ihnen zu einem guten Gespür für richtiges Stehen. Anfangs brauchen Sie vielleicht etwas Zeit dafür, machen Sie also, falls nötig, immer wieder Pausen, und ruhen Sie sich aus. Sie werden allmählich lernen, die Übung in wenigen Sekunden zu machen. Wie bei der einfachen Atembewußtheit kann es auch hier hilfreich sein, die Anweisungen auf Kassette aufzunehmen und dann beim Üben abzuspielen. Sollte Ihnen im Stehen leicht schlecht werden, können Sie sich bei Bedarf auch jederzeit hinsetzen oder hinlegen. Gehen Sie den ganzen Körper durch, und widmen Sie Ihre Aufmerksamkeit, bei den Füßen beginnend, nacheinander jedem Körperteil.

FÜSSE

Stellen Sie sich hin, die Füße parallel und hüftbreit (etwa 30 Zentimeter) auseinander.

Die Außenkanten Ihrer Füße sollen zwei parallele Linien bilden. Sie können dabei zunächst den Eindruck haben, »über den großen Onkel« zu stehen, aber das verliert sich schnell.

Jetzt schließen Sie Ihre Augen und spüren, wie Ihre Füße den Boden berühren. Lassen Sie Ihr Gewicht nach unten in die Fersen und über diese in den Boden sinken.

Schaukeln Sie ein wenig vor und zurück, bis Sie das Gefühl haben, daß Ihr Gewicht sich gleichmäßig auf die Mitte beider Fersen und auf beide Beine verteilt.

Jetzt drücken Sie Ihre großen Zehen nach unten und strecken und spreizen Ihre Zehen, so daß Ihre Füße so breit wie möglich werden.

Strecken Sie die kleinen Zehen, und stellen Sie sie dann fest auf den Boden. Wenn Ihre kleinen Zehen sich noch nicht unabhängig von den anderen Zehen bewegen können, müssen Sie vielleicht die Knie beugen und sich nach vorne bücken, um sie mit den Händen zu lösen, dann kommen Sie langsam wieder nach oben.

Das Innengewölbe des Fußes sollte sich heben, während der »Außenrand« fest den Boden berührt. Ihr Körpergewicht wird durch Ihre Fersen nach unten übertragen und von Ihren Füßen zwischen den weit gespreizten großen und kleinen Zehen im Gleichgewicht gehalten.

Versuchen Sie jetzt, Ihre Zehen und Füße in dieser Haltung zu entspannen, so daß es sich allmählich natürlich anfühlt, so zu stehen. Stellen Sie sich vor, so breite Füße zu haben wie ein Mensch, der niemals Schuhe getragen hat. Wenn Sie ein paar Monate lang Yoga gemacht haben, gewinnen Ihre Füße allmählich ihre natürliche Beweglichkeit zurück.

Jetzt entspannen Sie sich und konzentrieren sich einen Augenblick auf Ihre Atmung. Atmen Sie »durch Ihre Fersen« aus, und spüren Sie, wie der Atem wie die Wurzeln eines Baumes in den Boden wandert. Nehmen Sie dann wahr, wie der Einatem langsam in Ihren Körper strömt, wie bei einem Baum, der durch seine Wurzeln aus dem Boden Feuchtigkeit aufnimmt.

KNIE

Schenken Sie jetzt Ihre Aufmerksamkeit den Knien. Halten Sie sie gerade, ohne sie durchzudrücken. Konzentrieren Sie sich vor allem auf Ihre Kniekehlen, und spüren Sie, wie diese sich öffnen und loslassen.

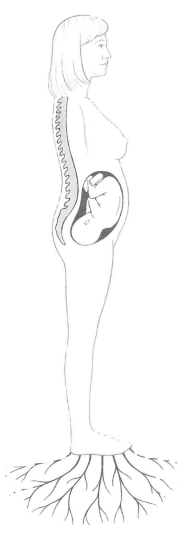

Abb. 4.10. Stehen.
- *Die Füße stehen parallel, die Zehen sind weit gespreizt und die Fersen gut geerdet wie die Wurzeln eines Baumes.*
- *Die Kniekehlen öffnen sich.*
- *Der untere Rücken dehnt sich sanft in Richtung Boden.*
- *Das Becken stützt den Bauch von unten.*
- *Das Baby wird behaglich dicht an Ihrer Wirbelsäule getragen.*
- *Ihr Körper wird von der Schwerkraft vom Becken abwärts Richtung Boden gezogen.*
- *Die obere Wirbelsäule dehnt sich von der Taille aufwärts Richtung Himmel, als wüchse sie aus den Wurzeln nach oben.*
- *Die Schultern sind locker und frei.*
- *Die Arme hängen weich und mit schweren Ellenbogen und Handgelenken nach unten.*
- *Der Nacken dehnt sich, das Kinn zeigt leicht nach unten Richtung Brustkorb. Der Kopf balanciert auf der Spitze der Wirbelsäule.*

BECKEN

Bleiben Sie bei dem Gefühl der Erdung, und spüren Sie, wie Ihr Gewicht sich nach unten in Ihre Fersen verlagert. Lenken Sie Ihre Aufmerksamkeit auf das Becken, das die Hauptstütze Ihres Körpers bildet. Das Gewicht von Kopf, Schultern und Rumpf geht durch die Wirbelsäule und konzentriert sich im letzten Lendenwirbel. Von dort verlagert es sich weiter auf das Kreuzbein.

Konzentrieren Sie sich auf die Rückwand des Beckens, die durch den unteren Teil der Wirbelsäule gebildet wird – das Kreuzbein. Atmen Sie ein paarmal aus, lassen Sie das Kreuzbein los, so daß es zum Boden hin länger wird, und der untere Teil der Wirbelsäule sich nach unten dehnt. Es ist, als hätten Sie einen langen, schweren Schwanz, der nach unten fällt.

Streichen Sie mit den Händen nach unten über Ihr Kreuz, um ein stärkeres Gefühl für die Abwärtsstreckung Ihrer Wirbelsäule zu bekommen. Hier befindet sich das Zentrum Ihrer Schwerkraft.

Spüren Sie, wie sich das Schambein an der Vorderseite des Körpers von selbst ein wenig hebt, wenn Ihr unterer Rücken sich streckt, so daß Ihr Becken sich direkt unter Ihren Bauch schiebt. Fühlen Sie, wie behaglich Sie Ihr Baby dicht an Ihrer Wirbelsäule tragen.

BRUSTKORB

Jetzt befindet sich Ihr Zentrum der Schwerkraft im unteren Rücken in Harmonie mit den Abwärtskräften der Erde, und damit ist Ihr Unterkörper von der Taille an »geerdet«. Bleiben Sie einen Augenblick so stehen, und atmen Sie. Spüren Sie diese Verbundenheit mit der Erde in Ihrem Körper. Nehmen Sie wahr, wie Ihr Körpergewicht nach unten zum Kreuz und durch Ihre Beine und Fersen weiter Richtung Boden fällt. Stellen Sie sich beim Ausatmen vor, daß Ihr Atem durch Ihre Fersen wie Wurzeln in die Erde dringt.

Mit diesem Gefühl der Erdung ist Ihr Oberkörper gut unterstützt und kann loslassen. Durch die Streckung Ihres unteren Rückens können sich auch Ihre Rippen und Ihr Brustbein dehnen, so daß der obere Rücken sich beim Einatmen länger und weiter anfühlt. Achten Sie darauf, wie die Luft beim Einatmen in Ihre Lungen strömt, als käme sie vom Boden, aus den Wurzeln, so wie ein Baum Feuchtigkeit aus der Erde aufnimmt. Spüren Sie, wie die Luft Ihre Lungen von unten nach oben füllt, bis der Atem in die oberen Lungenspitzen direkt unter Ihr Schlüsselbein dringt, aber lassen Sie Ihre Schultern dabei entspannt nach unten fallen.

Fahren Sie fort, so angenehm zu atmen, und bleiben Sie mit Ihrer Aufmerksamkeit noch ein paar Sekunden bei dem Gefühl, wie der Atem in Ihre Lungen ein- und ausströmt. Achten Sie auf den Raum zwischen oberem Beckenrand und dem unteren Rand Ihres Brustkorbs, spüren Sie, wie dieser sich beim Atmen sanft in die Länge dehnt und mehr Platz für Ihr Baby schafft.

SCHULTERN

Ihr unterer Rücken dehnt sich in Richtung Boden, Sie sind durch Ihre Fersen geerdet. Spüren Sie nun, wie Ihre Schultern seitlich locker nach unten hängen – wie ein schwerer Mantel am Garderobenhaken. Ziehen Sie sie ein paarmal hoch, oder lassen Sie sie nach hinten kreisen und spüren Sie, wie Sie loslassen und entspannen.

ARME

Lassen Sie die Arme an den Seiten hängen wie zwei schwere Pendel. Ihre Hände sind weich und locker, die Handflächen geöffnet. Spüren Sie, wie die Anspannungen des Oberkörpers durch Ihre Ellenbogen und Handgelenke aus dem Körper weichen.

HALS UND KOPF

Bleiben Sie mit Ihrer Wahrnehmung bei der Dehnung des unteren Rückens und der Gewichtsverlagerung hinunter in die Fersen, und konzentrieren Sie sich gleichzeitig auf Ihren Kopf und Ihren Hals. Ihr Kopf wiegt vier bis sechs Kilo und sitzt gleichmäßig ausbalanciert auf dem obersten Wirbel Ihrer Halswirbelsäule, der als Atlas bekannt ist.

Versuchen Sie, behutsam mit dem Kopf zu nicken und dabei winzige Bewegungen von oben nach unten, nach beiden Seiten und von hinten nach vorne zu machen. Dadurch bekommen Sie ein Gespür dafür, wie Ihr Kopf auf dem obersten Halswirbel balanciert. Bei diesen winzigen nickenden Bewegungen können Sie fühlen, wie die kleinen zarten Muskeln im Nacken, die Ihren Kopf auf der Wirbelsäule im Gleichgewicht halten (die Subokzipitalmuskeln), sich bewegen. Neigen Sie jetzt Ihren Kopf leicht nach vorne, so daß Ihr Kinn ein wenig nach unten Richtung Brustkorb zeigt. Atmen Sie tief, und spüren Sie, wie sämtliche Muskeln im Nacken und oberen Rücken sich mit den Subokzipitalmuskeln zusammen dehnen und loslassen.

Atmen Sie eine Weile, bevor Sie Ihre Haltung ändern, und genießen Sie das Gefühl, daß Ihr ganzer Körper im Gleichgewicht ist – Becken, Beine und Füße sind gut geerdet, und Ihr Oberkörper fühlt sich von der Taille aufwärts locker und leicht an.

SITZEN

Im Sitzen gelten die gleichen Grundsätze wie im Stehen, nur daß das Gewicht Ihres Rumpfes in dieser Position durch die Sitzknochen in den Stuhl oder Boden sinkt.

Achten Sie immer darauf, daß das Ende Ihrer Wirbelsäule geerdet ist und nach unten länger wird. Dann wird der restliche Rücken von der Basis aufwärts gestützt. Vermeiden Sie es, krumm zu sitzen, und gewöhnen Sie sich an, Ihren unteren Rücken gegen die Stuhllehne oder eine Wand zu lehnen. Wenn Sie auf dem Sofa oder aufrecht im Bett sitzen, sollten Sie sich genügend Kissen in den Rücken schieben, damit Sie sich aufrecht halten, statt sich zurückzulehnen. Beim Sitzen auf einem Stuhl sollten Sie möglichst mit geradem Rücken sitzen. Wenn Ihre Füße nicht ganz auf den Boden reichen, können Sie sie auf einen Hocker oder ein Buch stellen, damit sie eine Stütze haben.

Wenn Sie häufig am Schreibtisch arbeiten, ist es besonders wichtig, daß Sie den richtigen Stuhl benutzen. Stühle zum Knien, die es in Spezialgeschäften für gesunde Sitzmöbel gibt, sind eine sehr gute Unterstützung für die Wirbelsäule. Achten Sie darauf, daß Sie möglichst nicht die Beine kreuzen, denn das blockiert Ihren Kreislauf. Wenn Sie in der Küche an hohen Tischen arbeiten, sollten Sie besser auf einem hohen Stuhl sitzen, statt zu stehen.

Das richtige Sitzen oder Knien auf dem Boden ist bereits als solches eine gute Übung für die Schwangerschaft. Versuchen Sie also, sich von Ihrem Sofa zu verabschieden und so oft wie möglich auf dem Boden zu sitzen. Sie können viele der Yoga-Haltungen zu Hause als Sitzpositionen benutzen.

Das entspannte Hocken auf einem Hocker ist in der Schwangerschaft sehr hilfreich und als Sitzposition geeignet. Benutzen Sie dafür einen niedrigen Hocker oder einen Stapel dicker Bücher (siehe die Hockübung, 12b, S. 127f.). Lassen Sie Ihr Kreuz nach unten hin länger werden, und nehmen Sie die Knie bequem auseinander. Ihr Rumpf beugt sich leicht vor, so daß Ihre Wirbelsäule und Ihr Hals sich frei bewegen können. Halten Sie die Füße samt Fersen flach am Boden. Regelmäßiges Hocken weitet Ihr Becken, hilft Ihr Baby in die richtige Position zu bringen und Ihren Körper auf die Geburt vorzubereiten.

Abb. 4.11. Sitzen
- *Die Füße stehen bequem auseinander und flach auf dem Boden.*
- *Die Knie sind leicht geöffnet.*
- *Setzen Sie sich gut im Stuhl zurück, um nicht zusammenzusacken. Der untere Rücken dehnt sich in Richtung Boden.*
- *Becken, Beine und Füße werden von der Schwerkraft nach unten gezogen.*
- *Die obere Wirbelsäule streckt sich von einer stabilen Grundlage aus Richtung Himmel.*
- *Schultern und Arme hängen locker nach unten.*
- *Der Nacken dehnt sich, und der Kopf balanciert auf der Spitze der Wirbelsäule.*

Beugen

Wenn Sie sich vorbeugen, um etwas Schweres zu heben, etwas aus der unteren Schublade zu holen oder Ihrer Hausarbeit nachzugehen, sollten Sie darauf achten, daß Ihr Kreuz nach unten länger wird und die Bewegung eher von den Hüftgelenken als von Ihrer Wirbelsäule ausgeht (siehe die Übung 23, Vorwärtsbeuge aus dem Stand, S. 153ff.). Beugen Sie Ihre Knie, und hocken Sie sich hin, wenn Sie einen Gegenstand oder ein kleines Kind vom Boden heben, so daß Ihre Beine die Arbeit verrichten, statt daß Ihre Wirbelsäule belastet wird.

Wenn Sie etwas vom Boden wischen müssen, ist es besser, sich auf Hände und Knie zu stützen, statt sich zu weit nach unten zu bücken.

Sich aus dem Liegen aufrichten

Wenn Sie sich aus der Badewanne, vom Boden oder im Bett aus dem Liegen aufrichten, sollten Sie niemals nach vorne hochkommen, weil diese Bewegung Ihr Kreuz und Ihre Unterleibsmuskeln belasten kann. Rollen Sie sich statt dessen auf die Seite, kommen Sie langsam ins Sitzen oder Knien, und stehen Sie dann auf.

RUHEN UND SCHLAFEN

In den Monaten vor und nach der Geburt ist es wichtig, daß Sie sich jeden Tag etwas Zeit nehmen, um zu ruhen. Die Versorgung Ihres Babys verbraucht viel von Ihrer Lebensenergie. Halten Sie auf jeden Fall Mittagsruhe. Zwei weitere »Mini«-Ruhepausen im Verlauf des Vor- und des Nachmittags können für Ihr Wohlbefinden ausschlaggebend sein. Wenn Sie ganztags arbeiten, ist das besonders wichtig, versuchen Sie es also einzurichten, daß Sie sich auch tagsüber irgendwo im Liegen ausruhen können.

Wenn wir unseren täglichen Aktivitäten nachgehen, fordert die Schwerkraft ihren Tribut von unserem Körper. Je länger wir aufrecht stehen, desto stärker werden die Krümmungen der Wirbelsäule zusammengedrückt. Während der Schwangerschaft wird dieser Druck durch das zusätzliche Gewicht, das Sie tragen, noch verstärkt.

Wenn wir unseren täglichen Aktivitäten nachgehen, fordert die Schwerkraft ihren Tribut von unserem Körper.

Wenn Sie ruhen oder schlafen oder Ihre Wirbelsäule beim Yoga entlasten, saugen die schwammigen Bandscheiben zwischen den Wirbelkörpern mehr Körperflüssigkeit auf, so daß sie sich ausdehnen und elastischer werden. Muskelverspannungen lösen sich, so daß sich die Krümmungen der Wirbelsäule öffnen und diese tatsächlich länger wird. Dadurch wird auch mehr Raum für die aus dem Rückenmark austretenden Spinalnerven geschaffen, was den ganzen Körper belebt. Diese »Verjüngung« wird möglich, wenn Sie ruhen oder auch nur 20 Minuten Yoga machen.

Gegen Ende der Schwangerschaft kann es schwierig werden, nachts bequem zu liegen, und Ihr Schlaf wird wahrscheinlich häufig gestört, weil Sie Ihre Blase leeren müssen. Ein warmes Bad mit drei, vier Tropfen reinem Kamillenöl kann einen ruhigen Schlaf fördern. Ratsam ist auch, sich in den späten Monaten der Schwangerschaft ein paar zusätzliche Kissen anzuschaffen, um Ihren Körper beim Schlafen bequem zu betten. Eine Massage der Wirbelsäule ist in der späten Schwangerschaft vor dem Ausruhen eine große Hilfe. Machen Sie die Atemübung von S. 66f. oder die Entspannung von S. 169, wenn Sie sich hinlegen, um zu ruhen oder zu schlafen. Wenn Sie nachts unruhig schlafen, sollten Sie jede Gelegenheit nutzen, am Tage zu ruhen.

Auf der Seite liegen

Diese bequeme Position wird durch viele Kissen unterstützt. Legen Sie ein kleines Kissen unter Ihren Kopf und ein weiteres zwischen Ihre Knie, so daß Ihre Beine gestützt werden. Drehen und wenden Sie Ihre Hüften, bis Sie bequem liegen, oder strecken Sie das untere Bein aus. Ihre Wirbelsäule sollte von einer geraden Fläche unterstützt werden. Manche Frauen legen sich auch noch ein Kissen als Stütze unter den Bauch. Für die Schultern kann es angenehm sein, wenn Sie ein Kissen umarmen.

Sich nach vorne über Kissen knien

Knien Sie auf einer weichen Unterlage oder auf Ihrem Bett, Ihre Knie sind bequem geöffnet, und die Zehen zeigen nach innen. Aus dieser Haltung beugen Sie sich aus den Hüften vor und lehnen sich auf einen Sitzsack oder einen großen Stapel weicher Kissen (siehe S. 76). Achten Sie darauf, daß Ihre Wirbelsäule sich frei fühlt und Ihr ganzer Körper gut unterstützt wird. Atmen Sie tief, und entspannen Sie sich.

Auf einen Tisch gelehnt ruhen

Wenn es nicht möglich ist, sich hinzulegen, können Sie sich gut ein paar Minuten ausruhen, indem Sie sich mit Ihren Armen auf einen Tisch oder Schreibtisch lehnen. Legen Sie Ihre Arme bequem auf den Tisch, und lassen Sie Ihren Kopf auf den Unterarmen ruhen. Nehmen Sie die Beine bequem auseinander, und halten Sie Ihre Füße flach am Boden. Entspannen Sie Nacken und Schultern, atmen Sie, und lassen Sie Ihre Wirbelsäule los.

DIE KÖRPERHALTUNG NACH DER GEBURT

Ihr unterer Rücken ist in den ersten Wochen und Monaten nach der Geburt immer noch sehr anfällig, und es ist wichtig, daß Sie ihn nicht übermäßig belasten. Ratsam ist, daß Sie für die ersten Wochen nach der Geburt einen Tisch von angenehmer Höhe haben, so daß Sie sich nicht bücken müssen, wenn Sie Ihr Baby wickeln. Später werden Sie Ihr Baby auf dem Bett oder auf dem Boden wickeln, da der Tisch gefährlich wird, sobald das Kind sich auf die Seite rollen kann!
Auch Nacken und Schultern sind ziemlichen Belastungen ausgesetzt, wenn Sie Ihr Baby füttern und herumtragen. Achten Sie darauf, sie im Laufe des Tages immer wieder zu lockern, um Verspannungen vorzubeugen.

Körperhaltungen beim Stillen

Sie können in vielen verschiedenen Positionen stillen – aufrecht auf einem Stuhl mit gerader Lehne, im Bett oder auf dem Sofa mit Kissen im Rücken oder auf der Seite liegend. Welche Haltung Sie auch wählen, achten Sie immer darauf, daß sie wirklich bequem ist. Wenn Sie im Sitzen stillen, sollten Sie die Ratschläge von S. 84f. beherzigen und – falls notwendig – viele Kissen und einen Hocker benutzen, damit beide Beine sich entspannen können. Halten Sie Ihr Baby eng an Ihrem Körper, so daß es gut gestützt wird. Achten Sie darauf, daß es Sie »Bauch an Bauch« anschaut und sein Kopf, Hals und Rücken eine gerade Linie bilden. Bevor Sie mit dem Stillen anfangen, sollte der Mund Ihres Babys sich direkt unter Ihrer Brustwarze befinden. Das macht es Ihrem Baby leichter, an der Brust zu saugen, ohne den Kopf drehen oder sich anstrengen zu müssen. In den ersten Wochen ist es hilfreich, sich ein Kissen auf den Schoß zu legen, so daß das Kind in einer bequemen Höhe liegt. Sie können sich zusätzlich ein Kissen unter Ihren Ellenbogen legen.

Wenn Sie Ihr Baby herumtragen

Sie werden Ihr Kind sehr häufig tragen. Ratsam ist, gleich zu Beginn eine gute Baby-Tragehilfe, z.B. ein Tragetuch (siehe Adressen), zu besorgen und zu benutzen. Achten Sie darauf, wie Sie gehen und stehen, wenn Sie Ihr Baby vor dem Bauch tragen, denn das kann für Ihr Kreuz belastend werden, wenn Sie Ihre Haltung nicht ständig überprüfen (siehe S. 82ff.). Mit etwa fünf, sechs Monaten ist eine Rückentrage besser für Ihre Haltung, aber denken Sie daran, Ihren unteren Rücken lang zu lassen und die Füße beim Gehen parallel zu setzen. Wenn Sie sich einen Kinderwagen anschaffen, sollten Sie die Höhe der Griffe so einstellen, daß Sie sich beim Schieben nicht bücken müssen.

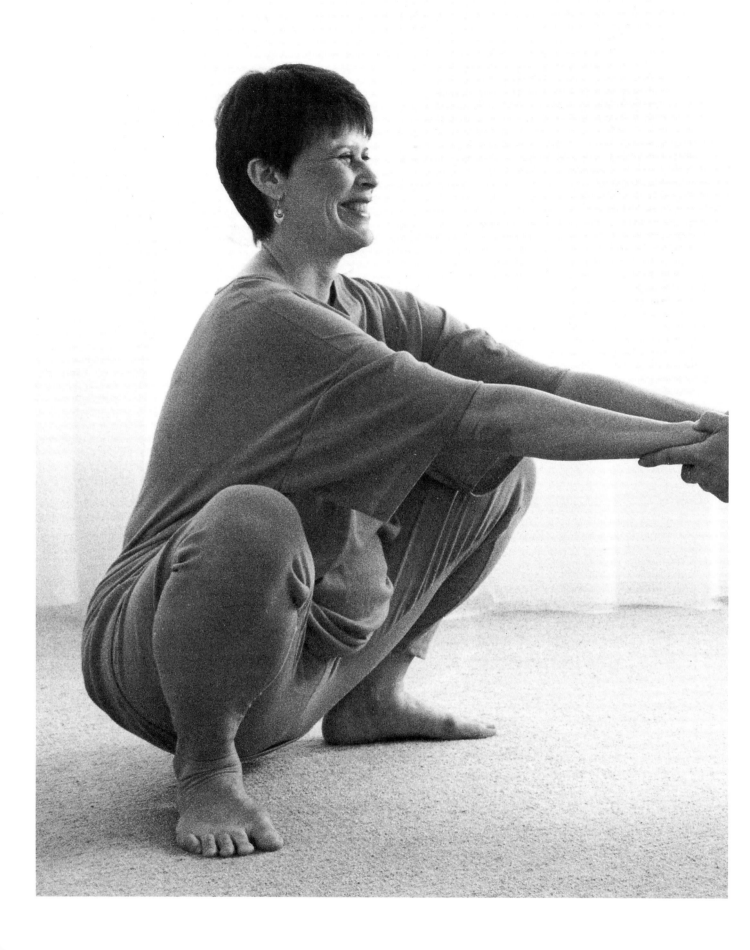

5

YOGA

IN DER
SCHWANGERSCHAFT

Yoga ist eine intensive Hilfe, das transformative Potential Ihrer Schwangerschaft optimal auszuschöpfen und Ihnen gleichzeitig Ihre innere Macht für die Geburtsarbeit, das Gebären und die Mutterschaft zu erschließen.

In Kapitel 3 haben Sie begonnen, das Wesen von Yoga zu erfahren, indem Sie lernten, sich zu entspannen und den natürlichen Fluß Ihrer Atmung zu beobachten. Sie üben, Ihre Aufmerksamkeit auf diesen grundlegenden Rhythmus zu lenken, so daß Sie innerhalb weniger Minuten innerlich konzentriert oder »zentriert« sein können.

Gleichzeitig haben Sie erste Versuche damit gemacht, die Auswirkungen der Schwerkraft auf Ihren Körper im Stehen und Sitzen sowie das Zentrum der Schwerkraft am Ende der Wirbelsäule und im Unterleib bewußt wahrzunehmen.

Sie haben mehr Energie und Lebenskraft und erfahren mehr Freude.

Jetzt werde ich Ihnen ein paar einfache Yoga-Haltungen vorstellen, die Sie in Ihr Übungsprogramm einflechten können. Beim Praktizieren dieser Haltungen können Sie anwenden, was Sie bereits gelernt haben, indem Sie die Atemwelle beobachten und sich bei jeder Haltung bewußt machen, wie die Schwerkraft arbeitet.

Wenn Sie die Haltungen zum ersten Mal ausprobieren, wird Ihnen auffallen, daß einige leicht sind, während andere Ihnen Körperbereiche ins Bewußtsein bringen, die verspannt oder unbeweglich sind. Allmählich werden Sie durch Ihre Atmung anfangen, die tiefen Muskelverspannungen loszulassen, die Sie zunächst davon abhalten können, die Haltung mit entspannter Leichtigkeit einzunehmen. Es ist sehr wichtig, sich klarzumachen, daß das ein langsamer Prozeß ist, der nicht forciert werden kann. Sie müssen sehr behutsam mit sich umgehen. Wenn Sie beharrlich üben, werden Sie anfangen, Ihre eigene innere Mitte wahrzunehmen. In dem Maße, wie sich Ihre Atmung auf natürliche Weise und ohne Anstrengung vertieft, entdecken Sie die unsichtbaren Wurzeln, die Sie mit der Schwerkraft verbinden. Sie werden geerdet.

Das Wort Yoga bedeutet »Vereinigung«. Es geht um die Hochzeit zwischen Ihrer eigenen inneren Mitte und dem Zentrum der Erde selbst. Wenn Sie dann mit der Erde tiefer verbunden sind, werden Sie ein spirituelles Gefühl von Einssein erleben und sich mit sich selbst, Ihrer Umgebung und Ihren Mitmenschen in größerer Harmonie befinden. Sie haben mehr Energie und Lebenskraft und erfahren mehr Leichtigkeit und Freude in Ihrem Leben.

Aber diese Leichtigkeit werden Sie zunächst vor allem in Ihrem Körper empfinden.

Sie können diesen Prozeß nicht erzwingen. Vielmehr geht es darum, loszulassen, Ihren Körper einfach »sein« zu lassen. Je mehr Sie sich der Schwerkraft hingeben und erlauben, daß sie ihre Arbeit verrichtet, desto mehr Raum schaffen Sie für die Leichtigkeit.

Dieser langsamen und behutsamen Arbeit nachzugehen, ist sehr angenehm. Ihre eigene Absicht, sich zu entspannen und zu Kräften zu kommen, befindet sich in Harmonie mit den natürlichen Tendenzen, sich zu öffnen und beweglicher zu werden. Wenn sich Ihr Gespür für Ihre eigenen Wurzeln vertieft, entsteht von innen ein Gefühl des Friedens und der Ruhe. Sie gelangen in den Vollbesitz Ihrer inneren Macht.

Für mich ist das die alltägliche Bedeutung von Erleuchtung. Diese ist kein rein mystischer Zustand, der den Yogis vorbehalten ist. Vielmehr ist Erleuchtung eine natürliche Folge des Erwachens, das täglich in unserem Bewußtsein stattfindet und das wir alle erleben können, wenn unser Körper beginnt, mit der Erde in Harmonie zu kommen.

Es gibt keine bessere Zeit als diese, um das zu entdecken. Jetzt ist Ihr Körper erfüllt von der Vitalität neuen Lebens und erwacht zu einer besonderen Art von instinktiver Intelligenz, wie sie nur eine Schwangerschaft mit sich bringt.

WIE SIE ANFANGEN

Wann Sie anfangen

Je früher Sie anfangen, desto besser. Einige Frauen beginnen schon vor der Empfängnis mit Yoga, und das kann nur von Vorteil sein. Die frühe Schwangerschaft ist ein sehr guter Zeitpunkt, um mit Yoga zu beginnen, und zwar bereits von der zwölften Woche an, vorausgesetzt, Ihre Hebamme und Ihr Arzt sind einverstanden. Wenn Sie irgendwelche Probleme mit der Empfängnis, Blutungen oder eine Fehlgeburt hatten, ist es vielleicht klüger, etwas abzuwarten. In diesem Fall könnten Sie etwa in der sechzehnten Woche beginnen.

Sollte Ihre Schwangerschaft aber bereits gut fortgeschritten sein, wenn Sie dieses Buch entdecken, gilt, daß es niemals zu spät ist. Die letzten Monate und Wochen sind äußerst wichtig, und Ihr Körper wird infolge der vermehrten Produktion von Schwangerschaftshormonen schnell auf die Haltungen reagieren.

Wann Sie Yoga machen

Viele der Yoga-Haltungen, die Sie kennenlernen, können sich zu neuen Körpergewohnheiten entwickeln und in Ihr tägliches Leben einbezogen werden. Am besten nehmen Sie sich jedoch täglich 30 bis 60 Minuten Zeit, um ganz bewußt Yoga zu machen, denn dann können Sie sich entspannen und konzentrieren, ohne gestört zu werden.

Die Tageszeit hängt von Ihren eigenen Vorlieben ab. Machen Sie niemals direkt nach dem Essen Yoga, denn in dieser Zeit brauchen Sie Ihre Energie für die Verdauung. Am besten üben Sie die Haltungen – außer den entspannendsten – auch nicht, wenn Sie sehr müde sind. Frühmorgens ist eine gute Zeit für Yoga, denken Sie aber daran, daß Sie sich dann wahrscheinlich steifer fühlen und ein warmes Bad zur Lockerung nehmen sollten, bevor Sie anfangen. Sie werden sich dann den ganzen Tag belebt und zentriert fühlen. Nachmittags oder abends ist Ihr Körper nach all den Tagesaktivitäten beweglicher, und das Praktizieren kann dann leichter sein und sehr viel Spaß machen.

Wenn Sie ein sehr geschäftiges Leben führen, müssen Sie während der Schwangerschaft ihr Tempo verlangsamen. Dann ist es noch wichtiger, daß Sie sich Zeit nehmen, um Yoga zu machen. Sie müssen aber in jedem Fall Disziplin und Entschlossenheit aufbringen, damit es für Sie zur Gewohnheit wird, regelmäßig zu praktizieren. Sie werden überrascht sein, wie diese Zeit Sie ruhiger werden läßt und Sie Ihren alltäglichen Erledigungen zentrierter und entspannter nachgehen.

Wenn es Ihnen wirklich nicht möglich ist, täglich Yoga zu machen, sollten Sie sich zumindest, zwei-, dreimal die Woche Zeit dafür nehmen. Falls es Ihnen an Disziplin mangelt, kann ein Yoga-Kurs oder das Üben nach Kassette die

Lösung sein. Es macht auch Spaß, mit ein oder zwei schwangeren Freundinnen zusammen zu praktizieren.

Wie Sie praktizieren

Sie können die Yoga-Haltungen während der ganzen Schwangerschaft praktizieren, vorausgesetzt, Sie befolgen die Anweisungen sorgfältig und beachten die warnenden Hinweise. Die Haltungen sprechen immer Ihren ganzen Körper an, aber die Grundübungen konzentrieren sich vor allem auf das Becken, um Ihren Körper auf das Gebären vorzubereiten.

Mit zunehmender Erfahrung werden Sie wissen, in welcher Reihenfolge Sie die Haltungen üben. Im Laufe der Monate Ihrer Schwangerschaft werden Ihnen die Haltungen vertraut, und Sie können den Übungsablauf je nach Stimmung und Bedürfnissen variieren. Für den Anfang habe ich die Positionen in passenden Gruppen zusammengestellt.

Die Haltungen der 1. Gruppe (Nummer 1-8) sind zum warm werden. Sie lockern Wirbelsäule, Hüftgelenke, Fußgelenke und Knie und bringen Sie gleichzeitig in Kontakt mit Ihrer Mitte und mit der Schwerkraft.

In Gruppe 2 (Nummer 9-13) finden Sie grundlegende Haltungen für die Schwangerschaft, die Sie möglichst in Ihr tägliches Übungsprogramm aufnehmen sollten. Die weiteren Gruppen können wie vorgeschlagen praktiziert oder von Ihnen nach Belieben umgestellt werden.

Bei starken Verspannungen im Nacken und in den Schultern kann es hilfreich sein, mit den Haltungen der Gruppe 4 (Nummer 18-20) anzufangen.

Sie können auch mit Haltungen im Stehen aus Gruppe 5 (Nummer 21-27) beginnen, wenn Sie sich energiegeladen fühlen. Versuchen Sie aber nicht, sämtliche dieser Haltungen in einer Sitzung zu machen!

In Gruppe 6 (28-31) habe ich Haltungen für Fortgeschrittene zusammengestellt, die Sie nur in Ihr Programm aufnehmen sollten, wenn Sie schon seit längerer Zeit Yoga machen.

An Tagen, an denen Sie sehr müde sind, können zehn Minuten Entspannung (Gruppe 7) vor Beginn Ihrer Praxis sehr hilfreich sein. Anschließend bietet es sich an, mit einigen Sitzhaltungen zu beginnen und diese sehr langsam zu machen. Sie sollten Ihre Sitzung immer mit etwa zehn Minuten Entspannung abschließen. Durch Änderung der Übungsfolge wird Ihre Praxis interessanter, und Sie können auf diese Weise im Laufe der Woche die meisten Haltungen üben, denn Sie werden kaum alle in einer Sitzung unterbringen können.

Nicht jede Haltung ist für Ihren Körper geeignet. Die warnenden Hinweise helfen Ihnen herauszufinden, ob Sie für eine bestimmte Haltung bereit sind oder sich zunächst auf andere Haltungen konzentrieren sollten, bis Ihr Körper beweglicher wird. Lauschen Sie immer auf Ihre eigenen inneren Signale und drängen Sie sich niemals zu Haltungen und Bewegungen, auf die Ihr Körper nicht vorbereitet ist. Das ist die goldene Regel für das richtige Praktizieren von Yoga (siehe S. 14f.).

Was Sie in der Haltung tun

Jede Übung beginnt mit einer Beschreibung der Haltung und ihrer wohltuenden Wirkungen. Anschließend folgen Anweisungen, wie Sie Ihren Körper bewegen. Hinweise oder Empfehlungen, die Sie beachten sollten, finden Sie immer vor der Beschreibung.

Wie lange Sie in einer Haltung verweilen, hängt ganz davon ab, wie Sie sich fühlen. Hören Sie auf, sobald Sie genug haben. Die Zeiten, die für jede Übung angegeben werden, sind generelle Richtlinien, die solange nützlich sind, bis Ihnen die Haltung vertraut geworden ist. Dann sagt Ihnen Ihr Körper, wann Sie sich aus einer Haltung lösen sollten.

Die Anweisungen sind sorgfältig abgestuft, so daß Sie langsam anfangen können und nur so weit gehen, wie es Ihnen ohne Anstrengung möglich ist. Sie werden schon bald herausfinden, wie Ihre »angenehme Grenze« aussieht. Sie lernen zu unterscheiden zwischen dem Gefühl von Steifheit oder Angespanntheit, das Sie innerhalb Ihrer angenehmen Grenze wahrnehmen, und dem Schmerz oder der Verspannung, die anzeigen, daß Sie zu weit gehen. Im Laufe der Zeit wird diese Grenze sich allmählich erweitern, bis Sie die volle Haltung einnehmen können, ohne sich anzustrengen. Aber Sie müssen Geduld aufbringen. Vielleicht dauert es Wochen, Monate oder sogar Jahre – das hängt davon ab, wie tief die Verspannungen gehen und wieviel Zeit Sie Ihrer Praxis widmen.

Das Ziel oder die Absicht liegt nicht darin, die volle Haltung einnehmen zu können. Vielleicht fühlen Sie sich anfangs von den Abbildungen der Haltungen eingeschüchtert. Aber wenn Sie spüren, wie Ihr Körper lockerer wird und immer mehr losläßt, werden Sie sich schon bald angeregt fühlen und feststellen, daß Sie Ihrer natürlichen Gelenkigkeit mit jeder Sitzung näherkommen. Alles, was Sie brauchen, ist Übung. Sie kommen von Anfang an in den Genuß der Wohltaten der Haltungen, die, je mehr Sie üben, zunehmen.

Ein zusätzlicher Vorteil für Sie ist, daß Ihre Beweglichkeit in der Schwangerschaft auf natürliche Weise zunimmt, und das trägt zu Ihren Fortschritten bei. Worauf es wirklich ankommt, ist das Gefühl von Ausgeglichenheit und Wachheit, das Sie während und nach jeder Sitzung erleben.

Wenn Sie Yoga praktizieren, sollten Sie immer daran denken, daß die jeder Haltung innewohnende »Intelligenz« von der Erde stammt. Konzentrieren Sie sich mit Geist und Verstand beständig auf den Boden, und atmen Sie!
SANDRA SABATINI

Erden und zentrieren

In jeder Haltung wird Ihre Aufmerksamkeit zum Zentrum der Schwerkraft im unteren Rücken und Unterleib gelenkt sowie zu den Körperteilen, die in Kontakt mit dem Boden sind. Sie werden lernen, sich mit Hilfe Ihres Atems in jeder Position in Einklang mit der Schwerkraft zu bringen. Diese bewußte Wahrnehmung der Verbindung zur Erde sollten Sie, während Sie den weiteren Anweisungen folgen, ständig beibehalten, bis Sie sich wieder aus der Haltung lösen. Um Ihre Mitte zu finden, müssen Sie lediglich eine Weile still sitzen und Ihre Aufmerksamkeit nach innen zum Atemrhythmus bringen.

Die Wirbelsäule länger werden lassen

Jede Haltung beinhaltet den Hinweis, das Ende der Wirbelsäule nach unten hin länger werden zu lassen. Manchmal fordere ich Sie auch auf, die Wurzel der Wirbelsäule, das Kreuzbein oder das Steißbein zu erden. Das ist der Schlüssel dafür, in jeder Haltung Ihr Zentrum zu finden.

Es ist sehr wichtig zu begreifen, daß es hierbei um ein ganz subtiles inneres Loslassen geht, das mit keinerlei Anspannung oder heftigen Muskelbewegungen verbunden ist. Die Vorstellung, die Wirbelsäule länger werden zu lassen, bewirkt, daß die natürlichen Krümmungen loslassen und, während Sie atmen, ins Gleichgewicht kommen, so daß Sie die Wurzel der Wirbelsäule bewußter wahrnehmen können.

Mit der Zeit unterstützt dieses Gefühl von Stabilität in der Basis die Wirbelsäule automatisch darin, daß sie nach oben hin losläßt und sich in ihrer ganzen Länge bis zur Spitze des Halses streckt. Die Freiheit des Körpers kommt vom Boden. Wenn die Wirbelsäule frei wird, entspannt sich der ganze restliche Körper.

Dieses subtile Loslassen der Muskeln wird durch Ihre Atmung in Gang gebracht; der Ausatem verbindet Sie mit Ihren Wurzeln, und der Einatem gibt Ihnen das Gefühl, vom Grund nach oben zu wachsen. Dann löst sich Ihr Körper wie durch ein Wunder und entspannt sich durch dieses »Rieseln«, das aus der Erde aufsteigt.

Zeit

Mit zunehmender Übung finden Sie selbst heraus, wie lange Sie in einer Haltung verweilen möchten. Manchmal macht es Spaß, sich nur wenige Haltungen auszusuchen und diese sehr langsam durchzuführen, während Sie zu anderen Gelegenheiten vielleicht lieber mehrere Übungen etwas schneller hintereinander machen möchten. Nehmen Sie die vorgeschlagenen Zeiten als Richtlinien für den Anfang, und folgen Sie dann Ihrer eigenen Intuition. Denken Sie daran, daß Sie im schwangeren Zustand nicht länger als zehn Minuten in einer stehenden Haltung verbleiben sollten.

Kleidung

Tragen Sie lockere, bequeme Kleidung aus Naturfasern, in der Sie sich ungehindert bewegen können. Wichtig ist, daß Sie Socken oder Strümpfe ausziehen, damit Sie spüren können, wie Sie Ihre nackten Füße bewegen. Halten Sie ein Paar Socken und eine warme Decke für die Entspannung am Ende Ihrer Sitzung bereit, denn dann wird Ihre Körpertemperatur sinken.

Wenn es draußen warm ist oder Sie drinnen neben einem Feuer im Kamin üben, kann es ein Vergnügen sein, unbekleidet Yoga zu machen und Ihre Haut zwischen den Übungen mit einem Aromaöl für Schwangere zu massieren.

Was Sie brauchen

Am besten ist ein Platz in Ihrer Wohnung, wo Sie täglich üben können. Hilfreich ist auch eine freie Wand oder ein Wandvorsprung, um sich anlehnen und Ihren Rücken stützen zu können, falls es notwendig ist.

Das Zimmer sollte gemütlich warm und mit einem Teppich ausgelegt sein, andernfalls benötigen Sie einige zusammengefaltete Decken und eine Yoga-Matte zum Liegen. Für einige Haltungen (zum Beispiel für die im Stehen) ist ein fester Untergrund wie eine rutschfeste Yoga-Matte erforderlich.

Sie brauchen auch einen weichen Gurt. Sie können sich einen speziellen Yoga-Gurt anschaffen, der einen leicht verstellbaren Verschluß hat, aber ein alter Schlips oder ein Stoffgürtel, die sich knoten lassen, sind ebenso geeignet.

Für das Hocken benötigen Sie eventuell einen niedrigen Hocker oder einen Stapel dicker Bücher, und für einige Vorwärtsbeugen ist ein Hocker in Höhe eines Klavierhockers, ein Stuhl oder ein Tisch erforderlich.

Hilfreich ist auch eine reiche Auswahl an Kissen und Polstern. Ein großes, dickes sowie ein, zwei kleine, feste Kissen und ein Polster aus einem Futongeschäft leisten gute Dienste, wenn Ihre Knie oder Fußgelenke steif sind. Ein Sitzsack oder ein Stapel großer Kissen sind in den Wehen eine grundlegende Hilfe und auch nützlich für Massagen und Entspannung während der Schwangerschaft.

Wenn Sie einige der Anweisungen auf Kassette sprechen und beim Üben ablaufen lassen möchten, brauchen Sie einen Kassettenrecorder. Das ist besonders empfehlenswert für die Atemübungen und die Entspannung, denn es ist schwierig, dabei zu lesen.

Da Sie einige ganz besondere Stunden Ihrer Schwangerschaft in diesem Raum verbringen werden, können Sie sich ein kleines Heiligtum schaffen, indem Sie den Raum schön einrichten. Wählen Sie Ihre Lieblingsfarben, und hängen Sie an den Wänden ein paar Bilder auf, die Sie gerne anschauen. Pflanzen werden in der Energie dieses Raumes gut gedeihen, und ein paar Blumen, Kerzen oder eine Duftlampe sowie ruhige oder meditative Musik unterstützen Sie in Ihrem Vorhaben. (Reine Pflanzenöle wirken sehr stark, und einige sollten während der Schwangerschaft nicht benutzt werden. Lassen Sie sich also von Experten auf diesem Gebiet darüber informieren, welche Öle bei Schwangerschaft geeignet sind und wie man sie anwendet.) Bei gutem Wetter ist es wunderbar, Yoga draußen in der Natur zu machen.

GRUPPE 1: WARMWERDEN

1 Grundsitz mit Vorwärtsbeuge
Paschimottanasana

Diese Haltung ist die Grundlage für sämtliche Sitzpositionen. Indem Sie Ihre Aufmerksamkeit auf den Sog der Schwerkraft am Ende Ihrer Wirbelsäule sowie an Becken, Hüften, Beinen und Füßen richten, können Sie von der Taille abwärts ein Gefühl der Verbundenheit mit der Erde wahrnehmen. Die Folge ist, daß Sie sich im Oberkörper leicht und frei fühlen.

Beginnen Sie, indem Sie sich auf den Boden setzen und sich mit dem Ende Ihrer Wirbelsäule an eine Wand oder einen Wandvorsprung lehnen. Sie können sich auch Rücken an Rücken mit einem Partner zusammensetzen, wobei Sie sich nur im Kreuz berühren. Sitzen Sie nur dann frei auf dem Boden, wenn Sie dabei im Rücken keinerlei Anspannung empfinden.

■ Strecken Sie Ihre Beine vor sich aus. Die Füße sind etwa 30 Zentimeter oder hüftbreit auseinander und ruhen auf den Fersenrücken. Entspannen Sie Ihre Beine, so daß die Muskeln weich sind. Wenn Ihre Füße dazu neigen, nach außen zu fallen, lassen Sie das zu und bringen sie dann behutsam wieder in die aufrechte Lage, so daß die Knie zur Decke zeigen und die Füße aufrecht auf den Fersenrücken ruhen.

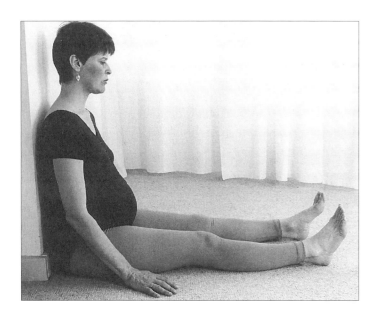
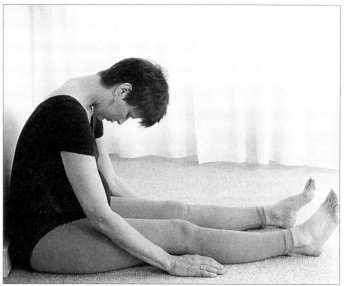

Abb. 5.1. Grundsitz. An einer Wand

Abb. 5.2. Grundsitz. Vorwärtsbeuge

VORWÄRTS BEUGEN

- Jetzt beugen Sie sich aus den Hüften leicht nach vorne, so daß Ihre Hände den Boden neben Ihren Oberschenkeln leicht berühren und Ihre Wirbelsäule sich entspannt (siehe Abbildung 5.2).
- Schließen und entspannen Sie Ihre Augen und lassen Sie Ihre Kiefer locker.
- Entspannen Sie Ihren Nacken, lassen Sie zu, daß der Kopf leicht nach unten Richtung Brustkorb fällt.
- Werden Sie sich Ihres Atems bewußt, und beobachten Sie seinen natürlichen Rhythmus, ohne daß Sie versuchen, ihn in irgendeiner Form zu kontrollieren oder zu verändern, und erlauben Sie Ihrem Körper, sich auf dem Boden niederzulassen.
- Werden Sie ruhig, und spüren Sie den Kontakt, den Ihr Körper mit dem Boden hat, von den Sitzknochen und Hüften bis hinunter zur Rückseite der Beine und Fersen.
- Fahren Sie fort, Ihren Atem zu beobachten, und werden Sie sich mit jeder Ausatmung des Abwärtssogs der Schwerkraft im Bereich der Krümmung Ihres Kreuzbeins sowie in Sitzknochen, Hüften, Rückseiten der Oberschenkel, Waden und Fersen bewußt.

LANGSAM HOCHKOMMEN

- Jetzt bringen Sie Ihren Oberkörper mit Hilfe Ihres Atems langsam wieder in eine aufrechte Position.
- Atmen Sie in einem normalen, angenehmen Rhythmus, und spüren Sie, wie Ihr Kreuz am Ende jeder Ausatmung nach unten losläßt. Spüren Sie, wie die Wurzel Ihrer Wirbelsäule langsam nach unten Richtung Schambein gleitet, während Ihre Hüften und das Becken sich fest mit dem Boden verwurzeln.
- Bewahren Sie sich dieses Gefühl der Verwurzelung und Erdung bei jedem Einatmen. Stellen Sie sich vor, daß der Einatem aus dem Boden kommt, als stiege er durch die Wurzeln langsam nach oben in Ihren Körper. Spüren Sie, wie die Einatmung die Lungen langsam und ohne Ihr Zutun in ihrer ganzen Länge füllt, von unten bis nach oben zu den Schlüsselbeinen, so

daß Sie das Gefühl haben, ohne Anstrengung vom Boden nach oben zu wachsen und länger zu werden. Sie sind wie eine Pflanze, die dem Licht entgegenwächst, die Wurzeln fest in der Erde verankert.

■ Fahren Sie ein, zwei Minuten so fort. Allmählich wird Ihr Ausatem Ihr Gewicht mit Hilfe der Schwerkraft mehr und mehr nach unten in die Hüften und die schwere Wurzel Ihrer Wirbelsäule sinken lassen. Der Einatmen ermöglicht Ihrer Wirbelsäule, sich wie das Blatt eines Farnkrauts, das sich von unten nach oben aufrollt, langsam aufzurichten, während Ihre Lungen sich weiten. Nehmen Sie sich Zeit, um das Gefühl zu bekommen, eher vom Atem als durch die Kraft Ihrer Muskeln aufgerichtet zu werden. Der Atem ist wie eine Kräuselwelle, die langsam aus dem Boden die ganze Wirbelsäule hochsteigt.

■ Wenn Sie an einer Wand lehnen oder mit einem Partner zusammensitzen, spüren Sie, wie Ihre Wirbelsäule sich von unten nach oben Wirbel für Wirbel aufrichtet, bis Ihr oberer Rücken, wenn Sie ganz in die aufrechte Position zurückgekehrt sind, die Wand oder den Rücken Ihres Partners berührt (siehe Abbildung 5.1).

AUFRECHT SITZEN

■ Lockern Sie Ihre Schultern, indem Sie sie ein paarmal nach hinten kreisen und dann von den Ohren weg nach unten fallen lassen. Genießen Sie das Gefühl von Leichtigkeit und Offenheit im Brustkorb, das sich einstellt, wenn die Schultern sich nach vorne, hinten und unten weiten.

■ Lassen Sie Ihre Arme mit den Ellenbogen nach unten locker hängen, und legen Sie Ihre Hände bequem neben sich oder mit den Handflächen nach oben auf Ihre Oberschenkel.

■ Atmen Sie ein, zwei Augenblicke entspannt und spüren Sie, wie Ihr Gewicht sich weiter in Hüften und Becken niederläßt und in Harmonie mit der Schwerkraft kommt, als hätten Sie einen langen, schweren Schwanz, der nach unten in den Boden fällt. Lassen Sie zu, daß Ihre Muskeln sich entspannen, damit Ihre Knochen auf der Erde ruhen können.

■ Bleiben Sie bei dem Gefühl der Erdung im Becken, und dehnen Sie Ihren Nacken, indem Sie Ihr Kinn nach vorne loslassen und Ihre Kiefer entspannen.

■ Atmen Sie normal, spüren Sie, wie die Atemwelle frei durch Ihren Körper strömt. Spüren Sie, wie Ihre Lungen den Einatem ruhig empfangen und aufnehmen.

■ Nehmen Sie beim Ausatmen wahr, wie die Luft Ihre Lungen durch die Nasenlöcher verläßt, und bleiben Sie sich dabei ständig der Erdung Ihres Beckens bewußt. Halten Sie Kontakt mit der Energie der Erde, die Ihren Körper von der Taille abwärts nach unten zieht, so daß er sich von der Taille aufwärts leicht anfühlt und nach oben streckt.

■ Fahren Sie ein bis drei Minuten so fort, und öffnen Sie dann Ihre Augen.

2 Der halbe Winkel

Janu Sirsasana

Diese Haltung hilft Ihnen, sich weiter zu zentrieren und zu erden, während Sie die Kniekehlen sowie die Achillesmuskeln an der Rückseite der Oberschenkel, die Wadenmuskeln und die Achillessehnen an der Rückseite der Beine dehnen und lösen. Durch die sanfte Drehbewegung am Ende rotiert

97

und löst sich der Wirbelkörper im oberen Rücken und Nacken. Sie brauchen für diese Übung einen weichen Gurt.

Beginnen Sie im Grundsitz (siehe Abbildung 5.1). Beugen Sie Ihr rechtes Knie, und ziehen Sie den rechten Fuß eng an den Körper. Achten Sie darauf, daß Sie Ihr rechtes Knie nicht zu weit zurückziehen und Ihre Sitzknochen parallel bleiben. Schlingen Sie den Gurt um den Ballen Ihres linkes Fußes, und halten Sie ihn locker mit Ihrer rechten Hand. Achten Sie darauf, daß Ihre Wirbelsäule frei ist und Ihre Arme und Beine sich weder versteifen noch verspannen (siehe Abbildung 5.3a). Wenn Sie lieber keinen Gurt benutzen möchten, lassen Sie Ihre Arme einfach entspannt an den Seiten hängen.

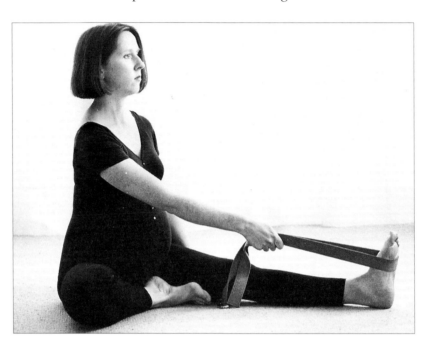

Abb. 5.3 (a).
Der halbe Winkel

- Konzentrieren Sie sich auf den Sog der Schwerkraft. Entspannen Sie Ihre Oberschenkelmuskeln, so daß sie locker und schwer werden. Spüren Sie dann, wie Ihre Sitzknochen und die Rückseite Ihrer Beine Kontakt mit dem Boden haben.
- Dehnen Sie sanft Ihre linke Ferse, so daß die Wadenmuskeln sich strecken, ohne steif zu werden, und die Achillessehnen in den Fersenrücken sich auf dem Boden behutsam in die Länge dehnen.
- Atmen Sie tief, und spüren Sie mit jeder Ausatmung, wie Ihr unterer Rücken, Hüften, Sitzknochen und die Rückseiten Ihrer Beine sich stärker erden, während der Oberkörper sich bei jeder Einatmung leicht und frei anfühlt.
- Fahren Sie etwa eine Minute fort, so zu atmen und die Wirbelsäule loszulassen, und machen Sie dann mit der folgenden Übung, Drehung im halben Winkel, weiter.

DREHUNG IM HALBEN WINKEL
- Sie sitzen aufrecht, halten den Gurt (um Ihren linken Fuß) weiter locker mit Ihren rechten Hand und legen Ihre linke Hand neben sich auf den Boden (siehe Abbildungen 5.3b und c). Vermeiden Sie es, sich zurückzulehnen, damit Ihre Wirbelsäule in der Vertikalen bleibt.

- Lassen Sie beide Hüften und das Ende Ihrer Wirbelsäule nach unten zum Boden hin los.
- Jetzt drehen Sie Ihren Oberkörper leicht nach links und bleiben dabei mit Ihrer Aufmerksamkeit bei der Erdung Ihres Beckens. Halten Sie den rechten Sitzknochen und die rechte Hüfte fest unten.
- Beginnen Sie vom unteren Ende Ihrer Wirbelsäule langsam mit der Drehbewegung. Spüren Sie, wie das Rückgrat sich langsam nach links dreht, bis auch Ihre linke Schulter sich dreht und der Kopf nachfolgt. Lassen Sie Ihren linken Arm und Ihre linke Schulter entspannt, so daß Ihr Brustkorb sich frei fühlt. Ihre Kiefer bleiben locker und die Augen entspannt.
- Konzentrieren Sie sich mit Ihrer Aufmerksamkeit auf Ihren Atem, und bleiben Sie bei dem Gefühl der Erdung in beiden Hüften. Fahren Sie etwa eine halbe Minute so fort, und kommen Sie dann langsam zur Mitte zurück.
- Wechseln Sie die Beine, und wiederholen Sie die Übung, das linke Bein gebeugt und das rechte Bein ausgestreckt.

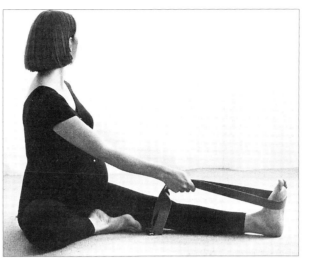

Abb. 5.3 (b). Drehung im halben Winkel. Von hinten

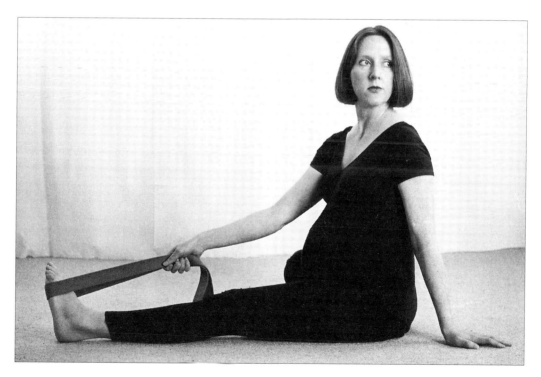

Abb. 5.3 (c). Drehung im halben Winkel. Von vorne

99

3 Drehsitz

Marichyasana – Sitz der Weisen

Wie Sie bei der letzten Übung spüren konnten, ist Ihre Wirbelsäule imstande, nach links und rechts zu rotieren. Drehbewegungen helfen, die Beweglichkeit der Wirbelgelenke zu erhalten und wirken Versteifungen der Wirbelsäule entgegen. Sie regen außerdem die Sekretion von Gleitflüssigkeit in den Gelenken an und wirken somit, als würde Ihre Wirbelsäule »geschmiert«. Diese wohltuenden Folgen stellen sich bei sämtlichen Drehpositionen ein.

Vorsicht: Ihre Wirbelsäule hat die natürliche Fähigkeit, nach beiden Seiten zu rotieren. Sämtliche Drehbewegungen sollten sehr sanft und behutsam vor sich gehen. Erlauben Sie der aufrechten Säule Ihres Rückgrats, sich auf natürliche Weise zu drehen, ohne daß Sie ins Extrem gehen oder sich nach hinten lehnen.

Beginnen Sie im Grundsitz (siehe Abbildung 5.1), diesmal aber weg von der Wand, beide Beine ausgestreckt. Atmen Sie, und erden Sie sich, bevor Sie anfangen, Ihr Kreuz und Ihre Hüften nach unten loszulassen, und behalten Sie diese Wahrnehmung Ihrer Wurzeln während der ganzen Übung bei.

- Ihr linkes Bein bleibt auf dem Boden liegen, lassen Sie es weich und schwer werden, und dehnen Sie langsam die Ferse. Beugen Sie Ihr rechtes Knie, und stellen Sie den rechten Fuß in bequemem Abstand von Ihrem linken Knie und parallel zu Ihrem linken Bein auf den Boden.
- Spüren Sie beim Ausatmen, wie Ihr Kreuz nach unten länger wird und beide Hüften und Sitzknochen Richtung Boden sinken. Gleichzeitig erlauben Sie Ihrem Oberkörper, sich ganz sanft etwas nach links zu drehen und

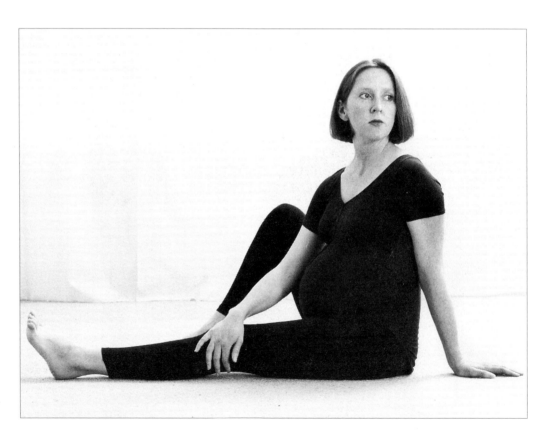

Abb. 5.4 (a). Drehsitz. Mit gebeugtem Knie

100

spüren dabei, wie Ihre Wirbelsäule vom unteren Ende aufwärts langsam rotiert, wobei Sie die rechte Hüfte unten halten.
- Legen Sie Ihre linke Hand neben sich auf den Boden, um Ihr Gleichgewicht halten zu können, und bringen Sie Ihren rechten Arm über das ausgestreckte Bein, so daß Ihre rechte Hand die Außenseite des linken Oberschenkels hält.
- Fahren Sie fort, Ihr Kreuz nach unten loszulassen, und achten Sie darauf, wie die Wurzel der Wirbelsäule mit jeder Ausatmung stärker geerdet wird und sich in die Länge dehnt.
- Atmen Sie entspannt, lassen Sie Ihre Wirbelsäule, Schultern, Nacken, Kiefer und Augen los, und erlauben Sie Ihrer Wirbelsäule, sich sanft zu drehen. Erlauben Sie, daß die Rotation sich auf natürliche Weise entfaltet, ohne daß Sie versuchen, die Drehung über ihre natürliche Grenze hinaus zu forcieren.
- Entspannen Sie Ihre Schultern, und erlauben Sie Ihrer linken Schulter und Ihrem linken Arm beim Atmen nach hinten und unten loszulassen, damit sich Ihr Oberkörper entspannt und öffnet.
- Wenn es Ihnen leicht fällt, können Sie Ihren rechten Arm um das aufgestellte Bein nach hinten bringen und Ihre Hände hinter dem Rücken zusammenlegen (siehe Abbildung 5.4b).
- Fahren Sie fort zu atmen, und halten Sie diese Position bis zu einer halben Minute, um dann langsam in den Grundsitz zurückzukommen.
- Jetzt strecken Sie Ihr rechtes Bein aus, beugen Ihr linkes und wiederholen die Drehung zur anderen Seite.
- Kommen Sie zurück in den Grundsitz.

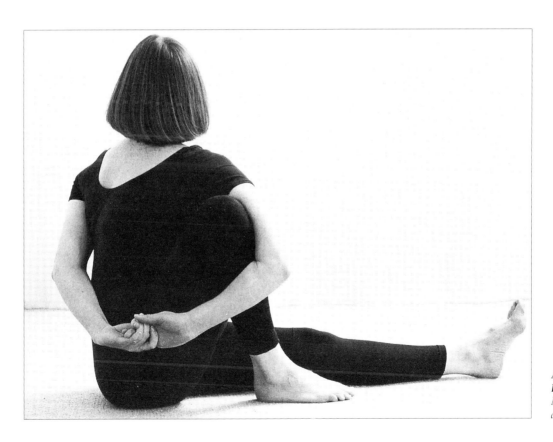

Abb. 5.4 (b).
Drehsitz.
Mit Berührung der Hände

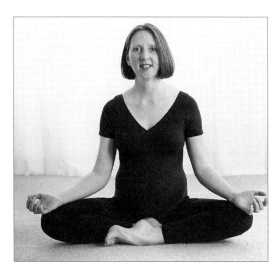

*Abb. 5.5 (a).
Der halbe Lotus*

4 Der halbe Lotus

Die Lotusposition ist die stabilste Sitzhaltung und sehr gut geeignet für Meditation und die Atemübungen. Sie wirkt zentrierend, schenkt uns eine sichere Erdung im Becken und unterstützt damit die Wirbelsäule. Sie löst Versteifungen in den Hüften, Knien und Fußgelenken. Sie sollten sich dieser Haltung Schritt für Schritt nähern und Sie nur voll einnehmen (siehe S. 104f.), wenn Sie gelenkig genug sind. Üben Sie zunächst den halben Lotus, um dann allmählich zum vollen Lotus überzugehen, der Ihre Hüften und Fußgelenke beweglicher werden läßt und Ihrer Wirbelsäule hilft, freier zu werden.

Vorsicht: Die Knie sind die größten Gelenke im Körper und haben die Tendenz, sehr leicht steif zu werden. Wenn Sie nicht gewohnt sind, auf dem Boden zu sitzen, können diese Haltungen anfangs Schmerzen in den Knien und Fußgelenken auslösen. Um Schäden zu vermeiden, sollten Sie niemals gewaltsam über Ihre angenehme Grenze gehen. Lassen Sie zu, daß sich die Gelenke mit zunehmender Praxis allmählich dehnen.

Beginnen Sie im Grundsitz (siehe Abbildung 5.1). Ihre Beine sind ausgestreckt und Ihr Kreuz lehnt an einer Wand oder einem Partner, falls notwendig. Beugen Sie Ihr linkes Bein, ziehen Sie es zu sich heran und stellen Sie Ihren linken Fuß dicht an Ihrem Körper auf den Boden. Jetzt heben Sie Ihre rechte Wade mit den Händen an. Drehen Sie das Fußgelenk und die Ferse zu sich, so daß die Fußsohle nach oben zeigt, und legen Sie den rechten Fuß vor dem linken Fuß auf den Boden. Spüren Sie, wie Ihre Hüftgelenke und Sitzknochen fest in den Boden sinken (siehe Abbildung 5.5.a).

VORWÄRTS BEUGEN

- Beugen Sie sich aus den Hüften leicht nach vorn, so daß Ihr Becken gut geerdet bleibt und Ihre Hände den Boden vor Ihnen leicht berühren (siehe Abbildung 5.5b).
- Entspannen Sie Ihre Wirbelsäule, und lassen Sie Ihren Nacken lang werden, indem Sie Ihr Kinn leicht nach unten Richtung Brustkorb bringen.

LANGSAM HOCHKOMMEN

- Wenden Sie die Atembewußtheit an, die Sie im Grundsitz (S. 96f.) gelernt haben. Erlauben Sie Ihren Hüften und dem Ende Ihrer Wirbelsäule, mit dem Ausatem zum Boden hin loszulassen, als ob Sie Wurzeln in die Erde pflanzten.
- Spüren Sie, wie der Einatem in die ganze Länge Ihrer Lungen strömt, als würde er vom Boden kommen und Ihrer Wirbelsäule ermöglichen, sich von den Wurzeln an langsam in die aufrechte Position zu rollen und in die Länge zu dehnen. Nehmen Sie sich sehr viel Zeit, und kommen Sie mit jedem Einatem Stück für Stück nach oben.

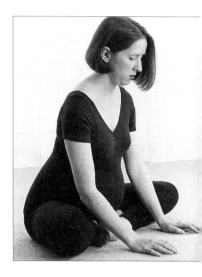

*Abb. 5.5 (b).
Der halbe Lotus.
Vorwärts beugen*

AUFRECHT SITZEN

- Entspannen Sie Ihre Schultern, wenn Sie wieder aufrecht sitzen, und neigen Sie Ihren Kopf leicht nach unten Richtung Brustkorb, um Ihren Nacken zu lockern.
- Legen Sie Ihre Hände mit den Handflächen nach oben auf Ihre Knie, und genießen Sie das Gefühl von Erdung in Ihrem Becken.
- Richten Sie sich in dieser Haltung für etwa eine Minute ein, atmen Sie entspannt und spüren Sie, wie Ihr Kreuz und Ihre Hüften nach unten loslassen, wenn Sie ausatmen, und Ihr Oberkörper sich in die Länge dehnt und leicht wird, während Ihre Lungen sich weiten, um den Einatem zu empfangen.

5 Drehung im halben Lotus

Dieser Drehung kommt die stabile Grundlage des Beckens und der Wirbelsäule in dieser Position zugute. Sie fördert die Rotation der Wirbelsäule und die Versorgung der Wirbelgelenke mit Gleitflüssigkeit.

Vorsicht: Drehungen sollten niemals forciert oder aus einer unausgewogenen Haltung heraus gemacht werden. Lassen Sie diese Drehung also aus, wenn Sie sich im halben Lotus mit beiden Knien dicht am Boden nicht völlig wohl fühlen, und konzentrieren Sie sich statt dessen auf den Drehsitz auf S. 100f. oder die Drehung im Knien auf S. 141f. Achten Sie beim Benutzen des Gurtes darauf, daß Sie ihn locker halten und Ihre Ellenbogen entspannt bleiben.

Beginnen Sie im halben Lotus, ohne Ihren Rücken an die Wand zu lehnen, der rechte Fuß liegt dicht am Körper, der linke Fuß vor dem rechten. Lassen Sie Ihr Kreuz nach unten hin länger werden, und spüren Sie, wie Sie in den Hüften und im Becken gut geerdet sind.

Nehmen Sie Ihren Gurt und schlingen Sie ihn um Ihr linkes Knie, nehmen Sie die Gurtenden fest in Ihre linke Hand, und führen Sie sie hinter Ihren Rücken.

- Bringen Sie Ihren rechten Arm hinter Ihren Rücken, und übergeben Sie die Gurtenden an Ihre rechte Hand.
- Halten Sie den Gurt lose und so weit nach unten wie möglich, ohne sich anzustrengen. Sie werden spüren, wie Ihr Oberkörper anfängt, sich vom unteren Ende der Wirbelsäule an langsam nach rechts zu drehen.
- Atmen Sie in einem entspannten Rhythmus und folgen Sie der Bewegung sanft, wobei Sie über Ihre rechte Schulter schauen und gleichzeitig wahrnehmen, daß das Becken auf dem Boden ruht und die Wurzel der Wirbelsäule nach unten hin länger wird.
- Fahren Sie fort, Ihr Kreuz nach unten loszulassen, und erlauben Sie Ihrer Wirbelsäule, sich ganz langsam und sanft vom unteren Ende bis hoch zur Spitze des Nackens zu drehen.
- Entspannen Sie beim Atmen Ihren Hals und Ihre Schultern, Ihre Augen und Ihre Kiefer, und bleiben Sie bis zu einer halben Minute so. Dann kommen Sie zurück zur Mitte, wechseln die Beine und wiederholen die Übung mit einer Drehung zur anderen Seite.

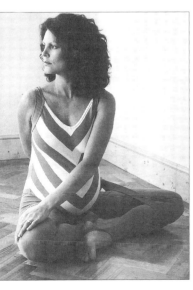

Abb. 5.6 (a). Drehung im halben Lotus. Von vorne

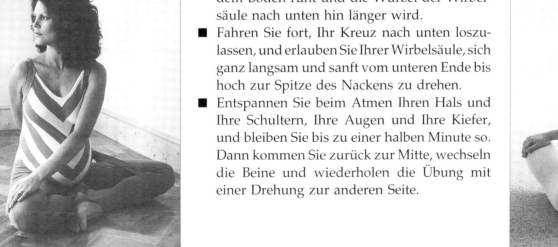

Abb. 5.7 (b). Drehung im halben Lotus. Von hinten

6 Der halbe Lotus mit gestrecktem Bein

Beginnen Sie im Grundsitz (siehe Abbildung 5.1), und stützen Sie Ihren unteren Rücken gegen eine Wand oder einen Partner, falls notwendig. Konzentrieren Sie sich auf die Atmung, und erden Sie Kreuz, Becken und Hüften.

- Lassen Sie Ihr linkes Bein ausgestreckt, und beugen Sie Ihr rechtes, wobei Sie die Wade wie beim halben Lotus mit den Händen halten und Ferse und Sohle des rechten Fußes nach oben zu sich drehen. Legen Sie den Fuß oberhalb des Knies auf den rechten Oberschenkel.
- Jetzt bringen Sie den Fuß auf dem Oberschenkel nach oben Richtung Leiste und gehen dabei nur so weit, wie es Ihnen leicht fällt.
- Wenn Ihnen das ohne Mühe möglich ist, legen Sie den Fuß in die oder in die Nähe der Leistenbeuge dicht an Ihren Bauch.
- Schlingen Sie den Gurt locker um den Ballen Ihres linken Fußes und sitzen Sie gerade mit beiden Hüften fest nach unten. Atmen Sie, und spüren Sie, wie Ihr Körper mit dem Boden Kontakt hat. Lassen Sie Ihr Kreuz weiter Richtung Boden los, und spüren Sie, wie Ihre Wirbelsäule sich beim Atmen von den Wurzeln in die Länge streckt. Achten Sie darauf, daß Ihr Nacken lang ist und Ihre Schultern entspannt sind.
- Atmen Sie, und entspannen Sie sich eine halbe bis ganze Minute in dieser Haltung, und wiederholen Sie sie dann mit der anderen Seite.

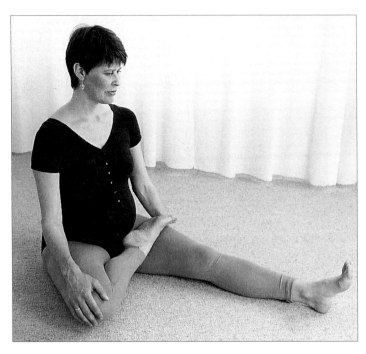

Abb. 5.7 (a). Der halbe Lotus mit gestrecktem Bein

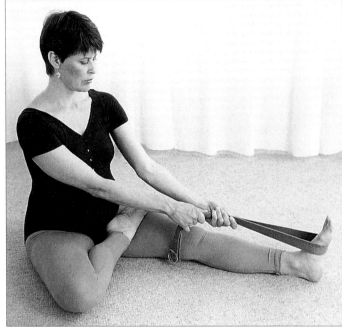

Abb. 5.7 (b). Der halbe Lotus mit Benutzung eines Gurtes

7 Der Lotussitz

Wenn Ihnen der halbe Lotus leicht fällt, können Sie den vollen Lotussitz versuchen. Sollten Ihre Knie, Hüften oder Fußgelenke steif sein, brauchen Sie dafür wahrscheinlich sehr viel Übung. Versuchen Sie niemals, diese Haltung zu erzwingen. In dem Maße, wie Ihre Beweglichkeit zunimmt, werden Sie sie allmählich einnehmen können.

In dieser Position entdeckt Ihr Körper seine Beziehung zur Erde neu, wie eine Pflanze mit Wurzeln, während Ihr Becken, Ihre Hüften, das untere Ende der Wirbelsäule und Ihre Beine sich dem Sog der Schwerkraft hingeben. Das Gefühl, im Becken geerdet und zentriert zu sein, nimmt in dem Maße zu, wie die Wurzeln sich mit der Atmung vertiefen. Dann streckt Ihr Oberkörper sich vom Beckenrand nach oben und blüht auf wie ein Strauß Blumen. Wie ein Geschenk fließen Energie und Lebenskraft Ihnen aus dem Boden völlig mühelos zu.

Beginnen Sie im Grundsitz (siehe Abbildung 5.1). Lassen Sie Ihr linkes Bein ausgestreckt, und beugen Sie Ihr rechtes Knie, den Unterschenkel mit beiden Händen haltend. Mit beiden Händen drehen Sie jetzt das Fußgelenk und die Ferse sanft nach oben, so daß die Sohle Ihres rechten Fußes zu Ihrem Gesicht weist. Legen Sie den rechten Fuß in die Leistenbeuge des linken Beines. Sie können den Wadenmuskel mit Ihren Händen auflockern, wodurch das Knie unterstützt wird, nach unten loszulassen.

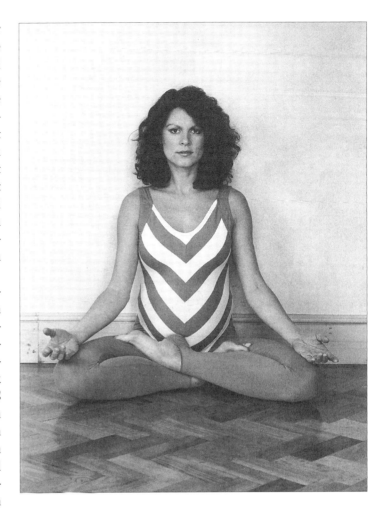

Abb. 5.8.
Der Lotussitz.
Der ganze Lotus

Benutzen Sie Ihre Hände, um die Muskeln des rechten Oberschenkels von innen nach außen zu lockern, so daß der Oberschenkel sich geerdet anfühlt. Vervollständigen Sie die Haltung jetzt, indem Sie mit dem linken Bein genauso vorgehen und den linken Fuß mit der Sohle nach oben auf das rechte Bein legen (siehe Abbildung 5.8). Nehmen Sie Ihre Hände zur Hilfe, um die Oberseite beider Oberschenkel nach außen und unten zu lockern. Erlauben Sie Hüftgelenken und Sitzknochen, sich auf dem Boden niederzulassen. Legen Sie Ihre Hände mit den Handflächen nach oben auf Ihre Knie. Achten Sie darauf, daß diese Haltung Ihnen angenehm ist, wenn nicht, wechseln Sie zum halben Lotus über (siehe S. 102). Dehnen Sie beide Fersen entlang der Achillessehnen sanft in die Länge.

VORWÄRTS BEUGEN

- Achten Sie auf den Rhythmus Ihres Atems, lassen Sie die Wurzel Ihrer Wirbelsäule los und nach unten in die Länge wachsen. Spüren Sie, wie die Hüftgelenke in den Boden sinken, während sich Ihr Gewicht im Becken niederläßt.
- Beugen Sie sich aus den Hüften leicht nach vorne, wie Sie es bereits im halben Lotus getan haben (siehe S. 102), entspannen Sie dabei Ihre Wirbelsäule und Ihren Nacken. Berühren Sie mit den Händen leicht den Boden.

GRUPPE 2: BECKENÜBUNGEN

Die folgenden Haltungen (Nummer 9-13) sind grundlegend für die Schwangerschaft, und ich empfehle Ihnen, Sie während Ihrer ganzen Schwangerschaft täglich zu üben. Wohltuend für den ganzen Körper, sind sie doch besonders dafür geeignet, die Beweglichkeit Ihres Beckens zu fördern und Ihre bewußte Wahrnehmung für die Körperbereiche zu vertiefen, die beim Gebären hauptsächlich beteiligt sind. Diese Haltungen helfen Ihnen, sich bei der Geburtsarbeit und beim Gebären in den natürlichen aufrechten Positionen wohl und entspannt zu fühlen und in Kontakt mit Ihren Instinkten zu kommen. Dies sind die wichtigsten Haltungen für Ihr Übungsprogramm, während Sie schwanger sind.

DAS BECKEN

Ihr Becken ist nicht nur Hauptträger Ihres Körpergewichts, sondern bildet auch die knöcherne Grundlage und Verlängerung Ihres Rumpfes, die Ihr Kind durchqueren muß, um geboren zu werden. Wenn Sie in der Schwangerschaft Ihren Körper regelmäßig bewegen und die entsprechenden Yoga-Haltungen üben, können Sie die Beweglichkeit Ihres Beckengerüstes im Einklang mit seiner natürlichen Funktion fördern, um es auf die Geburt vorzubereiten. Deswegen ist es hilfreich, wenn Sie, bevor Sie die Übungen lernen, verstehen, wie Ihr Becken gebaut und auf den Weg, den Ihr Baby in den Wehen und bei der Geburt nimmt, eingestellt ist.

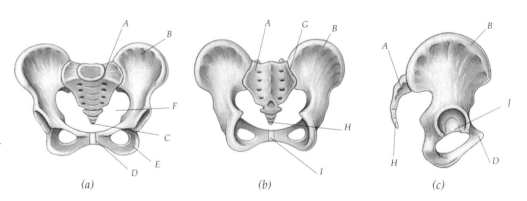

Abb. 5.10. Das weibliche Becken. (a) Von vorne: Kreuzbein (A), Darmbein- oder Hüftknochen (B), Steißbein (C), Schambein (D), Hüftbein (E), Beckenraum (F). (b) Von hinten: Kreuzbein-Darmbein-Gelenke (G), Kreuzbein-Steißbein-Gelenk (H), Schambeinfuge (I). (c) Von der Seite: Kreuzbein (A), Darmbein (B), Schambein (D), Kreuzbein-Steißbein-Gelenk (H), Hüftgelenk (J).

Geformt wie ein Trichter mit einer gebogenen Röhre, besteht Ihr Becken aus vier Knochen. Das Kreuzbein bildet die Rückwand des Beckenkanals. Es besteht aus fünf zusammengewachsenen Wirbeln, an deren Ende das Steißbein befestigt ist, und ist im Idealfall geformt wie ein Dreieck, um Ihr Körpergewicht nach unten an Ihre Beine abzugeben (siehe S. 74). Das Kreuzbein wird zu beiden Seiten flankiert von den großen Hüftknochen, die jeweils aus drei Knochen bestehen, die seit der Pubertät zusammengewachsen sind. Diese sind das Darmbein (Flanke oder Seite), das Sitzbein (Gesäß oder Sitzknochen) und vorne das Schambein. Die beiden Schambeinknochen treffen sich vorn an dem kräftigen Gelenk, das als Schambeinfuge bekannt ist, so daß der Beckengürtel einen geschlossenen Ring bildet, der den Beckenkanal umgibt.

DIE REISE DES BABYS DURCH DAS BECKEN

Der runde Eingang zum Beckenkanal wird als Beckeneingang, die Öffnung am unteren Ende, durch die das Baby bei der Geburt austritt, als Beckenausgang bezeichnet. In den Wochen vor der Geburt schiebt der Kopf des Babys sich meistens in den Beckeneingang, so daß sein Schädel sich unterhalb des Beckenrands befindet.

Der größte Durchmesser des Beckeneingangs ist die Querlinie zwischen beiden Seiten. Der größte Durchmesser des Kopfes des Babys verläuft entlang der Scheitellinie (von hinten nach vorne). Wenn sich der Kopf des Babys in den Eingang schiebt, befindet sein größter Durchmesser sich im größten Durchmesser des Beckenrandes. Während der Geburtsarbeit sinkt der Kopf des Babys tief nach unten in den Beckenkanal.

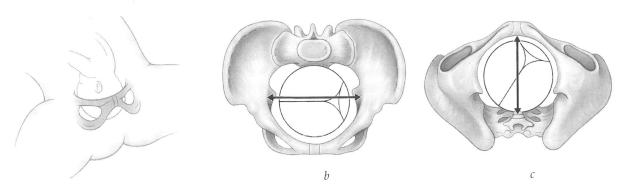

Der größte Durchmesser des Beckenausgangs verläuft jedoch zwischen Vorder- und Rückseite des Beckens (Schambein und Steißbein). Deswegen muß der Kopf des Babys sich gegen Ende der Wehen drehen, damit er durch den Geburtsausgang paßt. Diese spiralförmige Bewegung des Babys durch das Becken setzt sich mit dem Austreten der Schultern und des restlichen Körpers des Kindes fort. Natürlich verläuft die Reise des Babys durch das Becken am leichtesten, wenn Sie in den Wehen und bei der Geburt eine aufrechte Position einnehmen, so daß die Schwerkraft das spiralförmige Absinken des Kopfes des Babys unterstützen kann (siehe S. 176f., »Gebären in Aufrechthaltungen und Geburtspositionen« sowie mein Buch *Aktive Geburt*).

Abb. 5.11. Beckeneingang und Beckenausgang. (a) Der Kopf des Babys schiebt sich in den Beckenrand. (b) Der größte Durchmesser des Kopfes des Babys (zwischen Vorder- und Rückseite) schiebt sich in den Bereich des größten Abstands im Becken (zwischen beiden Seiten). (c) Der Kopf des Babys dreht sich im Beckenkanal, so daß sein größter Durchmesser durch den größten Durchmesser des Beckenausgangs zwischen Schambein und Steißbein (vorne und hinten) austritt.

ERFORSCHEN SIE IHR BECKEN WIE FOLGT:

- Knien Sie sich auf den Boden, den Oberkörper aufgerichtet.
- Legen Sie Ihre Hände in Taillenhöhe auf Ihre Hüften, und spüren Sie die (Darmbein-)Hüftknochen an den Seiten. Beginnen Sie an den vorderen Ecken, und drücken Sie mit den Daumen am ganzen oberen Rand der Darmbeinknochen entlang, um zu spüren, wie sie bogenförmig um Ihre Seiten bis hinunter zum Kreuzbein im Rücken verlaufen.
- Jetzt legen Sie eine Hand unter Ihren Unterleib und ertasten mit den Fingern den oberen Rand Ihres Schambeins. Stellen Sie ein Bein auf, und schauen Sie nach, ob Sie den unteren Rand des Schambeins etwa fünf Zentimeter unter dem oberen spüren können. Lassen Sie Ihre Hand dort liegen.
- Legen Sie Ihre andere Hand auf den unteren Rücken, wobei die Finger nach unten zeigen. Jetzt befindet sich Ihr Kreuzbein unter Ihrer Handfläche, das Steißbein direkt unter Ihren Fingerspitzen. Der Abstand zwischen Schambein und Steißbein bildet den größten Durchmesser des Beckenausgangs, durch den Ihr Kind bei der Geburt austritt. Das Kreuzbein unter Ihrer Handfläche bildet die Rückwand Ihres Beckens (siehe S. 108).
- Nehmen Sie Ihre Hände weg, und bleiben Sie auf den Knien, aber setzen Sie sich jetzt auf Ihre Hände. Drücken Sie Ihre Finger nach oben, und bewegen Sie ein wenig die Hüften, so daß Sie die beiden Gesäß- oder

Sitzknochen spüren können. Zwischen den beiden Knochen befindet sich der Schambogen.

- Um den Schambogen zu ertasten, kommen Sie wieder hoch. Immer noch kniend, beugen Sie Ihr linkes Bein und stellen den Fuß flach auf den Boden. Finden Sie mit den Fingern Ihrer linken Hand den linken Sitzknochen, und pressen Sie am vorderen knochigen Rand nach oben in Richtung Mitte. Wechseln Sie die Beine, und wiederholen Sie dieses Vorgehen auf der anderen Seite. Jetzt haben Sie beide Seiten des Schambogens ertastet. Der Hinterkopf Ihres Kindes befindet sich unter diesem Bogen, wenn es bei der Geburt austritt.
- Erforschen Sie in derselben Haltung von unten die Form Ihres Beckenausgangs, indem Sie das Steißbein, die Spitzen der Sitzknochen, den Schambogen und die Unterseite des Schambeingelenks ertasten.

BECKENBEWEGLICHKEIT

Wenn Sie das Diagramm auf S. 108 betrachten, sehen Sie, wo sich die vier Beckengelenke befinden.

Die Natur hat Ihr Becken so eingerichtet, daß diese Gelenke während der Schwangerschaft zunehmend beweglicher werden, was dem Weichwerden der Bänder aufgrund der hormonellen Vorgänge zu verdanken ist. Diese Bänder bestehen aus festem, faserigen Gewebe und halten die Knochen Ihres Beckens an den Gelenken zusammen. Sie sind miteinander verflochten, laufen in sämtliche Richtungen und verbinden das Becken mit Hilfe der Beckenmuskeln zu einem einheitlichen Gebilde.

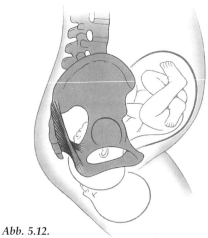

Abb. 5.12.
Die Reise des Babys durch den Beckenkanal

Wenn die Bänder weich werden, können die Beckengelenke sich dehnen, wodurch der Durchmesser des Beckenkanals vergrößert wird und mehr Raum für Ihr Baby entsteht. So wird das Schambeingelenk vorne meistens fest zusammengehalten, aber während der Geburt kann es sich mehr als einen Zentimeter öffnen, so daß sich der Beckenkanal weitet. Die Gelenke zwischen dem Kreuzbein und den Darmbein- oder Hüftknochen, bekannt als Kreuzbeingelenke, können eine leichte Drehbewegung nach vorne und hinten vollführen, was Ihrem Kreuzbein eine gewisse Beweglichkeit verleiht, so daß es sich an die Kopfform Ihres Babys anpassen kann, wenn das Kind sich durch den Beckenkanal nach unten bewegt. Außerdem kann das Kreuzbein sich dadurch nach hinten neigen, so daß der Durchmesser des Beckenausgangs von vorne nach hinten größer wird, während Ihr Baby austritt. Deswegen ist es so wichtig, liegende Haltungen in den Wehen und bei der Geburt zu vermeiden, denn in dieser Position ruht Ihr Gewicht direkt auf dem Kreuzbein und macht es unbeweglich, so daß der Beckenausgang beträchtlich verengt wird (siehe mein Buch *Aktive Geburt*).

Auch das winzige Gelenk zwischen Steißbein und Kreuzbein wird beweglicher, so daß das Steißbein sich nach hinten bewegen und Platz machen kann, wenn Ihr Baby geboren wird.

Außer durch diese zunehmende Beweglichkeit des Beckens wird der Geburtsvorgang auch dadurch erleichtert, daß die Schädelknochen Ihres Kindes noch nicht zusammengewachsen sind wie beim Erwachsenen und sich überlappen können, so daß der Kopf bis zu einem gewissen Grade »formbar« ist und sich in Gestalt und Größe dem Beckenkanal anpassen kann. Die Yoga-Haltungen in diesem Abschnitt fördern diese verstärkte Beckenbeweglichkeit und helfen Ihnen, Versteifungen in den Beckengelenken und den am Becken befestigten Muskeln zu lösen.

WARUM DIE BECKENHALTUNGEN IN DER SCHWANGERSCHAFT SO WICHTIG SIND

Etwa 36 Paar Muskeln sind an Ihrem Becken befestigt, einschließlich der größten und stärksten Muskeln Ihres Körpers, die Ihre Bewegungen steuern, wann immer Sie Ihre Haltung ändern. Sie erstrecken sich sowohl nach oben in Ihren Rumpf als auch nach unten in Ihre Beine und bilden wichtige Stützen für die Körperwand. Jeder Teil Ihres Körpers einschließlich des Kopfes ist mit dem Becken verbunden, so daß es bei der Aufrechterhaltung des Gleichgewichts und der Gewichtsübertragung im ganzen Körper eine Schlüsselrolle spielt.

Tief im Inneren Ihres Körpers zweigen die Psoasmuskeln von der Wirbelsäule ab und laufen dann nach vorne und unten in den Unterleib wie lange Riemen, die an der Innenseite der Hüftknochen befestigt sind. Wie wir bereits auf S. 79 gesehen haben, spielen diese Muskeln eine Schlüsselrolle für die Aufrechterhaltung einer ausbalancierten Beziehung zwischen Becken und Wirbelsäule sowie für die freie Beweglichkeit der Hüftgelenke. Sie hängen auch mit den Befestigungen der Zwerchfellmuskeln zusammen und sind somit wichtig für die Atmung (siehe S. 79). Die Psoasmuskeln sind, wenn sie sich dehnen oder verkürzen, auch an der Beugung des Rumpfes beteiligt. Wenn Sie hocken zum Beispiel, bringen diese Muskeln Wirbelsäule, Becken und Oberschenkel nach vorne. Außerdem verbinden sie Ihr Zwerchfell mit den Beckenbodenmuskeln. Das harmonische Zusammenspiel zwischen den Psoasmuskeln und anderen tiefen Muskeln im Becken sorgt dafür, daß das Becken bei der Gewichtsverlagerung zwischen Oberschenkeln und Wirbelsäule als Einheit arbeitet. Das trägt beträchtlich zur Stabilität des Beckens bei. Wenn diese tiefen Beckenmuskeln nicht ausbalanciert sind, gerät das Becken aus dem Gleichgewicht. Wie wir in Kapitel 4 gesehen haben, führt das dazu, daß die Bänder schwach und die Gelenke – vor allem in der Schwangerschaft – überlastet werden.

Die meisten Frauen unterschätzen, wie stark unser westlicher Lebensstil zu Haltungsschäden führen kann, die das Becken in Mitleidenschaft ziehen. Diese Störungen treten nicht immer offen zutage, können aber dafür verantwortlich sein, daß das Baby sich nicht in die richtige Geburtsposition bringen kann oder bei der Geburt Verletzungen auftreten. Aus diesem Grunde ist es so wichtig, sich die Beckenübungen in diesem Abschnitt zunutze zu machen und dafür zu sorgen, daß das Becken kräftig und gut ausgebildet ist. Damit steigt die Chance, auf natürlichem Wege zu gebären.

Die Beckenbänder und -muskeln arbeiten zusammen, um sämtliche Teile des Beckengürtels zu einem Ganzen zu verbinden und die Beckenwand zu vervollständigen, damit sie ein sicheres Gehäuse für die Organe im Becken bildet. Die Yoga-Haltungen dieser Gruppe arbeiten auf einer tiefen muskulären Ebene, so daß die Beckenmuskeln in ein harmonisches Gleichgewicht kommen.

9 Schneidersitz
Baddha Konasana – gebundener Winkel

Der Schneidersitz ist sehr erdend und zentrierend. Er ist für den gesamten Beckenbereich einschließlich der Fortpflanzungsorgane wohltuend. Er fördert die Beweglichkeit der Gelenke, weitet den Beckendurchmesser und verbessert die Durchblutung des gesamten Bereiches. Die Beckenbodenmuskeln entspannen sich, und das vermittelt Ihnen ein Gefühl davon, wie Ihr Körper sich öffnen kann, um zu gebären. Der Schneidersitz hilft Ihnen, Ihr Becken in eine korrekte Position zu bringen und Ihre Haltung zu verbessern. Üben Sie ihn möglichst täglich. Sie können bis zu zehn Minuten in dieser Haltung verweilen, wenn Sie sich erst einmal wohl darin fühlen.

Vorsicht: Vermeiden Sie, sich in dieser Haltung anzustrengen oder etwas erzwingen zu wollen, indem Sie Ihre Füße zu eng an den Körper ziehen oder Ihre Knie gegen den Boden drücken. Bleiben Sie locker, und gehen Sie behutsam vor. Entspannung und Loslassen stellen sich mit der Zeit durch sanftes Atmen und zunehmende Übung von selbst ein. Drücken Sie niemals gegen die Knie, und federn Sie auch nicht mit den Beinen.

Beginnen Sie im Grundsitz (siehe Abbildung 5.1) und lehnen Sie sich mit dem Kreuz gegen eine Wand oder einen Wandvorsprung, falls notwendig.

- Beugen Sie Ihre Knie, und bringen Sie Ihre Fußsohlen in bequemem Abstand von Ihrem Körper zusammen. Wenn Sie sich entspannt haben, können Sie sie später enger an den Körper nehmen. Die Außenkanten der Füße sollten sich berühren, so daß die Fußsohlen sich öffnen wie die Seiten eines Buches (siehe Abbildung 5.13a).
- Wenn Ihre Oberschenkel sich nicht dicht über oder auf dem Boden befinden, können Sie sich unter jedes Knie ein weiches Kissen als Stütze schieben (Abbildung 5.13b).
- Konzentrieren Sie sich auf Ihre Atmung, und nehmen Sie wahr, wie Ihr Körper Kontakt zum Boden hat.

SICH ZURÜCKLEHNEN

Rücken Sie jetzt von der Wand ab, falls Sie sich dagegen stützen. Lehnen Sie sich zurück und stützen Sie Ihren Körper mit den Händen ab. Achten Sie darauf, daß Ihre Schultern entspannt sind (siehe Abbildung 5.13c).

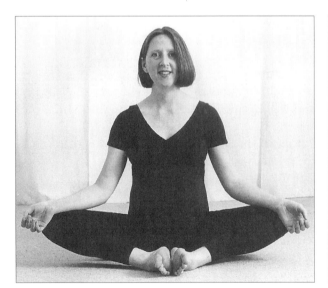

Abb. 5.13 (a). Schneidersitz

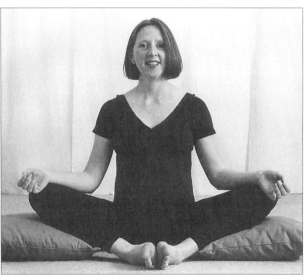

Abb. 5.13 (b). Schneidersitz. Mit Kissen

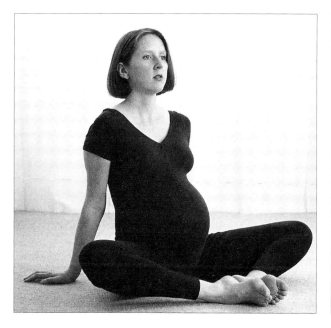
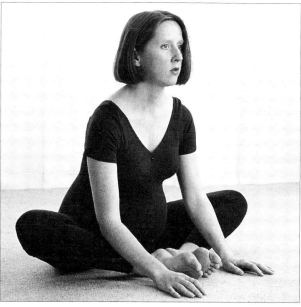

Abb. 5.13 (c). Schneidersitz. Zurückgelehnt

Abb. 5.13 (d). Schneidersitz. Mit Vorwärtsbeuge

- Konzentrieren Sie sich auf Ihren Atem, und lassen Sie zu, daß er durch den ganzen Körper strömt. Stellen Sie sich vor, daß der Ausatem am unteren Schädelrand beginnt, das Rückgrat hinunter und durch Becken und Hüften bis in Ihre Füße fließt. Stellen Sie sich vor, daß der Einatem durch Ihre Fußsohlen kommt, in Ihren Knien kreist, durch Oberschenkel und Hüften langsam hochsteigt und dann Ihre Lungen der Länge nach langsam füllt, von unten bis nach oben, unter die Schlüsselbeine. Fahren Sie auf diese Weise in einem angenehmen Rhythmus ein bis zwei Atemkreise fort und spüren Sie, wie die Spannung in der Leistengegend beim Atmen nachläßt.
- Rücken Sie jetzt wieder an die Wand, damit Ihr unterer Rücken gestützt wird, und bringen Sie Ihre Füße, immer noch im Schneidersitz, Richtung Körper. Bleiben Sie bei dem Gefühl von Weichheit in der Leistengegend, damit die Energie frei durch Ihren Körper fließen kann. Lockern Sie mit Ihren Händen behutsam Ihre Beinmuskeln, indem Sie bei den Waden beginnen und dann die Oberschenkelmuskeln von innen nach außen drehen.

VORWÄRTS BEUGEN

Beugen Sie sich jetzt aus den Hüften etwas vor, und berühren Sie den Boden vor sich leicht mit den Händen (siehe Abbildung 5.13d).
Entspannen Sie Ihre Wirbelsäule, und lassen Sie den Kopf ein wenig Richtung Brustkorb fallen, damit Ihr Nacken sich entspannt.
Kommen Sie mit Ihrer Aufmerksamkeit zum Atem, und spüren Sie, daß Ihre Hüften und das Ende Ihrer Wirbelsäule nach unten hin länger werden, als würden Sie die Wurzel der Wirbelsäule mit jedem Ausatem tiefer im Boden verankern. Bei diesem Gefühl von Erdung bleibend, werden Sie jetzt mit jedem Einatem etwas länger und entfalten sich, um nach oben eine aufrechte Position einzunehmen. Dabei kommt Ihre Wirbelsäule Wirbel für Wirbel in Kontakt mit der Wand. Denken Sie daran, daß es der Atem ist, der Ihren Körper in die aufrechte Haltung zurückbringt.

AUFRECHT SITZEN

- Entspannen Sie sich, und öffnen Sie Ihre Schultern, während Ihre Hände mit den Handflächen nach oben auf Ihren Knien ruhen (siehe Abbildung 5.13a).
- Schließen Sie jetzt Ihre Augen, und spüren Sie den Sog der Schwerkraft von unten. Achten Sie darauf, wie Ihre Sitzknochen Kontakt mit dem Boden haben, und lassen Sie Ihr Kreuz nach unten Richtung Wurzeln los. Spüren Sie, wie Ihre Hüftgelenke in den Boden wachsen.
- Kommen Sie mit Ihrer Aufmerksamkeit zum Rhythmus Ihres Atems. Konzentrieren Sie sich auf den Ausatem, und spüren Sie, wie die Kräuselwelle des Atems von der Spitze Ihres Halses durch die Krümmungen Ihrer Wirbelsäule bis hinunter zu den Wurzeln läuft, ohne daß Sie den Ausatem forcieren. Stellen Sie sich vor, daß die Wurzeln bis tief in die Erde reichen.
- Bleiben Sie bei dem Gefühl der Erdung in Becken und Hüftgelenken, wenn der Atem einströmt. Spüren Sie, wie der Einatem bei den Wurzeln beginnt und von unten nach oben steigt, so daß Ihre Wirbelsäule losläßt und länger wird, während die Wurzeln fest im Boden verankert bleiben. Spüren Sie, wie Ihr Brustkorb sich sanft weitet, um die einströmende Luft zu empfangen, und achten Sie darauf, wie Ihr Rumpf sich bei jedem Einatmen sanft in die Länge dehnt. Lassen Sie zu, daß der Einatem Ihre Lungen der Länge nach füllt, von unten bis nach oben zu den Schlüsselbeinen.
- Fahren Sie fort, in einem angenehmen Rhythmus zu atmen, und spüren Sie, wie sich sämtliche Verspannungen in den Hüften oder in der Leistengegend mit dem Atem lösen. Genießen Sie das Gefühl von Offenheit im Becken. Lassen Sie die Muskeln im Beckenboden los und entspannen Sie sie. Achten Sie darauf, wie sich der Raum, den Ihr Baby zwischen oberem Beckenrand und dem unteren Rand des Brustkorbs einnimmt, sanft in die Länge dehnt, während Sie gleichzeitig Ihre Schultern entspannen und loslassen. Fahren Sie bis zu drei Minuten so fort. Wenn Sie sich wohl und entspannt fühlen, können Sie bis zu zehn Minuten so verweilen.

9a Schneidersitz, Rücken an Rücken mit einer Partnerin

Es ist sehr angenehm, Baddha Konasana in einer Gruppe oder zu Hause mit einer schwangeren Freundin oder Ihrem Partner zu praktizieren.

Beginnen Sie, indem Sie sich Rücken an Rücken mit einer Partnerin setzen, so daß Sie sich im Kreuz berühren.

- Beugen Sie sich dann aus den Hüften nach vorne, und folgen Sie den Anweisungen von S. 113. Achten Sie darauf, daß Ihr Kreuz in Kontakt mit Ihrer Partnerin bleibt. Lassen Sie sich vom Atem langsam in die aufrechte Position bringen, und rollen Sie sich allmählich nach oben, so daß Ihr Rücken von unten bis oben Kontakt mit dem Rücken Ihrer Partnerin hat, während die schwere Wurzel der Wirbelsäule nach unten losläßt.
- Verweilen Sie ein bis zwei Minuten in dieser Position. Atmen Sie, und genießen Sie die Unterstützung durch Ihre Partnerin.

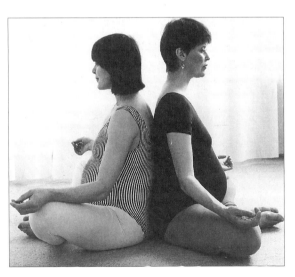

Abb. 5.14. Schneidersitz, Rücken an Rücken mit einer Partnerin

9b Schneidersitz, mit den Füßen einer Partnerin im Rücken

Es ist sehr angenehm, das untere Ende der Wirbelsäule in dieser Haltung auf diese Weise zu unterstützen.

Beginnen Sie, indem Sie sich im Schneidersitz mit dem Rücken zu Ihrer Partnerin setzen. Jetzt kann Ihre Partnerin beide Fußsohlen fest gegen Ihren unteren Rücken drücken oder auch einen Fuß auf das untere Ende der Wirbelsäule und den anderen darüber setzen. Lassen Sie Ihre Partnerin wissen, wie Sie sich am besten unterstützt fühlen und wieviel Druck Sie brauchen. Ihre Partnerin kann sich dabei zurücklehnen und mit den Händen abstützen (siehe Abbildung 5.15), ohne dabei die Schultern zu verspannen.

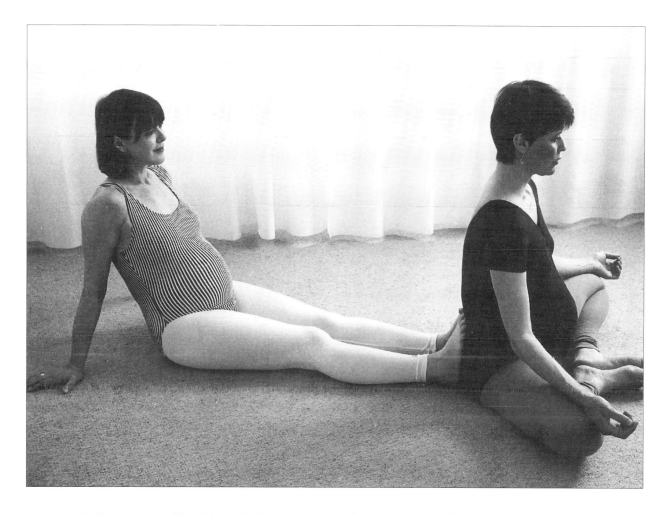

- Entspannen Sie sich im Schneidersitz, und konzentrieren Sie sich darauf, Ihre Wirbelsäule mit der Atmung zu erden und loszulassen. Die Betonung sollte darauf liegen, daß die Wirbelsäule, unterstützt durch die Füße Ihrer Partnerin im Rücken, nach unten verwurzelt wird, so daß sie sich aus dieser stabilen Grundlage heraus auch nach oben strecken kann.
- Fahren Sie ein bis drei Minuten so fort, und wechseln Sie dann die Plätze, wenn Sie jetzt Ihre Partnerin unterstützen möchten.

Abb. 5.15. Schneidersitz, mit den Füßen einer Partnerin im Rücken

10 Sitzen mit gespreizten Beinen

In dieser Haltung auf dem Boden zu sitzen ist in der Schwangerschaft wohltuend. Das Becken ist gut geerdet, und der Beckenkanal weitet sich, was ein Gefühl von Offenheit fördert. Die Hüftgelenke werden beweglicher, während die Muskeln an den Innenseiten der Oberschenkel und der Rückseite der Beine sich dehnen und loslassen. Diese Haltung stabilisiert und verankert das Becken, so daß sich Spannungen im Bereich der Wirbelsäule sowie in Nacken und Schultern lösen können.

Das regelmäßige Üben dieser Haltung stärkt Ihr Vertrauen in Ihre Fähigkeit, Ihren Körper zu öffnen, um zu gebären, und fördert Ihre bewußte Wahrnehmung dafür, wie Ihr Becken sich weitet und lockert, um Raum für Ihr Baby zu schaffen. Sie können in dieser Haltung so oft sitzen, wie Sie mögen, und sie auch für Ihre Atemübungen benutzen. Vielleicht macht es Ihnen auch Spaß, aus dieser Haltung in den Schneidersitz (Nummer 9) zu kommen und beim Üben zwischen beiden Positionen zu wechseln.

Beginnen Sie im Grundsitz (siehe Abbildung 5.1), das Kreuz gegen eine Wand oder einen Wandvorsprung gelehnt. Sie können diese Haltung auch Rücken an Rücken mit einem Partner oder mit den Füßen Ihres Partners als Stütze für die Wirbelsäule machen (wie in Nummer 9a oder 9b).

Spreizen Sie Ihr Beine so weit wie möglich, ohne Ihre natürliche Grenze zu überschreiten. Wichtig ist nicht, wie weit Sie Ihre Beine öffnen können, sondern wie angenehm Ihnen die Haltung ist. Konzentrieren Sie sich mit Ihrer Aufmerksamkeit auf Ihre Atmung und die Art und Weise, wie Ihr Körper Kontakt mit dem Boden hat.

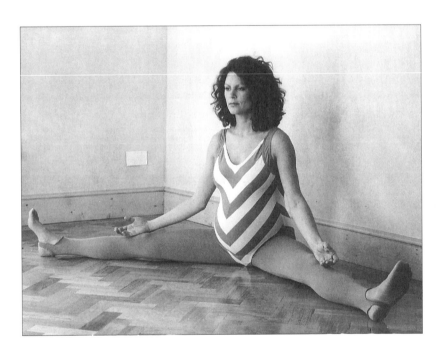

Abb. 5.16 (a). Sitzen mit gespreizten Beinen

SICH ZURÜCKLEHNEN

- Rücken Sie von der Wand ab, und lehnen Sie sich zurück, sich auf Ihre Hände stützend, um die Spannungen in der Leistengegend loszulassen, wie Sie es im Schneidersitz (siehe Abbildung 5.13c) getan haben. Stützen Sie Ihren Rumpf mit Ihren Armen, ohne Ihren Nacken und Ihre Schultern anzuspannen.

- Stellen Sie sich vor, durch Ihren ganzen Körper zu atmen wie beim Schneidersitz. Der Ausatem bewegt sich von der Spitze Ihres Nackens bis zu Ihren Füßen, und der Einatem von Ihren Füßen aufwärts.

SICH VORBEUGEN

- Beugen Sie sich leicht vor, und lassen Sie sich – falls nötig – dabei im Kreuz wieder von der Wand stützen. Berühren Sie den Boden leicht mit Ihren Händen, während Ihr Gewicht über Ihre Sitzknochen und die Hüftgelenke in den Boden sinkt (siehe Abbildung 5.16b).
- Benutzen Sie Ihren Atem wie beim Vorwärtsbeugen im Schneidersitz (siehe S. 113), um die Wurzel der Wirbelsäule mit dem Ausatem zu erden, die Wirbelsäule der ganzen Länge nach langsam zu dehnen und zu entfalten und dabei einzuatmen, bis Sie wieder aufrecht sitzen.

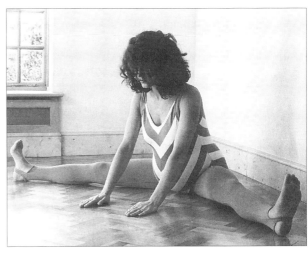

Abb. 5.16 (b). Sitzen mit gespreizten Beinen. Vorbeugen

Entspannen Sie Ihre Schultern, und lassen Sie Ihren Oberkörper weit werden, Ihre Arme hängen an den Seiten, die Hände ruhen mit den Handflächen nach oben leicht auf Ihren Oberschenkeln.

AUFRECHT SITZEN

- Entspannen Sie sich in dieser Haltung und bringen Sie Ihre Aufmerksamkeit nach innen auf die rhythmische Welle Ihrer Atmung (siehe Abbildung 5.16a).
- Spüren Sie, wie Ihr unterer Rücken und das Becken dem Sog der Schwerkraft nachgeben.
- Massieren Sie Ihre Oberschenkel, so daß sie sich weich und schwer anfühlen, die großen Muskeln an den Innenseiten Richtung Außenseite drehend.
- Strecken Sie jetzt behutsam Ihre Wadenmuskeln, und dehnen Sie Ihre Fersen, ohne Ihre Oberschenkel anzuspannen. Spüren Sie, wie Ihre Fersenrücken auf dem Boden ruhen. Wenn Ihre Füße die Tendenz haben, nach außen zu fallen, lassen Sie das ein paar Sekunden zu und rollen dann die Beine nach innen, so daß die Knie zur Decke schauen, ohne daß die Muskeln angespannt werden.
- Spüren Sie, wie Ihre Wirbelsäule sich mit der Einatmung vom unteren Ende bis zur Spitze des Nackens in die Länge streckt wie eine Pflanze, die Feuchtigkeit aus dem Boden aufnimmt, während Ihre Hüften und das schwere Becken geerdet bleiben.
- Lassen Sie Ihre Schultern kreisen, um sie zu lockern, und entspannen Sie Ihren Nacken, indem Sie Ihr Kinn leicht nach unten neigen.
- Achten Sie beim Atmen darauf, wie sich der Raum, den Ihr Baby zwischen dem oberen Beckenrand und dem unteren Rand des Brustkorbs einnimmt, sanft in die Länge dehnt. Mit der Wurzel der Wirbelsäule und dem Becken fest geerdet, kann Ihr Oberkörper in dieser Haltung nach oben aufblühen wie ein Strauß Blumen.
- Fahren Sie ein bis drei Minuten so fort. Ihr Unterkörper wird vom Beckenrand abwärts immer stärker geerdet, während Ihr Oberkörper sich mit dem Loslassen Ihrer Wirbelsäule immer leichter anfühlt.

10a   Seitenbeugen mit gespreizten Beinen

Wenn Ihnen die Übung Nummer 10 leicht fällt, werden Sie diese anmutigen Seitenbeugen genießen, die den Unterleib und die Seitenmuskeln dehnen, während der Brustkorb losläßt und sich weitet und die Wirbelsäule sich in die Länge streckt.

Vorsicht: Es ist sehr wichtig, sich nur mäßig zur Seite zu beugen und nicht zu überdehnen. Versuchen Sie nicht, die volle Haltung einzunehmen, solange Ihnen das nicht leicht fällt. Konzentrieren Sie sich statt dessen darauf, behutsam mit Ihrer angenehmen Grenze zu experimentieren, so daß Sie das Gefühl haben, daß Ihre ganze Körperseite schön gedehnt statt zusammengedrückt oder angespannt wird. Eine gute Richtlinie ist, darauf zu achten, daß beide Sitzknochen und Hüftgelenke fest am Boden bleiben. Wenn Sie spüren, wie ein Gesäßknochen oder eine Hüfte sich hebt, dann wissen Sie, daß Sie Ihre Grenze überschreiten. Auch Ihr Atem ist ein guter Wegweiser. Wenn Sie mühelos atmen, machen Sie Ihre Sache gut, aber wenn Sie um Atem ringen müssen, gehen Sie zu weit. Folgen Sie den Anweisungen nur bis zu Ihrer angenehmen Grenze und konzentrieren Sie sich dann auf Ihre Atmung und die Wirkung, die der Sog der Schwerkraft auf Ihren Körper hat.

Beginnen Sie in der Sitzhaltung mit weit gespreizten Beinen (siehe Abbildung 5.16a). Nehmen Sie sich Zeit, damit Ihr Körper sich in dieser Haltung einrichten kann. Achten Sie darauf, daß unterer Rücken, Hüftgelenke, Sitzknochen und die Rückseite Ihrer Beine in dieser Haltung gut geerdet sind und bleiben. Lassen Sie das Ende Ihrer Wirbelsäule nach unten los, und kommen Sie mit Ihrer Aufmerksamkeit zu Ihrer Atmung. Atmen Sie entspannt in Ihrem normalen Rhythmus. Fahren Sie fort, sich beim Ausatmen tief mit dem Boden zu verwurzeln, und achten Sie beim Einatmen auf eine sanfte Streckung der Wirbelsäule und des Oberkörpers. Spüren Sie, wie der Einatem Ihre Lungen der Länge nach bis oben zu den Schlüsselbeinen füllt, und der Ausatem die Lungen vollständig leert, während die Wurzel der Wirbelsäule nach unten losläßt. Fahren Sie fort, sanft zu atmen. Gleichzeitig bleiben Sie sich des Sogs der Schwerkraft bewußt.

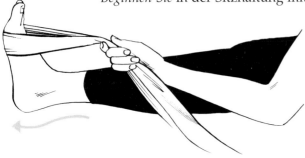

Abb. 5.17. Benutzung eines Gurtes. Wenn Ihr Unterarm nicht bis zum Fuß reicht, können Sie einen weichen Gurt um Ihren Fuß schlingen und ihn leicht halten. Ihr Ellenbogen bleibt an der Vorderseite Ihres Knies, während Sie sich sanft zur Seite beugen, um Ihre angenehme Grenze zu finden.

- Während Sie den Fluß Ihrer Atmung genießen, beugen Sie sich jetzt langsam nach rechts und strecken Ihren rechten Arm zum rechten Fuß aus, bis Sie Ihre angenehme Grenze erreichen. Sie können einen Gurt um Ihren rechten Fuß schlingen (siehe Abbildung 5.17).
- Achten Sie darauf, daß Ihre linke Hüfte und Ihr linker Gesäßknochen auf dem Boden bleiben.
- Lassen Sie zu, daß Nacken und Kopf der Welle Ihrer Wirbelsäule folgen, so daß sich Ihr Nacken entspannt anfühlt.
- Legen Sie Ihren linken Arm bequem hinter Ihren Rücken, damit Ihre linke Schul-

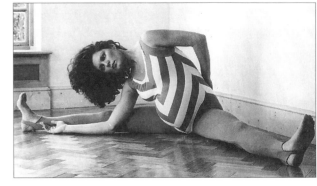

Abb. 5.18 (a). Seitenbeuge mit gespreizten Beinen. Legen Sie einen Arm hinter Ihren Rücken.

ter nach hinten zeigen kann und mehr Raum im Brustkorb entsteht. So kann der Atem beim Einatmen von den Lungen mühelos aufgenommen werden (siehe Abbildung 5.18a).

- Wenn Ihnen das möglich ist, ohne Ihre linke Hüfte zu heben oder anzustrengen, legen Sie Ihren rechten Ellenbogen und Unterarm auf den Boden an die Innenseite des rechten Knies und holen den Fuß heran (falls nötig mit einem Gurt, siehe Abbildung 5.17) Sie sollten dabei eine sanfte Dehnung längs der linken Hüfte und Rumpfseite verspüren.
- Wenn es Ihnen keine Mühe macht, können Sie die Seitwärtsdehnung verstärken, indem Sie Ihren linken Arm nach oben Richtung Decke heben und zulassen, daß er sich mit dem Einatem locker aus den Schultern dehnt (siehe Abbildung 5.18b). Mit der Ausatmung beugen Sie sich dann sanft nach rechts und nehmen Ihren linken Arm über Ihren Kopf, so daß er zum rechten Fuß zeigt. Gehen Sie nur so weit, daß Sie sich nicht überanstrengen oder Ihre linke Hüfte vom Boden heben müssen.
- Genießen Sie die Dehnung für etwa eine halbe Minute. Kommen Sie dann zurück zur Mitte, und entspannen Sie sich, bevor Sie die Übung zur anderen Seite wiederholen.

*Abb. 5.18 (b).
Heben Sie den anderen Arm Richtung Decke, und dehnen Sie die Wirbelsäule.*

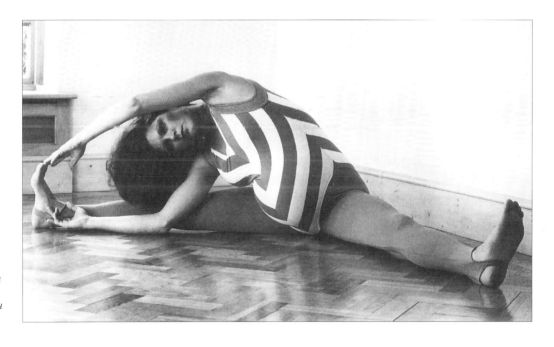

*Abb. 5.18 (c).
Nehmen Sie Ihren Arm über Ihren Kopf, ohne sich zu überanstrengen.*

10b Partnerarbeit im Sitzen mit gespreizten Beinen

Sie können in dieser Haltung mit einer Partnerin oder einem Partner zusammenarbeiten. Auch in dieser Position ist es möglich, Rücken an Rücken mit einer Partnerin oder mit deren Füßen im Rücken zu sitzen (wie auf den Seiten 114f. gezeigt wurde). Oder Ihre Partnerin kann sich vor Ihnen auf den Boden knien, beide Hände auf Ihre Oberschenkel und Knie legen und einen festen aber sanften Druck ausüben, um Ihnen zu helfen, die Rückseiten Ihrer Beine zum Boden zu »atmen«.

Folgende Möglichkeiten kann Ihre Partnerin ausprobieren, während Sie mit gespreizten Beinen sitzen:

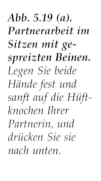

- Setzen Sie sich bequem hinter sie, legen Sie beide Hände um ihre Hüftgelenke und üben Sie einen festen aber sanften Druck nach unten aus, um ihr zu helfen, ihr Becken zu erden und die Wurzel der Wirbelsäule nach unten loszulassen (siehe Abbildung 5.19a).
- Schließen Sie diesen Teil der Übung ab, indem Sie langsam Ihre Hände wegnehmen und eine Weile ihre Schultern und die Wirbelsäule abwärts massieren.
- Jetzt kommen Sie an die Seite der Sitzenden und machen es sich bequem, indem Sie ein Bein aufstellen.
- Nehmen Sie ihre Stirn in eine Hand, um das Gewicht ihres Kopfes zu stützen. Weisen Sie sie an, zu atmen, sich zu entspannen und zuzulassen, daß Sie ihr das Gewicht ihres Kopfes abnehmen (siehe Abbildung 5.19b).
- Massieren Sie jetzt ihren Nacken bis zum Haaransatz und nach unten an den Halsseiten entlang Richtung Schultern.
- Bitten Sie sie anschließend, langsam den Kopf zu heben und das Kinn dann leicht nach unten zu neigen, damit der Nacken lang und entspannt bleibt.
- Jetzt setzen Sie sich hinter sie, beide Füße fest gegen ihren unteren Rücken gestellt, um Sie zu unterstützen, ohne das natürliche Gleichgewicht ihrer Wirbelsäule zu stören. Bestärken Sie sie darin, sich beim Ausatmen im Becken geerdet zu fühlen, während sie beim Einatmen jedesmal langsam beide Arme über den Kopf führt (siehe Abbildung 5.19c).
- Als Sitzende wiederholen Sie diese Bewegung für mehrere Atemkreise und heben dabei die Arme mit jeder Einatmung ein wenig höher, während Sie mit jeder Ausatmung den unteren Rücken zum Boden hin länger werden lassen. Lassen Sie die Arme bis zu einer halben Minute oben, und bringen Sie sie dann behutsam nach unten.

Abb. 5.19 (a). Partnerarbeit im Sitzen mit gespreizten Beinen. Legen Sie beide Hände fest und sanft auf die Hüftknochen Ihrer Partnerin, und drücken Sie sie nach unten.

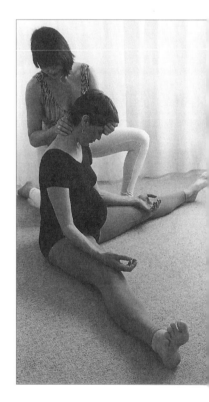

Abb. 5.19 (b). Stützen Sie mit einer Hand ihre Stirn, während Sie mit der anderen die Muskeln am Schädelrand und den Nacken massieren.

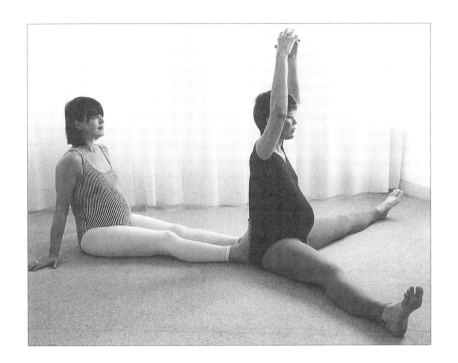

*Abb. 5.19 (c).
Stellen Sie beide Fußsohlen fest gegen den unteren Rücken Ihrer Partnerin, um die Wurzel der Wirbelsäule zu unterstützen. Dann hebt Ihre Partnerin langsam ihre Arme über den Kopf, während ihre Wirbelsäule sich von dieser stabilen Basis aus in die Länge streckt.*

11 Die Kindhaltung

Diese Haltung gehört zu denen, die Frauen in der Schwangerschaft am meisten genießen und die äußerst wohltuend sind. Sie fördert die Beweglichkeit der Hüftgelenke und die natürliche sanfte Weitung des Beckenkanals und des Beckenausgangs, während sie zugleich Spannungen und Versteifungen in Hüftgelenken und Leisten löst.

Die Muskeln des unteren Rückens und des Beckenbodens entspannen sich, so daß die Wirbelsäule in die Länge wachsen und das Gewicht Ihres Babys und des Uterus nach vorne hängen können. Wenn das Baby schwerer wird, ist diese Haltung entspannend, weil Ihr unterer Rücken dabei vorübergehend vom zusätzlichen Gewicht des Kindes entlastet wird. Die Durchblutung im Beckenbereich wird gefördert, und Ihr Baby genießt wahrscheinlich, daß es in dieser Haltung wie in einer Hängematte getragen wird!

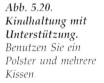

*Abb. 5.20.
Kindhaltung mit Unterstützung.
Benutzen Sie ein Polster und mehrere Kissen.*

Vorsicht: Wenn es Ihnen aufgrund von Krampfadern oder steifen Knien und Fußgelenken unangenehm ist, mit dem Becken auf den Fersen zu ruhen, können Sie rittlings auf einem Polster sitzen oder sich ein, zwei Kissen unter Ihr Gesäß schieben (siehe Abbildung 5.20). Wenn Sie nach vorne kommen, wie in Abbildung 5.21a–d, sollten Sie daran denken, daß es bei dieser Übung nicht darum geht, sich möglichst weit vorzubeugen. Konzentrieren Sie sich statt dessen darauf, sich im Becken und der Wurzel der Wirbelsäule geerdet zu fühlen, und sorgen Sie dafür, daß Ihr Rücken sich der ganzen Länge nach locker und frei fühlt, statt daß Sie ganz auf den Boden herunterkommen und ihn dabei überanstrengen.

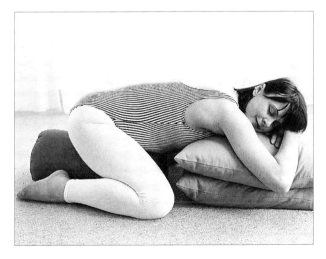

121

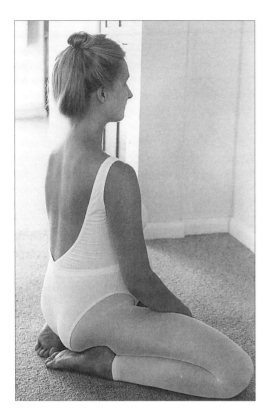

Abb. 5.21 (a). Kindhaltung. Knien Sie aufrecht, und verlängern Sie Ihre Wirbelsäule.

Beginnen Sie, indem Sie sich auf eine zusammengefaltete Decke oder einen weichen Untergrund knien, die Knie so weit geöffnet, wie es Ihnen möglich ist, ohne sich zu überfordern (Abbildung 5.21a). Ihre Füße sollten nach innen zur Mitte zeigen und der Wölbung Ihres Gesäßes folgen.

- Konzentrieren Sie sich auf den normalen Rhythmus der Atemwelle. Lassen Sie Ihren unteren Rücken mit der Ausatmung nach unten los, so daß Sie das Gefühl haben, wirklich in Ihrem Becken zu sitzen.
- Spüren Sie, wie der Einatem sanft von den Lungen aufgenommen und empfangen wird und sie der Länge nach füllt, von unten bis zu den Schlüsselbeinen, so daß sich Ihr Oberkörper leicht und frei anfühlt.
- Lassen Sie Ihre Schultern locker kreisen, und entspannen Sie Ihre Arme.
- Spüren Sie, wie Ihr Kopf auf der Spitze Ihrer Wirbelsäule balanciert, und lassen Sie Ihr Kinn leicht nach unten fallen, um Ihren Nacken zu entspannen.
- Beginnen Sie, langsam nach vorne zu kommen, sich aus den Hüften bewegend. Lassen Sie Ihren unteren Rücken im Bereich der Krümmung des Kreuzbeins in Richtung Fersen länger werden, und vermeiden Sie es, Ihre Wirbelsäule zu beugen. Ihr Becken bleibt während der ganzen Übung dicht an den Fersen, und Ihre Wirbelsäule sollte sich locker und frei anfühlen, denn die Vorwärtsbewegung kommt aus den Hüftgelenken. Das zu beachten ist wichtiger, als ganz auf den Boden herunterzukommen.
- Legen Sie Ihre Handflächen auf den Boden, und halten Sie Ihre Arme gerade und Ihre Wirbelsäule frei (Abbildung 5.21b).
- Konzentrieren Sie sich darauf, daß die Wurzel der Wirbelsäule mit dem Ausatmen nach unten hin länger wird, und lassen Sie zu, daß Ihre Wirbelsäule sich mit dem Einatmen vom unteren Ende bis zur Spitze des Nackens dehnt und löst.
- Achten Sie darauf, daß Ihr Nacken leicht gedehnt und entspannt ist, indem Sie Ihr Kinn nach unten Richtung Brustkorb loslassen.
- Wenn Sie sich in dieser Haltung soweit wohlfühlen, kommen Sie aus den Hüften weiter nach vorn und auf Ihre Ellenbogen (siehe Abbildung 5.21c). Fahren Sie fort, normal zu atmen, die Wirbelsäule wird mit dem Ausatmen Richtung Steißbein länger, und Sie spüren die Kräuselwelle des Einatems, die die ganze Wirbelsäule hoch bis zum Schädelrand steigt und Ihnen hilft, Ihr Rückgrat loszulassen. Viel-

Abb. 5.21 (b). Beugen Sie sich aus den Hüften nach vorne, während Sie mit den Händen den Boden berühren.

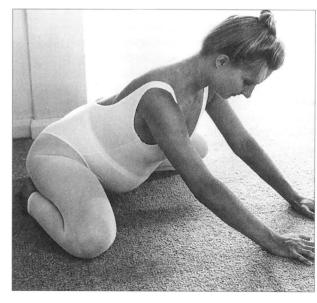

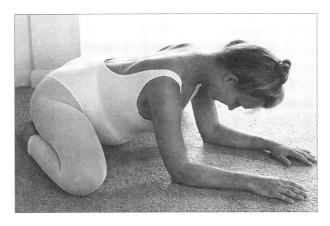 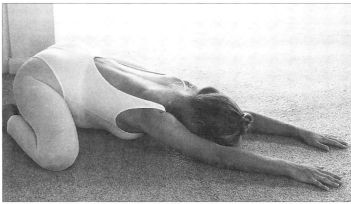

Abb. 5.21 (c). Kommen Sie weiter nach vorn auf Ihre Ellenbogen.

Abb. 5.21 (d). Lassen Sie Ihren Rumpf aus den Hüften nach vorne los, die Arme ausgestreckt, die Stirn auf dem Boden.

leicht ist es Ihnen angenehm, sich nach vorne auf ein Polster oder ein langes Kissen zu stützen, so daß Sie sich in dieser Position vollkommen entspannen können (siehe Abbildung 5.20).

- Wenn es sich angenehm anfühlt, können Sie sich noch weiter auf den Boden herunterlassen und entspannen. Strecken Sie Ihre Arme locker vor sich aus, und legen Sie Ihre Stirn auf den Boden (siehe Abbildung 5.21d). Achten Sie darauf, Ihren Rücken nicht anzuspannen. Konzentrieren Sie sich darauf, Ihren unteren Rücken Richtung Fersen loszulassen, und fahren Sie fort zu atmen und Ihre Wirbelsäule zu entspannen.
- Wenn Sie sich bereit fühlen, kommen Sie ganz langsam nach oben und lassen dabei die Wurzel der Wirbelsäule Richtung Schambein länger werden. Ihre Schultern sollten sich leicht und locker anfühlen, da Ihr Gewicht im schweren Becken ruht. Lassen Sie Ihr Kreuz nach unten Richtung Fersen los.
- Zentrieren Sie abschließend Ihren Kopf, und spüren Sie, wie er auf der Spitze Ihrer Wirbelsäule balanciert. Dehnen und entspannen Sie Ihren Nacken, indem Sie Ihr Kinn leicht nach vorne neigen. Lockern Sie Ihre Schultern, indem Sie sie ein paarmal kreisen lassen, und genießen Sie das Gefühl von Leichtigkeit und Freiheit im Oberkörper.

11a Partnerarbeit in der Kindhaltung

Die folgenden Anweisungen gelten für Ihre Partnerin oder Ihren Partner.
- Knien oder setzen Sie sich bequem hinter sie, und legen Sie Ihre Hände sanft auf ihre Schultern. Machen Sie sich sowohl ihren als auch Ihren eigenen Atemrhythmus bewußt. Stimmen Sie sich auf ihre Energie ein, bevor Sie irgend etwas tun.
- Jetzt beginnen Sie, ihre Schultern zu massieren, alle Stellen berücksichtigend, die sich hart oder verspannt anfühlen. Fragen Sie sie, wieviel Druck sich gut anfühlt. Sie können auch die Arme von oben nach unten und den Nacken massieren (siehe Abbildung 5.22a).
- Schließen Sie die Massage ab, indem Sie die Schulterblätter hinabstreichen und dann die Muskeln zu beiden Seiten der Wirbelsäule bis hinunter zum Steißbein massieren.
- Knien Sie sich bequem hinter sie, legen Sie Ihre Hände auf den oberen Rand ihres Beckens, und drücken Sie sanft und fest zugleich nach unten (Abbildung 5.22b).

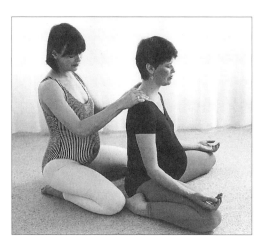

Abb. 5.22 (a). Partnerarbeit in der Kindhaltung. Die Schultern massieren

- Bestärken Sie sie darin, zu atmen und die Wurzel ihrer Wirbelsäule mit dem Ausatem sanft in Richtung Boden loszulassen, so daß das Becken gut verankert ist.
- Lassen Sie Ihre Hände so liegen, und fordern Sie sie auf, mit dem Einatmen langsam ihre Arme über den Kopf zu bringen und dabei das Gefühl zu haben, aus dem geerdeten Becken nach oben hin länger zu werden.
- Bitten Sie sie, sich langsam aus den Hüftgelenken nach vorne zu beugen, bis sie ihre angenehme Grenze erreicht hat.
- Kommen Sie herum an ihre linke Seite, und stellen Sie zu Ihrer eigenen Bequemlichkeit ein Bein auf.
- Legen Sie die Handfläche Ihrer rechten Hand auf die Wurzel ihrer Wirbelsäule (das Kreuzbein), die Finger zeigen nach unten, Richtung Steißbein. Jetzt beugen Sie sich mit Ihrem Gewicht sanft nach unten und hinten und fragen sie, wieviel Druck Sie ausüben können (siehe Abbildung 5.22c).
- Während Ihre rechte Hand das Ende ihrer Wirbelsäule verankert, kann Ihre linke Hand das Rückgrat der Länge nach bis hoch zu Schultern und Nacken massieren. Fahren Sie etwa eine halbe Minute so fort, und bestärken Sie sie darin, tief zu atmen und sich zu entspannen.
- Dann nehmen Sie Ihre rechte Hand behutsam weg und massieren mit beiden Händen kräftig ihre Schultern. Fahren Sie etwa eine halbe Minute so fort, und lösen Sie mit Hilfe Ihrer Hände Verhärtungen und Verspannungen im Nacken, in den Schultern und im oberen Rücken.

Abb. 5.22 (b). Das Becken verankern

Abb. 5.22 (c). Rücken- und Schultermassage in der Vorwärtsbeuge

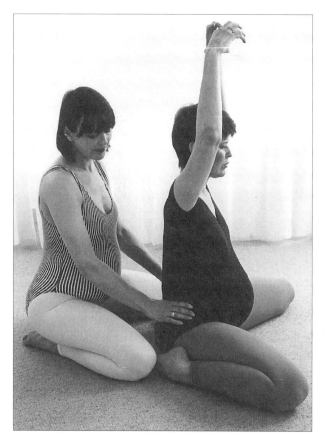

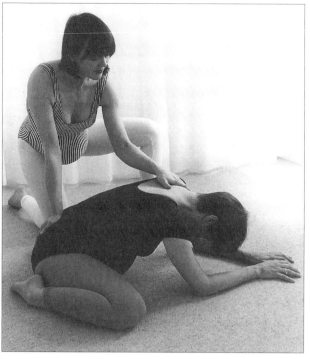

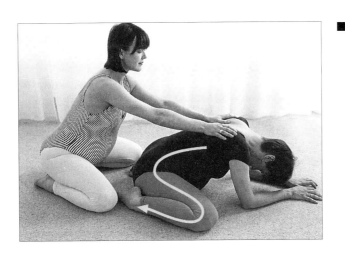

Abb. 5.22 (d). Volles Ausstreichen des Körpers

- Zum Abschluß knien Sie sich hinter sie und legen beide Hände rechts und links der Wirbelsäule dicht unter dem Nacken auf ihren Rücken. Mit festem, gleichmäßigen Druck streichen Sie jetzt mit beiden Händen in einer Bewegung ihren Rücken abwärts, die Hüften entlang, die Oberschenkel hinunter und über Waden und Füße. Wiederholen Sie dieses Ausstreichen fünfmal.
- Reiben Sie sich dann die Hände, damit sie warm werden, und legen Sie sie mit den Handflächen nach unten ein paar Sekunden auf ihr Kreuz, so daß die Wärme Ihrer Hände in die Muskeln strömt.
- Lassen Sie Ihre Hände so liegen, während sie langsam hochkommt. Üben Sie einen sanften, aber festen Druck nach unten aus, um sie daran zu erinnern, ihr Kreuz nach unten Richtung Steißbein loszulassen, während sie in die aufrechte Position zurückkehrt.

12 Hocken

Malasana – Girlandenhaltung

Das Hocken ist eine zentrale Übung für Ihre Yoga-Praxis während der Schwangerschaft. Als natürliche Haltung für das Gebären öffnet sie Ihr Becken so weit, wie es möglich ist, und bringt das Baby in einen perfekten Abwärtswinkel zur Schwerkraft (siehe S. 109). Regelmäßiges Hocken in der Schwangerschaft fördert die Beweglichkeit Ihres Beckens und Ihrer Hüftgelenke und hilft, Ihr Becken in die richtige Haltung zur Wirbelsäule zu bringen (siehe S. 78f.). Wenn das geschieht, wird Ihr Uterus unterstützt und das Baby sicher in einer guten Lage gehalten. In den letzten Wochen der Schwangerschaft fördert das Hocken, daß Ihr Baby seinen Kopf in den Beckenrand schiebt. Sie üben damit auch, sich in dieser Haltung wohlzufühlen, so daß Sie sie bei der Geburtsarbeit oder beim Gebären mit Unterstützung bequem einnehmen können.

Wenn Sie hocken, dehnen sich die Streckmuskeln im Rücken, im Gesäß und im Beckenboden, während sich die Muskeln im vorderen Bereich Ihres Körpers verkürzen. In

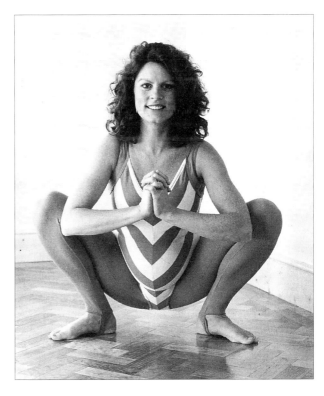

Abb. 5.23. Hocken

dieser Haltung entspannt sich Ihr Beckenboden und die Blutversorgung des gesamten Beckenraums wird angeregt. Das Dammgewebe kann sich gleichmäßig dehnen; regelmäßiges Üben dieser Haltung kann einem Dammriß in den Endstadien der Geburt vorbeugen.

Es ist gut möglich, daß Sie diese Haltung zunächst unbequem finden. Wenn das zutreffen sollte, haben Sie sie wahrscheinlich jahrelang nicht eingenommen. Tatsächlich ist das Hocken eine völlig natürliche Haltung zum Ausruhen, die jedes Kind, das gerade laufen lernt, instinktiv benutzt. Dank der Schwangerschaftshormone werden die Bänder Ihres Beckens dehnbarer, und wenn Sie das Hocken eine Zeitlang eifrig üben, wird es Ihnen schon bald leichter fallen. Mir ist noch niemals eine Frau begegnet, die nicht mit der ein oder anderen Form von Unterstützung hocken lernen konnte, auch wenn viele Frauen das bei ihren ersten Versuchen bezweifeln!

Wenn Sie diese Gewohnheit wiederentdecken, tun Sie sich und Ihrer Gesundheit einen wirklich guten Dienst und beugen Verdauungsproblemen vor, da in dieser Haltung auch Darm und Blase entspannt werden. In der Schwangerschaft ist es hilfreich, für Ihre Füße zwei kleine Plastikstühle (wie es sie für Kleinkinder gibt) rechts und links neben die Toilette zu stellen, so daß Sie beinahe hocken. Damit beugen Sie Verstopfung vor. Sie können sich auch für Ihr Wohnzimmer einen kleinen Hocker anschaffen, um sich bequem hinzuhocken, wenn Sie sich zu Hause entspannen, so daß diese Haltung zu einer Alltagsgewohnheit wird (siehe S. 127).

Die nachfolgenden Hockübungen beginnen mit der leichtesten und enden mit der vollen Haltung. Nehmen Sie sich Zeit, sich in jeder Position erst einmal wohlzufühlen. Ratsam ist, während der ganzen Schwangerschaft täglich fünf Minuten zu hocken und sich außerdem anzugewöhnen, einen Hocker zu benutzen, wann immer Sie Gelegenheit dazu haben.

Vorsicht: Wenn Ihr Baby nach 34 Wochen in der Steißlage liegt, müssen Sie ganz mit dem Hocken aufhören, da Sie nicht wollen, daß das Gesäß des Kindes sich in den Beckenrand schiebt. Üben Sie statt dessen nach der 36. Woche mehrmals am Tag das Knien mit vornübergebeugter Haltung (siehe S. 137 und Kapitel 7 – Steißlage, S. 214f.).

Vermeiden Sie die volle Hocke, wenn Sie eine Cerclage (künstlicher Verschluß des Gebärmutterhalses, Anm.d.Ü.) oder Hämorrhoiden haben, an Krampfadern in der Vulva oder starken oder schmerzenden Krampfadern in den Beinen leiden. Die Hockübung mit einem Hocker jedoch (Nummer 12 b), bei der Sie sich einen Hocker als Stütze unter das Gesäß schieben oder sich rittlings auf ein Polster oder ein großes, zusammengerolltes Kissen hocken, können Sie gefahrlos machen, vorausgesetzt, sie bereitet Ihnen keine Schmerzen oder ist Ihnen unangenehm. Bei Krampfadern in den Beinen ist es nicht schädlich, sich für kurze Zeit ganz hinzuhocken, vorausgesetzt, Sie haben dabei keine Schmerzen.

Die folgende Dehnübung für die Waden ist eine nützliche Vorbereitung auf das Hocken.

12a   Wadendehnung

Diese Übung dehnt und entspannt die Wadenmuskeln und die Achillessehnen und fördert die Beweglichkeit der Fußgelenke. Sie ist eine gute Vorbereitung auf das Hocken und hilft auch bei Wadenkrämpfen.

Beginnen Sie, indem Sie sich mit dem Gesicht zu einer Wand stellen, Ihren rechten Fuß dicht an der Wand und Ihren linken Fuß etwa eine Meter davon entfernt.

- Beugen Sie Ihr rechtes Knie.
- Lassen Sie Ihr linkes Knie gerade, beugen Sie sich vor, falten Sie Ihre Hände, und legen Sie Ihre Unterarme und Ellenbogen an die Wand.
- Lassen Sie Ihren Nacken und Ihre Schultern während der ganzen Übung entspannt.
- Achten Sie darauf, daß beide Füße zur Wand zeigen und sich nicht nach innen oder außen drehen.
- Jetzt schieben Sie Ihren linken Fuß so weit zurück, wie Sie können, wobei die Ferse fest am Boden bleibt.
- Achten Sie darauf, daß Ihre Hüften parallel zur Wand bleiben. Lassen Sie nicht zu, daß Ihre rechte Hüfte nach vorne fällt.
- Atmen Sie Ihr Gewicht nach hinten in Ihre linke Ferse, und spüren Sie, wie es in den Boden sinkt. Das hilft Ihnen wahrzunehmen, wie die Wadenmuskeln und die Achillessehnen sich dehnen. Drücken Sie die Ferse nicht gegen den Boden, sondern spüren Sie, wie sie von der Schwerkraft nach unten gezogen wird. Der vordere Fuß sollte den Boden leicht berühren, während Ihr ganzes Gewicht über die hintere Ferse nach unten an den Boden abgegeben wird.
- Spüren Sie, wie die Kniekehle sich öffnet und losläßt, als würde sie gähnen, während die Ferse in den Boden sinkt.
- Bleiben Sie etwa eine halbe Minute in dieser Haltung, und wechseln Sie dann die Beine, so daß der linke Fuß nach vorne kommt und der rechte hinten steht. Wiederholen Sie die Übung noch zweimal für jede Seite, und entspannen Sie sich dann.

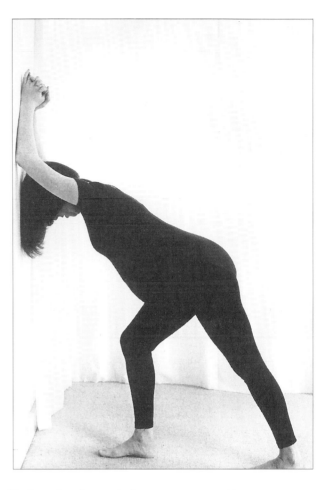

Abb. 5.24. Wadendehnung

Abb. 5.25. Hocken auf einem Hocker

12b Hocken auf einem Hocker

- Besorgen Sie sich einen niedrigen Hocker oder zwei bis drei dicke Bücher, und stellen Sie ihn beziehungsweise legen Sie sie hinter sich. Nehmen Sie nicht mehr Bücher, als Sie unbedingt brauchen, und verkleinern Sie den Stapel, während Sie sich mit der Übung anfreunden, bis Sie die Bücher gar nicht mehr brauchen.
- Stellen Sie sich hin, die Füße etwa einen halben Meter auseinander und parallel. Lassen Sie Ihr Gewicht in Ihre Fersen sinken. Halten Sie die Fersen flach am Boden, beugen Sie Ihre Knie, lassen Sie Ihr Kreuz nach unten länger werden, und kommen Sie langsam in die Hocke, das Gesäß ruht auf einem Hocker oder Büchern. Ihre

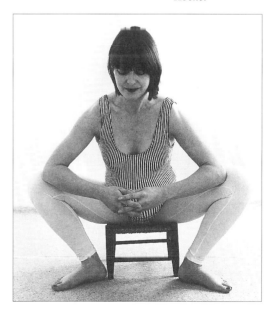

Füße drehen sich beim Herunterkommen wahrscheinlich nach außen, aber versuchen Sie zu vermeiden, daß sie sich weiter nach außen drehen als notwendig. Ihre Knie sollten in die gleiche Richtung zeigen wie Ihre Füße.
- Kommen Sie mit Ihrer Aufmerksamkeit zu Ihren Füßen. Spüren Sie, wie die Kuppen der großen Zehen, die Fersen und die Außenkanten der Füße ebenso Kontakt mit dem Boden haben, als würden Sie aufrecht stehen. Die inneren Fußknöchel heben sich, und die Zehen spreizen sich vom großen Zeh bis zum kleinen nach außen.
- Lehnen Sie sich aus Ihren Hüftgelenken nach vorn, wobei Wirbelsäule und Nacken entspannt bleiben.
- Verschränken oder falten Sie Ihre Hände. Legen Sie Ihre Ellenbogen auf die Innenseite Ihrer Beine, und benutzen Sie sie als Hilfe, Ihre Knie weit zu spreizen. Bleiben Sie ein bis drei Minuten in dieser Position, und kommen Sie auf Ihre Hände und Knie, bevor Sie sich aufrichten, oder kommen Sie langsam nach oben, um Ihre Knie nicht zu belasten.
- Wiederholen Sie die Übung zweimal; ruhen Sie sich dazwischen aus.

12c Hocken gegen eine Wand

Abb. 5.26. Hocken mit Unterstützung der Fersen

Legen Sie einen Stapel kleiner Kissen zwischen Ihre Füße, und stellen Sie sich so an die Wand, daß Ihr unterer Rücken diese leicht berührt. Ihre Füße stehen knapp einen halben Meter auseinander und zeigen etwas nach außen.
- Halten Sie Ihre Fersen am Boden, lassen Sie Ihr Kreuz nach unten länger werden, beugen Sie Ihre Knie, und gleiten Sie an der Wand nach unten in die Hocke, wobei nur Ihr Kreuz Kontakt mit der Wand hat. Finden Sie für Ihre Füße den richtigen Abstand zur Wand, so daß nur Ihr unterer Rücken diese berührt. Die restliche Wirbelsäule sollte frei sein und kommt lediglich aus den Hüftgelenken etwas nach vorne, so daß das Ende Ihrer Wirbelsäule durch die Wand und Ihr Gesäß durch die Kissen nur leicht unterstützt werden.
- Spreizen Sie Ihre Zehen, und lassen Sie Ihr Gewicht in Ihre Fersen sinken. Spüren Sie, wie die inneren Fußgewölbe sich heben, während die Kuppen der großen Zehen, die Fersen und die Außenkanten der Füße nach unten in den Boden drücken. Die Zehen spreizen sich und bewegen sich dabei vom großen Zeh nach außen zum kleinen Zeh.

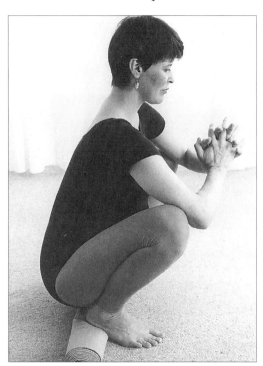

- Falten Sie Ihre Hände wie in Übung Nummer 12, oder legen Sie die Handflächen in Gebetshaltung zusammen.
- Bleiben Sie ein bis drei Minuten so, und kommen Sie dann nach vorn auf Ihre Hände und Knie, bevor Sie sich aufrichten.
- Wiederholen Sie die Übung noch zweimal.

12d Hocken mit Unterstützung der Fersen

- Rollen Sie eine Decke oder eine Yoga-Matte zusammen, und schieben Sie sie unter Ihre Fersen. Ihre Füße stehen knapp einen halben Meter auseinander und so parallel wie möglich.

- Beugen Sie Ihre Knie, und kommen Sie nach unten in die Hocke wie bei den Übungen Nummer 12a und 12b.
- Je geübter Sie werden, desto kleiner können Sie die Rolle machen.
- Verweilen Sie ein bis drei Minuten in der Position, und wiederholen Sie sie. Kommen Sie nach oben wie zuvor.

12e Hocken mit Festhalten an einer Stütze

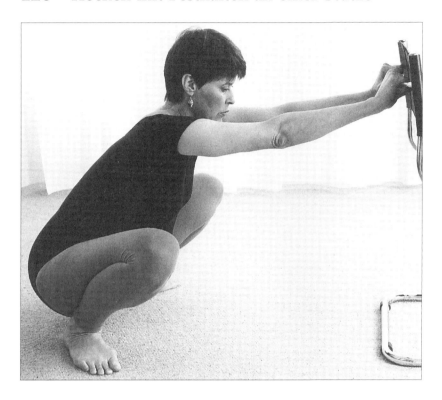

Abb. 5.27.
Hocken mit Festhalten an einer Stütze

- Finden Sie eine sichere Stütze von etwa einem Meter Höhe wie einen Fenstersims, die Badewannenkante, einen Heizkörper oder beide Türgriffe einer stabilen, offenen Tür.
- Stellen Sie sich vor Ihre Stütze hin, die Füße knapp einen halben Meter auseinander und – wenn nicht anders möglich – leicht nach außen zeigend.
- Die Fersen unten am Boden, Arme und Ellenbogen gerade haltend, kommen Sie nach unten in die Hocke.
- Spreizen Sie Ihre Zehen, heben Sie die inneren Fußknöchel, und spreizen Sie Ihre Knie, so daß sie der Linie Ihrer Füße folgen.
- Achten Sie darauf, daß Ihr Nacken entspannt bleibt, indem Sie Ihr Kinn leicht Richtung Brustkorb neigen, und lassen Sie Ihr Kreuz nach unten länger werden.
- Bleiben Sie eine halbe bis ganze Minute in dieser Position, und atmen Sie entspannt. Dann atmen Sie aus, drücken Ihre Fersen gegen den Boden und kommen langsam und achtsam hoch.
- Wiederholen Sie die Übung noch zweimal, und machen Sie zwischendrin eine kleine Pause.

12f Die volle Hocke

- Stellen Sie sich hin, die Füße etwa halben Meter auseinander und parallel oder leicht nach außen gedreht. Lassen Sie Ihr Gewicht nach unten in die

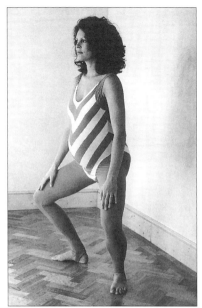

*Abb. 5.28 (a).
Die volle Hocke.
Sie stehen mit ge-
grätschten Beinen
und leicht gebeug-
ten Knien da.*

*Abb. 5.28 (b).
Beugen Sie sich
aus den Hüften
nach vorn, und
berühren Sie
den Boden.*

Fersen sinken. Atmen Sie ein, zwei Augenblicke, und erden Sie sich, indem Sie Ihren Ausatem durch Ihre Fersen wie Wurzeln in die Erde leiten.

- Beugen Sie Ihre Knie, und lassen Sie Ihr Kreuz nach unten länger werden (siehe Abbildung 5.28a).
- Beugen Sie sich aus den Hüften vor, und legen Sie Ihre Hände auf den Boden, die Knie bleiben dabei gebeugt (siehe Abbildung 5.28b).
- Kommen Sie mit dem Becken nach unten in die Hocke. Falten Sie Ihre Hände, und legen Sie Ihre Ellenbogen an die Innenseite der Knie (Abbildung 5.28c).
- Atmen Sie durch Ihre Fersen nach unten in den Boden und lassen Sie Ihr Kreuz nach unten los.
- Spüren Sie beim Einatmen, wie die Wirbelsäule sich vom Steißbein bis zur Spitze des Nackens in die Länge dehnt, während Sie Ihr Kinn leicht nach unten neigen, um die Muskeln im Nacken zu entspannen.
- Spreizen Sie Ihre Zehen, und heben Sie die inneren Fuß- gewölbe und die inneren Fußknöchel.
- Spüren Sie, wie Ihr Gewicht von Ihren Fersen und den Außenkanten der Füße nach unten in den Boden sinkt.
- Fahren Sie ein bis drei Minuten so fort, dabei entspannt atmend. Berühren Sie mit Ihren Händen den Boden, und richten Sie sich auf, oder kommen Sie nach vorne auf Hände und Knie, um aufzustehen.
- Wiederholen Sie die Übung noch zweimal, und ruhen Sie sich zwischen- durch aus.

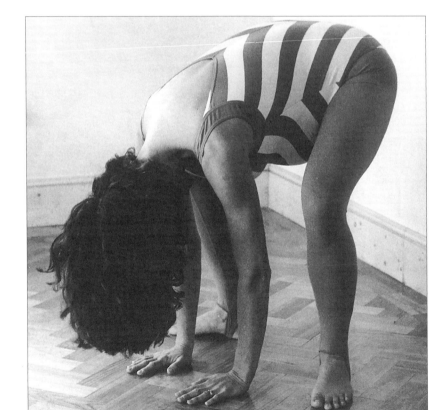

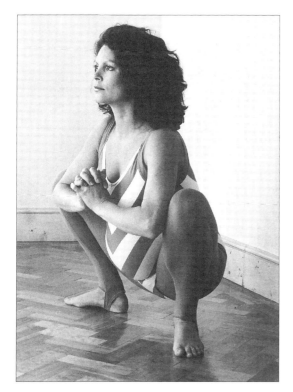

Abb. 5.28 (c). Hocken Sie sich hin, und halten Sie dabei die Fersen am Boden. Falten Sie die Hände, und spreizen Sie die Knie weit.

12g Hocken mit einer Partnerin

EINE HOCKT, DIE ANDERE STEHT

- Stellen Sie sich vor Ihre Partnerin hin, und umfassen Sie gegenseitig Ihre Handgelenke. Ihre Füße stehen etwa einen halben Meter auseinander und zeigen leicht nach außen.
- Wenn Ihre Partnerin bereit ist, beugen Sie Ihre Knie, halten Ihre Fersen am Boden und Ihre Ellenbogen gestreckt und kommen nach unten in die Hocke.
- Halten Sie sich an Ihrer Partnerin fest, und bleiben Sie eine halbe bis ganze Minute in dieser Haltung.
- Konzentrieren Sie sich auf Ihr Kreuz, und lassen Sie es nach unten los. Ihre Fersen sinken in den Boden, und Ihr Nacken dehnt sich in die Länge. Ihre Knie sollten in dieselbe Richtung zeigen wie Ihre Füße.
- Heben Sie die inneren Fußgewölbe und die inneren Fußknöchel und lassen Sie die Außenkanten der Füße und die Fersen nach unten in den Boden sinken.
- Spreizen Sie Ihre Zehen und Ihre Knie weit auseinander. Um hochzukommen, atmen Sie in Ihre Fersen aus und stehen mit Hilfe Ihrer Partnerin langsam auf.

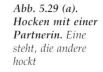

Abb. 5.29 (a). Hocken mit einer Partnerin. Eine steht, die andere hockt

PARTNERIN

- Halten Sie gut Abstand zur Hockenden, so daß Sie beide Ihre Arme gerade halten können, ohne die Ellenbogen zu beugen. Halten Sie sie während der ganzen Übung sicher an den Handgelenken fest.
- Bringen Sie Ihre Füße etwas näher an sie heran, ein Fuß steht vor dem anderen.
- Lassen Sie Ihr Kreuz nach unten hin länger werden, und schieben Sie Ihr Becken leicht vor, wenn sie nach unten geht, so daß Sie sich eher zurück als nach vorne lehnen. Auf diese Weise wird Ihr eigener Rücken geschützt, und Sie können Ihre Partnerin unterstützen, ohne sich anzuspannen. Statt zu stehen, können Sie sich auch auf einen Stuhl setzen, um Ihre Partnerin zu halten.

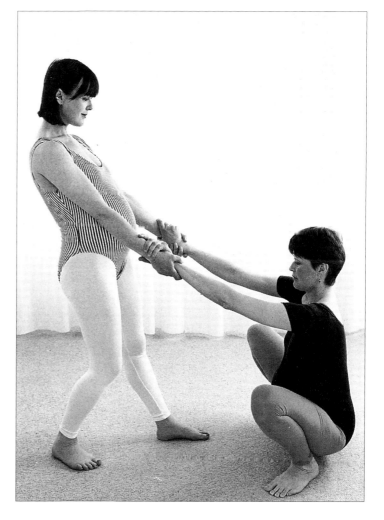

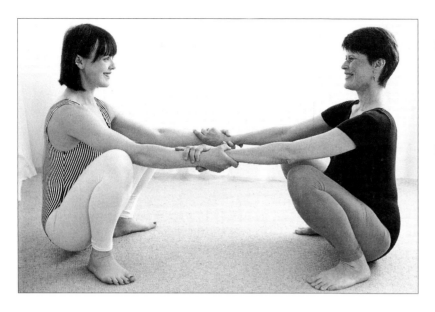

Abb. 5.29 (b).
Beide hocken

ZUSAMMEN HOCKEN

- Sie stehen sich gegenüber, die Füße etwa einen halben Meter auseinander und leicht nach außen zeigend.
- Halten Sie sich gegenseitig an den Handgelenken fest, und stehen Sie so weit auseinander, daß Ihre Arme ausgestreckt bleiben und Sie Ihre Ellenbogen nicht beugen müssen, während Sie beide nach unten in die Hocke kommen. Vielleicht müssen Sie beim Herunterkommen noch etwas auseinanderrücken, um sich gegenseitig richtig unterstützen zu können. Ihre Knie sollten in dieselbe Richtung zeigen wie Ihre Füße.
- Bleiben Sie eine halbe bis ganze Minute so und kommen Sie dann nach oben, indem Sie Ihre Fersen in den Boden sinken lassen und sich mit den Beinen aufrichten. Unterstützen Sie sich gegenseitig weiter, während Sie langsam aufstehen. Wiederholen Sie die Übung zwei- oder dreimal.

Abb. 5.29 (c).
Mit Hilfe

HELFEN

Hocken Sie sich allein hin wie in Übung 12f oder 12d.

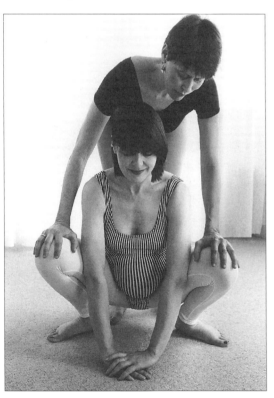

PARTNERIN

- Stellen Sie sich hinter sie, und schieben Sie Ihre Füße unter Ihr Gesäß, so daß Ihre Schienenbeine sie im unteren Rücken stützen.
- Beugen Sie sich aus den Hüften vorsichtig vor, ohne dabei Ihren eigenen Rücken anzuspannen.
- Legen Sie Ihre Hände auf ihre Knie, und helfen Sie ihr (ohne zu drücken) mit Ihrem Körpergewicht, nach unten in ihre Fersen loszulassen, während sie ihre Knie auseinander spreizt. Üben Sie einen festen, gleichmäßigen Druck aus, ohne etwas zu erzwingen. Überprüfen Sie, ob es ihr leichter fällt, mit Ihrer Hilfe zu hocken.
- Fahren Sie etwa 20 Sekunden so fort und schlagen Sie ihr dann vor, nach vorn auf Hände und Knie zu kommen, um aus dieser Haltung aufzustehen.

Die Beckenbodenmuskeln

Der Beckenboden gehört zu Ihren wichtigsten Körperteilen, vor allem während Schwangerschaft und Geburt. Da er aber nicht sichtbar ist, kann leicht unterschätzt werden, welch entscheidende Rolle er für die Erhaltung Ihrer Gesundheit spielt. Während der kuppelförmige Zwerchfellmuskel (siehe S. 60) das Dach Ihrer Bauchhöhle bildet, formen die inneren Muskeln des Beckens, die ähnlich wie eine Schale nach unten gewölbt sind, deren Boden.

»Beckenboden« ist der Begriff, den wir benutzen, um die Muskelschichten zu beschreiben, die die Basis des Beckens bilden. Das sind die Muskeln, die sich direkt zwischen Ihren Beinen befinden. Sie erstrecken sich wie eine Art Hängematte tief in das Innere Ihres Körpers und verlaufen vom unteren Kreuzbein und Steißbein im Rücken, zwischen Ihren Gesäßknochen hindurch und unterhalb des Schambogens bis zum vorderen Schambein. Die tiefe innere Schicht ist bekannt als Beckenzwerchfell, während die äußere die Muskeln des Damms bildet.

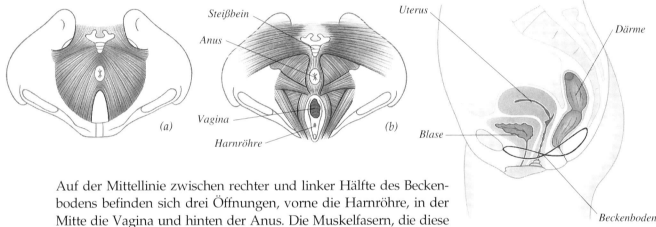

Auf der Mittellinie zwischen rechter und linker Hälfte des Beckenbodens befinden sich drei Öffnungen, vorne die Harnröhre, in der Mitte die Vagina und hinten der Anus. Die Muskelfasern, die diese Öffnungen und die inneren Gänge, zu denen sie führen, umgeben, sind so angeordnet, daß sie kreisförmige Schließmuskeln bilden, die nach Bedarf geöffnet und geschlossen werden können. Sie verlaufen in einer Art Acht, deren vordere Schleife die Harnröhre und den vaginalen Schließmuskel umgibt, während die hintere um den analen Schließmuskel läuft. Diese beiden Schleifen und das darunter liegende Bindegewebe bilden zusammen den Damm in der Mitte, so daß der gesamte Beckenboden zusammenhängt.

Zieht sich ein Schließmuskel zusammen, folgen die anderen der Bewegung. Der anale Schließmuskel ist meistens geschlossen, außer wenn Sie Ihren Darm entleeren, während die Vagina und die Harnröhre normalerweise halb geöffnet sind. Während der Ausscheidung, wenn Blase oder Darm entleert werden oder das Baby bei der Geburt austritt, entspannen die Schließmuskeln sich automatisch, um sich zu öffnen, und ziehen sich dann wieder zusammen, um ihre stützende Funktion auszuüben.

Wir können die Schließmuskeln im Beckenboden auch willkürlich zusammenziehen und loslassen. Anders als der Uterus unterliegen die Beckenbodenmuskeln unserer bewußten Kontrolle, und wir können sie willentlich betätigen.

Versuchen Sie einmal folgendes: Um ein Gefühl dafür zu bekommen, wie Sie Ihre Beckenbodenmuskeln zusammenziehen und loslassen können, probieren Sie einmal den Strahl des Urinflusses zu unterbrechen. (Lassen Sie sich das aber nicht zur Gewohnheit werden!)

Abb. 5.30.
Die Beckenbodenmuskeln.
(a) Die Beckenbodenmuskeln,
(b) Die Dammuskeln
(c) Die Lage des Beckenbodens, von der Seite gesehen

Dabei betätigen Sie willkürlich den Harnröhrenschließmuskel. Probieren Sie auch, wenn Sie im Badezimmer sind, einen Finger in die Vagina einzuführen und die Muskeln um Ihren Finger zusammenzuziehen. Das sind dieselben Muskeln, die den Penis beim Liebesspiel umschließen können. Versuchen Sie das einmal mit Ihrem Partner zusammen, um zu sehen, ob er die verengenden Bewegungen spüren kann. Auch den kräftigen Schließmuskel des Anus können Sie zusammenziehen. Sie werden feststellen, daß Sie sich zwar auf einen einzelnen Schließmuskel konzentrieren können, sich aber alle drei gleichzeitig bewegen, wenn der Beckenboden sich zusammenzieht.

Wie wichtig eine gute Muskelspannung im Beckenboden ist

In der Frühzeit unserer Evolution, als unsere Vorfahren sich auf allen Vieren bewegten, befand sich der Beckenboden an der Hinterseite des Körpers direkt unter dem Schwanz. Seine Hauptfunktion bei den Weibchen lag darin, die Schließmuskeln der Öffnungen von Blase, Vagina und Anus zu steuern (siehe S. 74).

In der aufrechten Haltung jedoch müssen die Beckenbodenmuskeln die gesamten inneren Organe des Unterleibs von unten stützen und der Wirkung des Abwärtssogs der Schwerkraft widerstehen. Sie müssen den Druck aushalten, der entsteht, wenn wir atmen, lachen, husten, niesen, ein schweres Gewicht heben, uns anstrengen oder gebären.

Wenn der Muskeltonus Ihres Beckenbodens gut ausgebildet ist, ähnelt er einem Trampolin, das von vorn nach hinten quer über den Beckenausgang gespannt und zugleich an den Innenseiten der Sitzknochen befestigt ist. Es stützt die Organe des Beckens und auch der darüberliegenden Bauchhöhle.

Ist der Beckenboden schwach, gleicht er einem schlaffen Trampolin mit lockeren Schlingen. Statt das Gewicht von oben gut und elastisch abzufedern, fällt er nach unten und damit sinken auch sämtliche Organe im Becken unter die Horizontale ab. Sehr oft wissen Frauen nicht, daß ihr Beckenboden schwach entwickelt ist, wundern sich aber, warum sie sich lustlos und deprimiert fühlen, Schmerzen haben oder keine starken Gefühle und Empfindungen aufbringen, wenn sie mit ihrem Partner schlafen.

Auch wenn die Schwäche im Beckenboden zunächst nicht offensichtlich ist, kann sie mit der Zeit zu Beschwerden wie Harninkontinenz, Krampfadern in der Vulva oder im Anus (Hämorrhoiden) oder einem Gebärmutterknick führen, der auf dem Zusammensacken und der Schwäche der Muskelfasern der Schließmuskeln und der sie umgebenden Blutgefäße beruht. Werden Beschwerden wie diese, die im frühen Stadium durch Körperübungen verhindert oder geheilt werden können, ignoriert, kann schließlich ein operativer Eingriff nötig sein. Es ist möglich, solchen Beschwerden während der Schwangerschaft mit Beckenbodenübungen vorzubeugen.

Kraft im Beckenboden entwickeln

Der Beckenboden ist die wichtigste Stütze des Uterus. Das hormonelle Weichwerden des ganzen Körpers während der Schwangerschaft schließt auch diese Muskeln ein. Bei der Geburt ist das hilfreich, kann aber den Beckenboden in seiner Funktion als Stütze schwächen. Wenn Sie stehen, übt das wachsende Gewicht des Uterus in der Schwangerschaft ständig zusätzlichen Druck auf den Beckenboden aus. Deswegen ist es ganz wesentlich, den Beckenboden

Beschwerden im Beckenboden sind so verbreitet, daß die Gesellschaft sie offensichtlich hinnimmt. Da zumindest die Hälfte der weiblichen Bevölkerung unter einer mangelnden Spannkraft des Beckenbodens leidet, die zu Beschwerden führen kann, aber nicht muß, neigen die Ärzte zu der Annahme, daß ein fester Damm die Ausnahme ist.
ELISABETH NOBLE
Essential Exercises for the Childbearing Year

134

während der gesamten Schwangerschaft mit Hilfe von geeigneten Übungen gesund und kräftig zu halten sowie die Muskelspannung zu verbessern und zu bewahren – besonders, wenn Ihr Beckenboden zu Beginn Ihrer Schwangerschaft schwach ist.

Durch engagiertes Üben sorgen Sie in der Schwangerschaft dafür, im Beckenboden wieder eine gute Muskelspannung herzustellen – selbst wenn Sie die entsprechenden Muskeln anfangs kaum bewegen können. Sämtliche Yoga-Positionen wirken sich auf indirektem Weg wohltuend auf den Beckenboden aus, indem sie die Durchblutung und die Haltung verbessern, aber Sie sollten zusätzlich auch noch regelmäßig ganz spezielle Übungen für den Beckenboden machen (siehe S. 136).

Die Beckenbodenmuskeln befinden sich im Becken und müssen bei den Übungen getrennt bewegt werden. Das sollte in der Schwangerschaft Priorität haben. Wenn Sie dafür sorgen, daß Ihr Beckenboden durch die Übungen gesund bleibt, werden die Muskelfasern gekräftigt und gestärkt. Auch die Durchblutung verbessert sich, so daß das Blut effizienter zum Herzen zurückgepumpt wird. Das wirkt vorbeugend oder lindernd bei Krampfadern und verringert den Druck, der durch das zusätzliche Gewicht der Schwangerschaft entsteht. Es hilft auch, Verstopfung vorzubeugen und fördert lustvolle Empfindungen beim Liebesspiel. Ihr Sexualleben kann sich wandeln, weil Ihr orgasmisches Potential wächst.

Ihr Beckenboden während der Geburt

In den Wehen senkt sich der Kopf Ihres Babys tief in den Beckenkanal. Unmittelbar vor der Geburt kommt er in Kontakt mit den Muskeln des Beckenbodens, und damit wird das Einsetzen des Austreibungsreflexes in der zweiten Phase stimuliert. Außerdem wird dadurch angeregt, daß der Kopf des Babys sich in die Haltung dreht, die für die Geburt am angenehmsten ist (siehe S. 109). Wenn Ihr Baby geboren wird, gelangen sein Kopf und sein Körper durch den vaginalen Schließmuskel in die Mitte Ihres Beckenbodens. Während der Wehen entspannt sich der Beckenboden, so daß er sich dehnt und weitet, damit der Kopf des Babys, seine Schultern und sein Körper in der zweiten Phase austreten können.

Wenn Sie schwanger sind, helfen die Übungen für den Beckenboden Ihnen nicht nur, durch bewußtes Kontrahieren die Muskelspannung zu verbessern, sondern zeigen Ihnen auch, wie Sie Ihre Beckenbodenmuskeln bewußt entspannen. Und genau das müssen Sie tun, wenn Ihr Baby geboren wird. Wenn Sie das während der Schwangerschaft üben, müssen Sie bei der Geburt gar nicht mehr darüber nachdenken. Es wird Ihnen instinktiv leichter fallen, diese Muskeln loszulassen, sobald es notwendig wird.

Der Beckenboden bei aufrechten Gebärhaltungen

Eine unnötige Belastung des Beckenbodens während der Geburt kann durch entsprechende Übungen in der Schwangerschaft und auch dadurch verhindert werden, daß Sie beim Gebären aktive, aufrechte Positionen einnehmen. Die Beckenbodenmuskeln gehören zu den Streckmuskeln des Rumpfes, die im Rücken nach unten verlaufen. Die Beugemuskeln befinden sich vorne. In der Hockposition oder ihren Varianten (wie dem Knien) kontrahieren die Beugemuskeln an der Vorderseite des Körpers und verkürzen sich. Die Streckmuskeln sind ihre Gegenspieler und entspannen und dehnen sich in dieser Haltung. Das bedeutet, daß die Beckenbodenmuskeln entspannt und gedehnt werden, wenn Sie mit Unterstützung hocken, und das erleichtert es ihnen auch, sich für die Geburt zu öffnen und loszulassen (siehe Hocken auf S. 125).

In aufrechten Gebärhaltungen wird auch der Damm weniger belastet, so daß er sich gleichmäßig dehnen und nach oben und hinten bewegen kann, um den Weg für den Kopf des Babys freizugeben. In halb liegenden Positionen kann der Damm sich nicht so leicht weiten, und der Kopf des Babys stößt nach unten direkt gegen ihn. Damit steigt die Wahrscheinlichkeit, daß er Schaden nimmt oder reißt.

Ihr Beckenboden nach der Geburt

Bei guter Vorbereitung in der Schwangerschaft und vernünftiger Anwendung aufrechter Gebärpositionen sollte der Beckenboden einer gesunden, sexuell aktiven Frau Schwangerschaft und Geburt überstehen, ohne Schaden zu nehmen. Es ist unvermeidbar, daß Sie sich in diesem Bereich nach der Geburt etwas wund und empfindlich fühlen, aber Heilung und Genesung schreiten meistens bemerkenswert schnell voran. Wenn eine Frau in der Schwangerschaft regelmäßig Übungen für ihr Becken macht, kann ihr Körper mehrere Schwangerschaften verkraften, ohne zu verschleißen.

In den ersten Wochen nach der Geburt verändert sich Ihr vorher schwangerer Körper sehr rasch wieder. Dies ist also die beste Zeit, um für eine gute Genesung des Beckenbodens und des Damms zu sorgen, indem Sie fortfahren, die Haltungen für den Beckenboden zu üben. Sie können am Tag nach der Geburt damit anfangen. Seien Sie nicht überrascht, wenn Sie dabei anfangs das Gefühl haben, daß nicht viel passiert – das Empfindungsvermögen kehrt zurück, wenn die Muskelspannung wieder hergestellt ist.

Auch wenn Sie genäht wurden oder einen Dammschnitt haben, sind die Beckenübungen völlig sicher und wohltuend für Sie. Sie regen die Durchblutung an und beschleunigen den Heilungsprozeß. Durch die Muskelkontraktionen schließt der Schnitt sich besser, und es besteht keine Gefahr, daß die Wunde sich aufgrund der Beckenbodenübungen öffnet.

Abb. 5.31 (a). Beckenbodenübungen. Leichte Hocke für Beckenbodenübungen

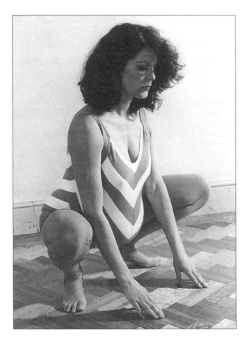

Beckenbodenübungen

Die Übungen für den Beckenboden sollten während der Schwangerschaft täglich gemacht werden. Noch wichtiger ist das tägliche Üben nach der Geburt.

Lassen Sie sich für Ihre Beckenbodenübungen in eine leichte Hocke herunter, bei der Sie auf den Zehen hocken (Abbildung 5.31a) oder eine Stütze zur Hilfe nehmen. Ihre Beckenbodenmuskeln sind in dieser Haltung völlig entspannt; wenn Sie sie mühelos zusammenziehen können, wissen Sie also, daß die Muskelspannung gut ist. Wenn es Ihnen schwerfällt, die Muskeln in dieser Haltung zusammenzuziehen, müssen Sie täglich üben.

Lesen Sie noch einmal den Hinweis auf S. 126. Wenn etwas davon auf Sie zutrifft, benutzen Sie das Knien mit vornübergebeugter Haltung (Abbildung 5.31b) statt die Hocke für Ihre Beckenbodenübungen und lesen auch den Rat auf S. 203.

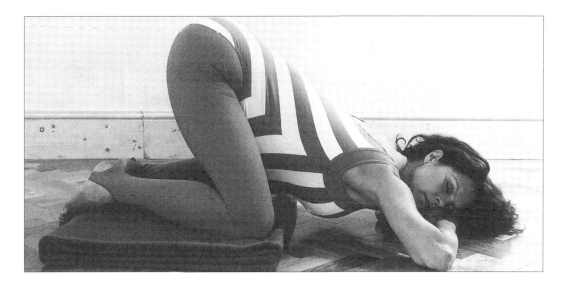

Abb. 5.31 (b). Knien mit vornübergebeugter Haltung für Beckenbodenübungen

13a Anspannen und loslassen

- Schließen Sie Ihre Augen, und konzentrieren Sie sich auf Ihren Beckenboden.
- Probieren Sie, ob Sie Ihre Beckenbodenmuskeln anspannen können, indem Sie sie nach oben Richtung Uterus ziehen. Dabei sollten sich nur Ihre Beckenbodenmuskeln und nicht Ihr Gesäß oder Ihre Unterleibsmuskeln bewegen.
- Atmen Sie jetzt aus, lassen Sie die Muskeln los, und spüren Sie, wie sie sich langsam entspannen.
- Versuchen Sie das gleiche noch einmal – mit dem Einatmen spannen Sie die Muskeln an, und mit dem Ausatmen lassen Sie sie los. Wiederholen Sie diesen Ablauf noch viermal.
- Gehen Sie jetzt einen Schritt weiter. Spannen Sie die Beckenbodenmuskeln an, wenn Sie einatmen. Halten Sie sie fest, während Sie ausatmen, und atmen Sie wieder ein. Lassen Sie die Muskeln dann mit einer Ausatmung langsam los.

13b Die Fahrstuhlübung

Benutzen Sie Ihre Vorstellungskraft und ziehen Sie Ihre Beckenbodenmuskeln stufenweise zusammen, vor sich das Bild eines Fahrstuhls, der vier Stockwerke hochfährt. Beim Hochfahren atmen Sie normal und beim Herunterfahren in Stufen.

- Beginnen Sie im »Keller«, normal atmend. Ziehen Sie die Beckenbodenmuskeln zusammen, um sie – wie einen Fahrstuhl – in das »Erdgeschoß« zu befördern, und machen Sie einen Augenblick Pause. Dann ziehen Sie die Muskeln noch etwas fester zusammen, um den Fahrstuhl in den ersten Stock zu bringen, halten inne und fahren weiter so fort, bis Sie das »vierte Stockwerk« erreicht haben.
- Halten Sie ein paar Sekunden im »vierten Stock«. Dann atmen Sie ein wenig aus und lassen den Fahrstuhl vom »vierten« in den »dritten Stock« herunter. Atmen Sie weiter aus, lassen Sie vom »dritten« in den »zweiten Stock« los, und machen Sie eine Pause. So fahren Sie fort, bis Sie zum »Ergeschoß« kommen. Hier machen Sie wieder eine Pause. Jetzt atmen Sie ganz aus und lassen den Fahrstuhl in den »Keller« fahren. So läßt Ihr Beckenboden auch los, wenn Ihr Baby geboren wird.

13c Quickies

■ Bei dieser Übung spannen Sie die Beckenbodenmuskeln in schneller Reihenfolge an und lassen sie wieder los, während Sie normal atmen. Wiederholen Sie diesen Ablauf etwa zehnmal, und dann entspannen Sie sich. Sie können diese Übung zu jeder Tageszeit in jeder Körperhaltung machen.

13d Visualisierungen für die Geburt

Diese Übung vermittelt Ihnen ein Gefühl dafür, wie Sie beim Gebären in aufrechten Haltungen mit der Schwerkraft zusammenarbeiten und Ihren Beckenboden instinktiv loslassen können.

Machen Sie diese Beckenbodenübung in den letzten sechs Wochen Ihrer Schwangerschaft. Stellen Sie sich hin, die Füße etwa einen halben Meter auseinander, und beugen Sie Ihre Knie. Legen Sie Ihre Hände auf die Knie, um sich abzustützen (siehe Abbildung 5.32). Entspannen Sie Ihre Schultern, Kiefer und Nacken, und lassen Sie Ihren Kopf bequem nach vorne hängen.

■ Schließen Sie Ihre Augen, und konzentrieren Sie sich mit Ihrer Aufmerksamkeit auf Ihre Atmung, wobei Sie den Ausatem durch Ihre Füße und Fersen wie Wurzeln in den Boden schicken und den Einatem langsam in Ihre Lungen aufnehmen, als stiege er aus dem Boden auf. Fahren Sie ein paar Atemkreise so fort, bis Sie einen sicheren Kontakt zur Erde haben.

■ Stellen Sie sich jetzt den Kopf Ihres Babys tief in Ihrem Beckenkanal vor, direkt über Ihrem Beckenboden ruhend, etwa von der Größe einer kleinen Pampelmuse.

■ Spannen Sie Ihre Beckenbodenmuskeln bis ganz noch oben zum vierten Stockwerk an.

■ Atmen Sie jetzt allmählich durch den Mund aus, als würden Sie durch einen Strohhalm blasen, während Sie gleichzeitig langsam Ihre Beckenbodenmuskeln loslassen.

Abb. 5.32. Standhocke für Beckenboden-übungen

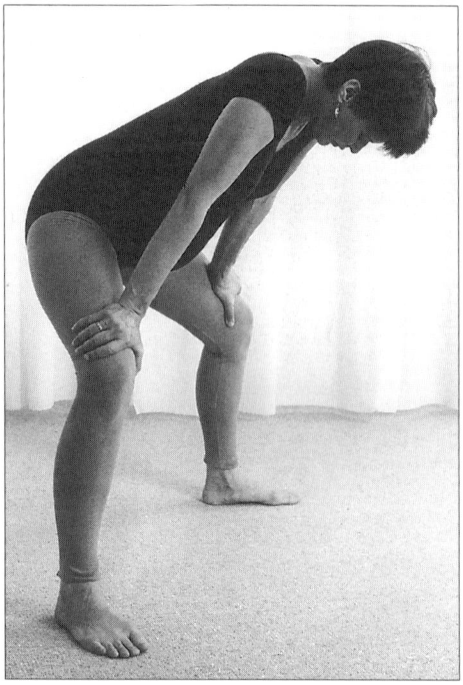

■ Stellen Sie sich dabei vor, daß Ihr Beckenboden, der den Kopf Ihres Babys umgibt, weich wird und losläßt, während das Kind in der zweiten Phase austritt. Stellen Sie sich vor, wie Ihr Uterus sich zusammenzieht und nach unten auf den Körper Ihres Babys drückt, dessen Kopf wiederum nach unten auf den Beckenboden drückt, so daß dieser sich öffnen und loslassen kann, während Sie ausatmen.

■ Nehmen Sie gegen Ende der Ausatmung eine leicht nach unten drückende Empfindung wahr, während Ihr Beckenboden vom »Erdgeschoß« in den »Keller« losläßt. Sie müssen dabei keinerlei Kraftanstrengung anwenden. Es geht um einen sanften Druck oder eine Wölbung nach unten, die Sie leicht spüren können, wenn Ihr Beckenboden sich völlig entspannt.

■ Versuchen Sie dieselbe Übung noch einmal, wobei Sie jetzt mit dem Ausatmen ein leises »OOO« von sich geben. Wenn Sie Ihr Baby dann tatsächlich gebären, müssen Sie wahrscheinlich sehr laut werden. Diese Übung zeigt Ihnen, daß es natürlich ist, mit Tönen auszuatmen und gleichzeitig Ihren

Beckenboden loszulassen. In den Wehen wird das ganz instinktiv geschehen. Manche Frauen finden es hilfreich, sich in dieser Form mit dem Ausatmen bewußt auf das Loslassen des Beckenbodens zu konzentrieren und so das Baby »auszuatmen«, während andere ganz automatisch so vorgehen, ohne darüber nachzudenken.

GRUPPE 3: HALTUNGEN IM KNIEN

14 Grundkniesitz
Vajrasana – Donnerkeilhaltung

Das Knien mit geschlossenen Knien ist eine sehr stabile Haltung für Atemübungen und Meditationen und kann als Sitzposition benutzt werden. Die Fuß- und Kniegelenke werden gedehnt, und bei regelmäßigem Üben verbessert sich die Durchblutung der Beine. Sie brauchen für die Kniehaltungen einen weichen Untergrund wie einen Teppich oder eine zusammengefaltete Decke.

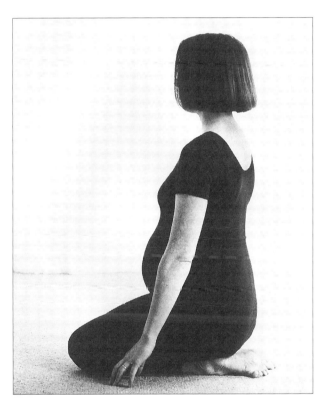
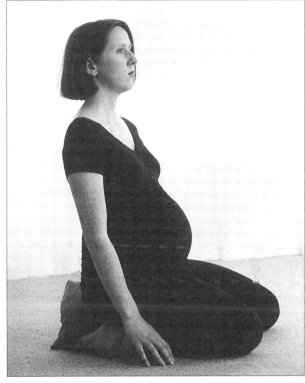

Abb. 5.33 (a). Grundkniesitz. Mit geschlossenen Füßen

Vorsicht: Wenn Sie schmerzhafte Krampfadern oder steife Knie oder Fußgelenke haben, sollten Sie ein Kissen oder ein Polster benutzen, um es sich bequem zu machen, oder diese Haltung ganz auslassen (siehe Kapitel 7 – Probleme mit den Füßen, S. 202).
Beginnen Sie, indem Sie sich auf den Boden knien. Die Fußgelenke und Oberschenkel berühren sich, und Ihr Becken ruht auf Ihren Fersen (Abbildung 5.33a). Sind Ihre Fußgelenke oder Knie steif, kann diese Haltung unbequem für Sie sein. In diesem Falle schieben Sie sich ein Kissen oder Polster unter Ihr Gesäß (Abbildung 5.33b).

Abb. 5.33 (b). Mit einem Polster

- Kommen Sie mit Ihrer Aufmerksamkeit zum Atem.
- Streichen Sie mit Ihren Händen nach unten über Ihr Kreuz, um ein Gefühl für das Ende Ihrer Wirbelsäule zu bekommen. Beim Ausatmen verlängern Sie die Wurzel Ihrer Wirbelsäule und lassen sie entlang der Krümmung des Kreuzbeins nach unten los, als hätten Sie einen langen, schweren Schwanz.
- Konzentrieren Sie sich auf den normalen Rhythmus Ihrer Atmung, und spüren Sie, wie sich Ihr Körpergewicht im Becken niederläßt, während Ihr unterer Rücken sich beim Ausatmen in die Länge dehnt und Oberkörper und Brustkorb mit dem Empfangen des Einatmens leichter werden.
- Lassen Sie die Schultern locker kreisen, und dehnen Sie Ihren Nacken, indem Sie Ihr Kinn leicht Richtung Brustkorb neigen.
- Fahren Sie ein bis drei Minuten so fort. Dann entspannen Sie sich und kommen nach vorn auf Ihre Hände und Knie.

15 Grundkniesitz zwischen den Füßen
Virasana – Heldinnenhaltung

Wenn Ihre Knie und Fußgelenke ziemlich elastisch sind, fällt es Ihnen wahrscheinlich nicht schwer, zwischen den Füßen zu sitzen. Die Knie sind dabei zusammen, die Waden zeigen nach hinten und die Sohlen Ihrer Füße zur Decke, wobei sie der Linie Ihres Körpers folgen (Abbildung 5.34a).

Wenn Sie nicht auf dem Boden sitzen, schieben Sie ein oder mehrere Kissen unter Ihr Gesäß, bis Sie spüren können, wie Ihr Gewicht durch Ihre Sitzknochen zu Boden sinkt (Abbildung 5.34b).

Folgen Sie dann weiter den Anweisungen für das Knien mit geschlossenen Füßen.

Abb. 5.34 (a).
Grundkniesitz.
Zwischen den Füßen

Abb. 5.34 (b).
Mit Kissen

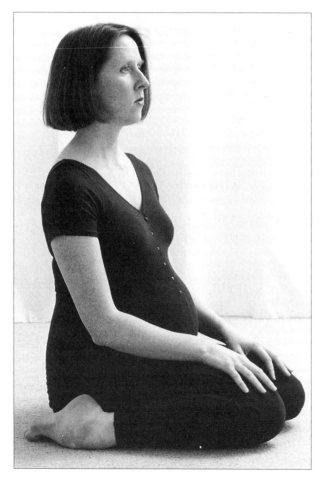
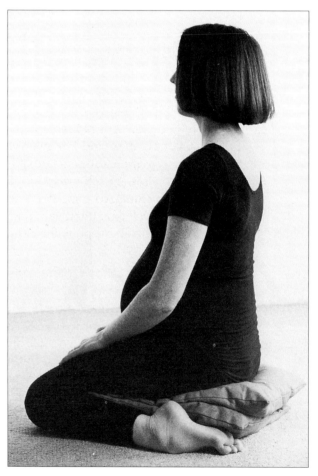

16 Die Thai-Göttin

Diese Haltung dehnt die Fußsohlen, so daß sie beim Stehen lebendiger und empfänglicher für die Energie der Erde werden. Sie fördert auch die Gelenkigkeit der Zehen und kräftigt die Fußgewölbe. Das regelmäßige Üben dieser Position verbessert alle stehenden Haltungen sowie die Gesundheit Ihrer Füße allgemein.

Vorsicht: Wenn Ihre Zehen steif sind, wird diese Übung zuerst schmerzen, aber nach einigen Wochen, wenn Ihre Zehen gelenkiger werden und die Durchblutung Ihrer Füße sich verbessert, nimmt der Schmerz wieder ab. Um die Schmerzen in den Zehen zu lindern, sollten Sie die Haltung anfangs nur ganz kurz einnehmen und sich zum Ausruhen nach vorne beugen, wenn es nötig wird.

- Stellen Sie in der Grundkniehaltung Ihre Zehen auf, und setzen Sie sich zurück auf Ihre Fersen.
- Lassen Sie Ihr Gewicht in Ihr Becken sinken, und dehnen Sie die Wurzel Ihrer Wirbelsäule nach unten Richtung Fersen. Spüren Sie, wie Ihre Fußsohlen sich strecken und öffnen.
- Bringen Sie Ihre Handflächen vor dem Brustbein in Gebetsposition zusammen, und lassen Sie Ihren Nacken länger werden. Bleiben Sie etwa eine halbe Minute so, und ruhen Sie sich dann auf allen Vieren aus.
- Wiederholen Sie die Übung zwei- oder dreimal.
- Wackeln Sie anschließend mit den Zehen, um sie zu entspannen.

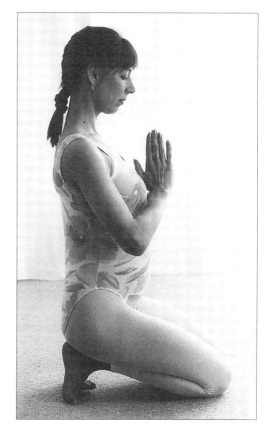

*Abb. 5.35.
Die Thai-Göttin*

17 Drehung im Knien

Vorsicht: Achten Sie bei dieser Drehung darauf, daß Ihre Wirbelsäule in der Vertikalen bleibt, während sie sich dreht. Vermeiden Sie es, sich nach hinten oder zur Seite zu lehnen oder Bewegungen erzwingen zu wollen.

Beginnen Sie in der Grundkniehaltung oder der bequemen Abwandlung (siehe S. 140), Oberschenkel und Fußgelenke berühren sich).

- Schenken Sie Ihre Aufmerksamkeit Ihrer Atmung, und lassen Sie das Ende Ihrer Wirbelsäule nach unten hin länger werden. Entspannen und lockern Sie Ihren rechten Arm aus der Schulter heraus.
- Drehen Sie sich jetzt behutsam nach rechts, und spüren Sie, wie Ihr Kreuz sich nach unten bewegt, während die Wirbelsäule sich dreht. Nehmen Sie wahr, wie die Wirbelkörper sich vom unteren Ende Ihrer Wirbelsäule bis hoch zum Hals sanft drehen.
- Legen Sie Ihren linken Arm quer über Ihren Körper, und halten Sie sich mit der linken Hand sanft an der Außenseite Ihres rechten Oberschenkels fest, um die Hebelwirkung ohne Anstrengung zu verstärken.
- Schauen Sie weich über Ihre rechte Schulter, halten Sie Ihren Nacken, Augen und Kiefer entspannt. Lassen Sie beide Schultern nach unten und die rechte Schulter gleichzeitig auch nach hinten los, so daß der Brustkorb sich bequem weiten kann, während Sie atmen. Ihr rechter Arm bleibt locker und entspannt.

- Atmen Sie sanft, und bleiben Sie etwa eine halbe Minute in dieser Haltung.
- Kommen Sie langsam zurück zur Mitte, lassen Sie Ihren unteren Rücken länger werden, und wiederholen Sie die Übung dann zur anderen Seite.

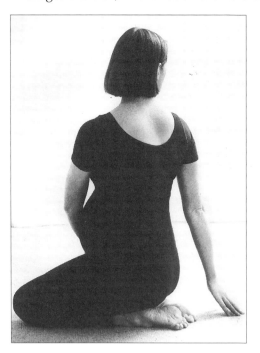
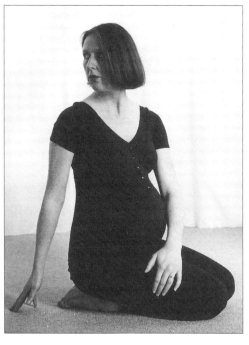

Abb. 5.36 (a). Drehung im Knien. Von hinten

Abb. 5.36 (b). Drehung im Knien. Von vorne

GRUPPE 4: DIE ENTSPANNUNG VON NACKEN UND SCHULTERN

Nackenübungen

Beginnen Sie in der Grundkniehaltung (Nummer 14), oder setzen Sie sich im Schneidersitz oder im halben Lotus (Nummer 4) bequem auf den Boden. Spüren Sie, wie Ihr Körper Kontakt mit dem Boden hat, und richten Sie Ihre Aufmerksamkeit auf die Atmung. Lassen Sie Ihr Kreuz nach unten länger werden, und entspannen Sie Ihre Schultern.

Abb. 5.37 (a). Nackenentspannung. Ausgangsposition für das Rollen des Kopfes

18a Nackenentspannung

Lassen Sie Ihren Kopf nach vorn hängen, um Ihren Nacken, Ihre Schultern, Gesicht und Augen zu entspannen (Abbildungen 5.37a und 5.37b).

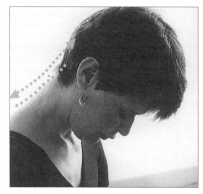

- Atmen Sie entspannt und lassen Sie Ihren Kopf langsam kreisen wie einen großen, schweren Ball. Lassen Sie zu, daß er, von seinem eigenen Gewicht gezogen, über Ihre Schulter kreist (Abbildung 5.37c), und fahren Sie dann fort, indem Sie Ihren Kopf nach hinten rollen (Abbildung 5.37d). Spüren Sie, wie Ihr Hinterkopf über Ihre Wirbelsäule zur anderen Schulter und nach vorne rollt, so daß Ihr Kinn in einem lockeren Kreis über Ihr Schlüsselbein streift (Abbildung 5.37e).
- Fahren Sie fort, Ihren Kopf langsam drei- bis viermal kreisen zu lassen, und spüren Sie, wie Ihr Nacken weich und locker wird, während die Nackenmuskeln sich entspannen.

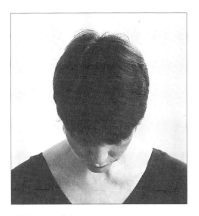

Abb. 5.37 (b).
Den Nacken loslassen

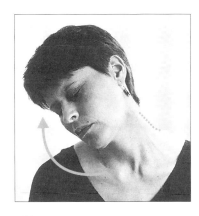

Abb. 5.37 (c).
Rollen Sie Ihren Kopf sanft zur Seite.

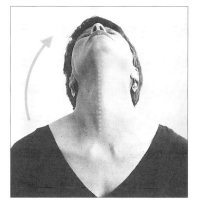

Abb. 5.37 (d).
Rollen Sie Ihren Kopf sanft nach hinten.

- Kommen Sie jetzt zurück zur Mitte, und wiederholen Sie die Übung in die andere Richtung.
- Sie können diese Übung abändern, indem Sie in jedem Stadium ein paar Sekunden verweilen, um die Dehnung zu spüren.

18b Vorderseite des Halses

- Lassen Sie Ihren Kopf nach hinten los, und spüren Sie, wie die Vorderseite des Halses länger wird.
- Öffnen Sie Ihren Mund weit, und lassen Sie die Spannungen in Ihrem Kiefer los (Gähnen hilft Ihnen dabei!). Fahren Sie ein paar Sekunden so fort. Dann schließen Sie Ihren Mund, bringen Ihre Zähne zusammen, um die Vorderseite Ihres Halses zu dehnen und zu strecken. Bleiben Sie ein paar Sekunden so.

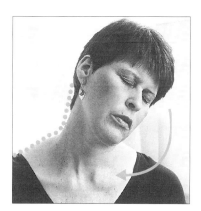

Abb. 5.37 (e).
Rollen Sie Ihren Kopf sanft nach vorn und zur anderen Seite.

18c Nacken

- Entspannen Sie jetzt Ihre Kiefer, und bringen Sie Ihren Kopf langsam nach vorne.
- Falten Sie Ihre Hände, und legen Sie sie auf den Hinterkopf, so daß sich Ihr Kinn nach vorne Richtung Brustkorb neigt.
- Lassen Sie Ihre Ellenbogen Richtung Boden fallen, und entspannen Sie Ihre Arme. (Zerren Sie nicht am Nacken, lassen Sie einfach zu, daß das Gewicht Ihrer Arme ihn sanft in die Länge dehnt.)
- Lassen Sie das Ende Ihrer Wirbelsäule nach unten hin länger werden, und atmen Sie tief, so daß Ihr Nacken, Schultern und oberer Rücken loslassen können.
- Spüren Sie, wie der Ausatem sich den ganzen Weg bis nach unten zum Steißbein und der Einatem sich von der Wurzel der Wirbelsäule bis hoch zur Nackenspitze bewegt.
- Fahren Sie ein paar Sekunden so fort.
- Dann heben Sie langsam Ihren Kopf und lassen Ihre Arme nach unten fallen.

18d Zur Seite drehen

- Während Ihr Rumpf nach vorne schaut, drehen Sie Ihren Kopf und Ihren Hals und schauen über Ihre linke Schulter nach hinten. Bleiben Sie ein paar Sekunden so.
- Kommen Sie zurück zur Mitte, und wiederholen Sie die Übung zur anderen Seite.

18e Die Halsseiten

Lassen Sie Ihren unteren Rücken länger werden, und entspannen Sie Ihre Schultern, während Sie Ihren Kopf gerade halten.

Lassen Sie Ihren Kopf langsam in Richtung linke Schulter los, und entspannen Sie beide Schultern nach unten.

Heben Sie Ihren linken Arm, und legen Sie die Handfläche auf die rechte Seite Ihres Kopfes, so daß Sie spüren können, wie sich die ganze rechte Halsseite vom Ohr bis zur Schulter dehnt. (Zerren Sie nicht am Nacken – lassen Sie einfach zu, daß das Gewicht Ihres linken Armes hilft, die Dehnung behutsam zu unterstützen.)

Atmen Sie, und bleiben Sie ein paar Sekunden so. Dann kommen Sie zurück zur Mitte und wiederholen die Übung zur anderen Seite.

19 Die Entspannung der Schultern

Der Schultergürtel besteht aus den beiden Schlüsselbeinen, die vorn am Brustbein befestigt sind, und den Schulterblättern im Rücken. Zusammen bilden sie eine Art knochiges Joch, das über den oberen Rand Ihres Brustkorbs hängt. Es ist keineswegs direkt an der Wirbelsäule befestigt, sondern mit den starken Halsmuskeln, die Sie in der vorigen Übung entspannt haben, am Kopf aufgehängt.

Ihr Schultergürtel trägt Ihre Arme, die mit ihm über das Kugelgelenk in den Schultern verbunden sind. Dieses Gelenk ist zu einem großen Spektrum an Bewegungen fähig. Muskeln, die mit dem gesamten Rumpf verbunden sind, laufen im Schultergelenk wie die Speichen eines Rads zusammen.

Steife Schultern sind heutzutage sehr verbreitet. Unser moderner Lebensstil gibt uns nicht viel Gelegenheit, das ganze Spektrum an Bewegungen durchzuführen, für das unsere Arme und Schultern vorgesehen sind. Emotionale Spannungen und Streß führen oft zu Verhärtungen in den Schultern. Bei den meisten von uns ist eine Schulter steifer als die andere. Haltungen, die speziell darauf abzielen, die Schultern zu lösen, sind also besonders wichtig, da sich Unausgewogenheiten im Schultergürtel auf den ganzen Körper auswirken.

In der Schwangerschaft und beim Stillen besteht die Tendenz, daß die Brüste, die schwerer werden, den vorderen Schultergürtel nach unten ziehen. Sie sollten also einige der Übungen, die dieser Neigung entgegenwirken, in Ihr Übungsprogramm aufnehmen. In den ersten drei Lebensjahren Ihres Kindes werden Sie es viele Stunden tragen. Auch das fordert seinen Tribut von den Schultern, so daß Schulterübungen sehr wichtig sind, wenn Ihr Körper strukturell im Gleichgewicht bleiben soll.

Sämtliche Übungen im Stehen helfen, Verspannungen in den Schultern zu lösen (Gruppe 5), besonders der Hund (Nummer 25). Die nachfolgenden Übungen sind grundlegend für die Entspannung der Schultern. Es ist hilfreich, sie zu machen, bevor Sie mit den Übungen der Gruppe 4 anfangen, aber Sie können sie auch getrennt durchführen.

Die Schulterübungen können im Grundstand, Grundkniesitz oder in den Grundsitzhaltungen durchgeführt werden. Da es während der Schwangerschaft nicht ratsam ist, zu lange zu stehen, sollten Sie im Grundkniesitz beginnen. Ist Ihnen das zu unbequem, können Sie im halben Lotus (siehe S. 102), im Schneidersitz auf einem kleinen Kissen oder mit gespreizten Beinen sitzen.

Die Schulterentspannung hilft, mehr Raum für Ihren Atem zu schaffen, nutzen Sie die Gelegenheit, sich bei sämtlichen dieser Übungen bewußt zu sein, wie der Einatem die drei Bereiche der Lungen füllt (siehe Atemübung auf S. 68), und der Ausatem hilft, das Kreuz nach unten loszulassen. Da Sie wahrscheinlich inzwischen ein gutes Gespür für diese Abläufe haben, heißt es in den folgenden Anweisungen lediglich: »Atmen Sie tief«.

19a Die Kuh, nur die Arme
Gomulkhasana

Vorsicht: Vermeiden Sie es, sich abzumühen oder diese Haltung erzwingen zu wollen. Konzentrieren Sie sich statt dessen auf die gemäßigten Positionen, gehen Sie nur bis zu Ihrer angenehmen Grenze, und atmen Sie. Durch das Atmen löst sich die Anspannung, und die Schultern lockern sich mit etwas Übung von selbst.

Beginnen Sie, indem Sie ausatmen und das Ende Ihrer Wirbelsäule nach unten loslassen. Dehnen Sie Ihren Nacken, indem Sie Ihr Kinn leicht nach vorne neigen. Atmen Sie entspannt, und lassen Sie Ihre Schultern ein paarmal nach hinten kreisen, um sie zu lösen.

Während Ihr Kreuz nach unten hin länger wird und Ihr Becken gut geerdet ist, nehmen Sie einen Gurt in Ihre rechte Hand. Strecken Sie Ihren rechten Arm nach oben, beugen Sie den Ellenbogen, und lassen Sie den Gurt dicht am Rücken nach unten fallen, während Sie die rechte Hand so weit wie möglich nach unten bringen.

- Jetzt greifen Sie mit Ihrer linken Hand von hinten unten nach dem Gurt. Halten Sie ihn so weit oben, wie es Ihnen ohne Anstrengung möglich ist (siehe Abbildung 5.38a). Lassen Sie Ihren Hals los, und achten Sie darauf, daß er in der Mitte bleibt. Wenn Ihre Finger sich berühren, brauchen Sie den Gurt nicht. Folgen Sie in diesem Fall den obigen Anweisungen, aber bringen Sie Ihre Finger hinter Ihrem Rücken zusammen, oder verschränken Sie Ihre Hände (siehe Abbildung 5.38b).
- Bleiben Sie etwa eine Minute in dieser Position. Lassen Sie sowohl Ihren unteren Rücken als auch Ihren Nacken länger werden, während Sie tief atmen und Ihr rechter Ellenbogen zur Decke und der linke zum Boden zeigt.

Abb. 5.38 (a). Die Kuh, nur die Arme. Mit Benutzung eines Gurts

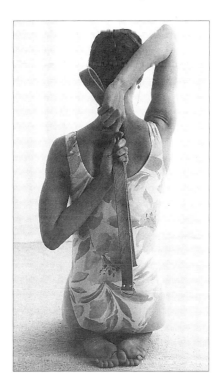

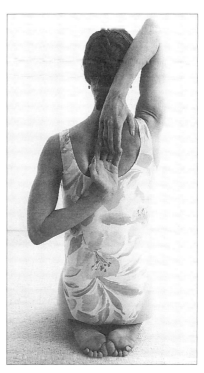

Abb. 5.38 (b). Die Kuh, nur die Arme. Mit verschränkten Händen

- Achten Sie beim Atmen auf die sanfte Dehnung zwischen oberem Beckenrand (den Hüftknochen) und dem unteren Rand Ihres Brustkorbs, durch die mehr Raum für Ihr Baby entsteht.
- Dann lösen Sie Ihre Arme und bringen sie nach unten an die Seiten. Finden Sie Ihre Mitte, und wiederholen Sie die Übung zur anderen Seite.

19b Gebetshaltung hinter dem Rücken

Lassen Sie Ihre Schultern ein paarmal nach hinten kreisen, um sie zu lockern, und bringen Sie dann beide Arme hinter Ihren Rücken, so daß sich Handballen, Daumen und Fingerspitzen berühren (siehe Abbildung 5.39).

- Bringen Sie Ihre Hände in der Mitte des Rückens weiter nach oben, und legen Sie sie zwischen die Schulterblätter. Wenn Ihnen das anfangs schwerfällt, halten Sie sie weiter unten etwa in Taillenhöhe.
- Atmen Sie normal, lassen Sie Ihr Kreuz nach unten länger werden und Ihren Nacken locker und frei. Spüren Sie, wie die obere Wirbelsäule unter Ihren Händen losläßt.
- Entspannen Sie Ihre Schultern nach unten, und lassen Sie zu, daß Ihr Brustkorb sich mit dem Atmen weitet.
- Halten Sie diese Position bis zu einer Minute, und entspannen Sie dann Ihre Arme an den Seiten.

19c Gekreuzte Arme

Garudasana – Adlerhaltung, nur die Arme

Diese Haltung hilft, die Brustwirbelsäule zwischen den Schulterblättern zu lösen.

- Kreuzen Sie Ihre Arme an den Ellenbogen, und legen Sie dabei Ihren linken Arm über den rechten. Jetzt wickeln Sie Ihre Unterarme umeinander und bringen Ihre Handflächen zusammen, wobei die Finger zur Decke zeigen (siehe Abbildung 5.40)

Sollte Ihnen das anfangs schwerfallen, legen Sie, um Ihre Schultern loszu-

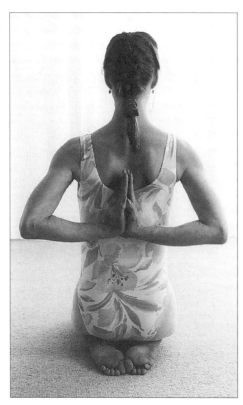

*Abb. 5.39.
Gebetshaltung
hinter dem
Rücken*

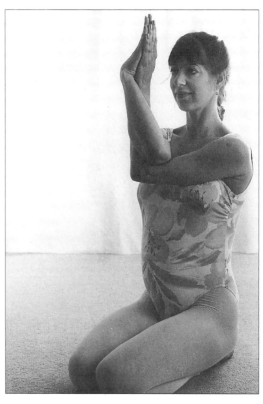

*Abb. 5.40.
Gekreuzte Arme.
Den oberen Rücken
weiten*

lassen, zuerst Ihre Arme um den Brustkorb, als wollten Sie sich umarmen, und kreuzen dann die Unterarme.

- Lassen Sie Ihr Kreuz nach unten länger werden, und heben Sie dabei gleichzeitig Ihre Ellenbogen leicht nach oben, bis Sie spüren, wie sich der Raum zwischen den Schulterblättern weitet.
- Atmen Sie tief, und fahren Sie bis zu einer Minute so fort. Fühlen Sie, wie die gesamte Wirbelsäule sich vom unteren Ende bis hoch zum oberen Rücken und zur Spitze des Nackens streckt.
- Lösen Sie Ihre Arme, und wiederholen Sie die Übung zur anderen Seite.

20 Handgelenke und Hände

Diese Übungen fördern die Beweglichkeit der Handgelenke und Finger und wirken lindernd bei Beschwerden, die durch Ödeme entstehen.

Abbildung 5.41 (a) Falten Sie Ihre Hände und verschränken Sie die Finger. Drehen Sie Ihre Handflächen nach außen, und strecken Sie dabei gleichzeitig Ihre Arme, damit Sie die Dehnung in den Fingern spüren können.

- Bleiben Sie etwa 15 Sekunden so, und lösen Sie dann die Hände.
- Falten Sie Ihre Hände, und verschränken Sie die Finger auf »unübliche« Weise, so daß jetzt der andere Zeigefinger oben liegt. Drehen Sie die Handflächen nach außen, bleiben Sie etwa 15 Sekunden so, und lösen Sie dann die Hände.

Abbildung 5.41 (b) Beginnen Sie im Grundkniesitz, die Knie weit auseinander, und legen Sie Ihre Handflächen etwa 30 Zentimeter weit auseinander parallel auf den Boden. Spreizen Sie Ihre Finger weit wie einen Seestern, und spüren Sie, wie Ihre Handflächen Kontakt mit dem Boden haben.

- Beugen Sie sich nach vorne über Ihre Hände, bis Sie die Dehnung in den Handgelenken und Handflächen spüren.
- Bleiben Sie etwa 15 Sekunden so, atmen Sie Handflächen, Handgelenke und Finger nach unten in den Boden, und lösen Sie sich dann aus der Haltung.
- Wiederholen Sie die Übung noch zweimal.

Abbildung 5.41 (c) Drehen Sie jetzt Ihre Hände um, und legen Sie die Handrücken auf den Boden, wobei die Finger in Ihre Richtung zeigen. Diesmal lehnen Sie sich zurück, bis Sie die Dehnung in den Rücken der Handgelenke spüren.

- Bleiben Sie etwa 15 Sekunden so, und lösen Sie sich dann aus der Haltung.
- Wiederholen Sie die Übung noch zweimal.
- Abbildung 5.41 (d) Drehen Sie Ihre Hände wieder um, so daß die Handflächen auf dem Boden liegen, während die Finger weiter nach innen zeigen. Lehnen Sie sich zurück, bis Sie die Dehnung in den Handgelenken und den Handflächen spüren.
- Bleiben Sie etwa 15 Sekunden so, und lösen Sie sich dann aus der Haltung.

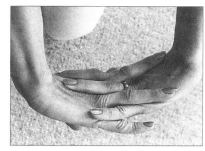

Abb. 5.41 (a).
Handgelenke und Hände.
Die Handflächen nach außen drehen

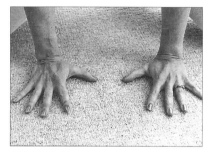

Abb. 5.41 (b).
Dehnung der Handgelenke, die Finger zeigen nach vorn, die Handflächen nach unten

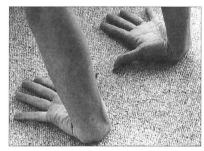

Abb. 5.41 (c).
Dehnung der Handgelenke mit den Handrücken nach unten

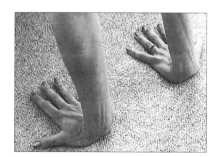

Abb. 5.41 (d).
Dehnung der Handgelenke, die Finger nach hinten, die Handflächen unten

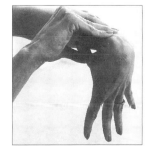

Abb. 5.41 (e).
Daumen hochbiegen

- Wiederholen Sie die Übung noch zweimal.
- Abbildung 5.41 (e) Beugen Sie Ihre linke Hand aus dem Handgelenk nach unten. Legen Sie die Finger Ihrer rechten Hand auf das linke Handgelenk und Ihren Daumen unter den linken Daumen.
- Drücken Sie den linken Daumen nach oben Richtung Unterarm, so daß er diesen möglichst berührt.
- Halten Sie ihn etwa 10 Sekunden so, lassen Sie dann los und bewegen Sie das Handgelenk ein paarmal auf und ab.
- Wiederholen Sie diesen Ablauf mit Ihrer rechten Hand.
- Wenn Sie diese Übungen beendet haben, ballen Sie beide Hände zu Fäusten und öffnen sie dann, um die Finger mehrmals auszustrecken. Zum Abschluß schütteln Sie beide Hände locker aus den Handgelenken.

GRUPPE 5: HALTUNGEN IM STEHEN

Die Haltungen im Stehen sind wunderbar, wenn Sie schwanger sind, denn sie bringen Ihren ganzen Körper in Harmonie mit der Erde und vermitteln Ihnen ein konkretes Gespür für eine ausbalancierte Körperhaltung.

Bei sämtlichen dieser Haltungen sind die Füße besonders wichtig. Sie beginnen damit, daß Sie Ihre Aufmerksamkeit in Ihren ausgebreiteten Füßen zentrieren. Dann spüren Sie, wie die Schwerkraft Sie wie die Wurzeln eines Baumes nach unten in die Erde zieht. Wenn Ihre Füße gut stehen und geerdet sind, können sich die großen Beinmuskeln entspannen. Dann löst sich das gesamte Muskelsystem Ihres Körpers bis hoch zum Hals wie eine Kräuselwelle, die von unten nach oben steigt.

Wenn Ihre Muskeln entspannen, kann das Gewicht Ihrer Knochen, das sie tragen, nach unten sinken, da Ihr Körper wieder in Einklang mit der Schwerkraft kommt. Werden die Wurzeln Ihrer Wirbelsäule, Ihr Becken und Ihre Beine nach unten gezogen, beginnen Sie ein tieferes Gespür für die körperliche und emotionale Erdung zu entwickeln. Dann lösen sich, oberhalb des Beckens beginnend, allmählich Verspannungen, und in der oberen Wirbelsäule, in Brustkorb, Schultern und Hals kann mehr Raum entstehen. Wenn das Gewicht sämtlicher Teile Ihres Körpers an der vertikalen Achse der Wirbelsäule entlang ins Gleichgewicht kommt, verschwinden Unausgewogenheiten, und Ihre Haltung wird auf natürliche Weise anmutig.

Sie werden neu entdecken, wie Sie mühelos gehen und stehen können. Kleinere Beschwerden und Schmerzen verschwinden allmählich.

Die Erde ist da, um Sie so bedingungslos zu nähren, wie eine Mutter ihr Kind. Es überrascht nicht, daß sie in so vielen Kulturen »Mutter Erde« genannt wird. Wenn Sie ein Bewußtsein für Ihren aufrecht stehenden Körper und seine direkte Beziehung zur Erde entwickeln, können Sie die Energie, die sie Ihnen ständig im Überfluß bietet, wohltuend für sich nutzen.

Selbst wenn Sie nur einige der einfachsten Haltungen im Stehen regelmäßig üben, werden Sie bald bemerken, wie Ihre Energie und Ihr Selbstvertrauen zunehmen. Sie entdecken außerdem, daß Sie sich selbst zur Ruhe bringen und erden können, auch mitten in den turbulentesten Wehen. Darüber hinaus lernen sie, kraftvoller präsent zu sein. Bevor Sie mit diesen Haltungen anfangen, sollten Sie sich die Informationen über die Füße auf S. 80f. noch einmal durchlesen.

Vorsicht: In der Schwangerschaft ist es im allgemeinen am besten, sich ein oder zwei Haltungen im Stehen auszusuchen und sie in jeder Sitzung zu üben, statt in Ihrer Übungsstunde sämtliche dieser Positionen durchzugehen. Nehmen Sie sich Zeit, jede Haltung wirklich zu entdecken und Ihre Praxis nach Bedürfnis zu variieren.

Einige Frauen stellen fest, daß Sie während der Schwangerschaft schnell ein Schwächegefühl empfinden, wenn Sie auch nur kurze Zeit still stehen. Das ist meistens auf die veränderte Durchblutung zurückzuführen und im allgemeinen kein Grund zur Sorge. Sollte das auf Sie zutreffen, lassen Sie die Haltungen im Stehen am besten aus bis nach der Geburt oder machen sie nur ganz kurz und legen oder setzen sich hin, um sich auszuruhen, bevor Ihnen schwindelig wird (siehe Kapitel 7 – Niedriger Blutdruck und Schwächegefühle, S. 207f.).

21   Grundstand
Tadasana – Der Berg

In dieser Haltung sind Sie wie ein Berg, völlig ruhig und beständig, durch die Füße mit Ihrem Oberkörper in der Erde verwurzelt, und der Kopf, reicht mühelos nach oben in den Himmel. Wenn Tadasana richtig durchgeführt wird, schenkt diese Haltung Ihnen eine körperliche und emotionale Balance, die ebenso sanft und ruhig wie stark und wach ist. In der Schwangerschaft ruft sie uns in Erinnerung, wie wir unser Baby bei unseren täglichen Aktivitäten richtig tragen.

Beginnen Sie im Grundstand, den Sie in Kapitel 4 (siehe S. 82ff.) gelernt haben. Ihre Füße sollten etwa 30 Zentimeter auseinander und parallel stehen. Schieben Sie die Fersen leicht nach außen, so daß die Außenkanten der Füße eine gerade Linie bilden.

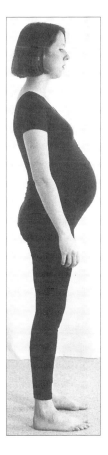

Abb. 5.42 (a).
Grundstand.
Tadasana-
Grundstand

- Lassen Sie die Kuppen Ihrer großen Zehen in den Boden sinken, spreizen Sie dann sämtliche Zehen, so daß Ihre Füße breit werden, und entspannen Sie die Kuppen sämtlicher Zehen auf dem Boden.
- Heben Sie die inneren Fußknöchel und die inneren Fußgewölbe, so daß Sie die Außenkanten der Füße auf den Boden bringen.
- Lassen Sie Ihr Gewicht durch die Fersen nach unten in den Boden sinken. Spüren Sie, wie die kleinen Zehen sich strecken und länger werden, während die Füße ihr Gleichgewicht finden, und halten Sie die Kuppen der großen Zehen unten.
- Ihre Knie sollten gerade, aber nicht fest durchgedrückt sein, so daß die Kniekehlen sich öffnen.
- Lassen Sie Ihr Kreuz los und nach unten länger werden, so daß Ihr Becken sich sanft vorschiebt und Ihr Baby von unten stützt.
- Kreisen Sie die Schultern ein paarmal nach hinten, und lassen Sie sie dann nach unten los, so daß Ihre Arme locker und schwer an Ihren Seiten hängen.
- Dehnen und entspannen Sie Ihren Nacken, indem Sie Ihr Kinn leicht Richtung Brustkorb neigen. Spüren Sie, wie Ihr Kopf auf der Mitte des obersten Halswirbels balanciert. Entspannen Sie Ihre Kiefer, Ihre Gesichtsmuskeln und Ihre Augen.
- Zentrieren Sie Ihre ganze Aufmerksamkeit in Ihren Füßen. Spüren Sie die Lebendigkeit der Erde unter sich und Ihre unsichtbaren Wurzeln direkt unter dem Boden.

   Jetzt stehen Sie in Tadasana. Entspannen Sie sich für etwa einen Minute in diese Haltung hinein, und überlassen Sie Ihr Körpergewicht dem Sog

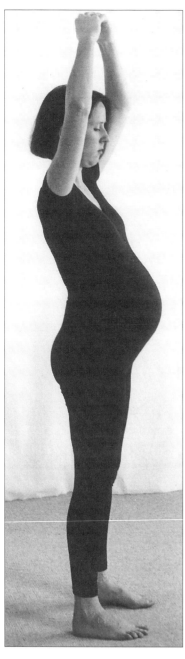

der Schwerkraft in Füßen und Beinen. Lassen Sie sämtliche Beinmuskeln weich werden. Atmen Sie entspannt und normal, so daß Sie spüren, wie Ihre Knochen Richtung Boden sinken, ebenso wie Ihr Gewicht.

- Bleiben Sie bei Ihrem natürlichen Atemrhythmus, und stellen Sie sich dann, ohne den Atem zu forcieren, vor, daß der Ausatem nach unten in den Boden sinkt wie die Wurzeln eines Baumes.
- Entspannen Sie sich am Ende jeder Ausatmung, und erlauben Sie, daß der Einatem langsam in den Körper strömt, als käme die Luft von den Wurzeln nach oben in Ihre Lungen, sie von unten nach oben füllend.
- Spüren Sie, wie die Schwerkraft arbeitet und Ihren Körper von der Taille abwärts samt der Wurzel der Wirbelsäule nach unten zieht, während Sie ausatmen.
- Spüren Sie die Kräuselwelle des Loslassens, die beim Einatmen vom Boden durch Ihren ganzen Körper nach oben bis in Ihren Hals steigt.
- Fahren Sie ein paar Atemkreise so fort, und entspannen Sie sich dann.

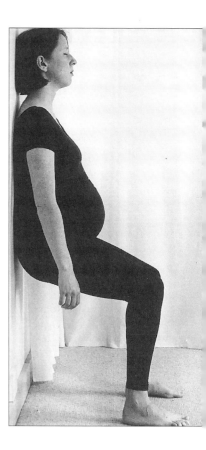

Abb. 5.42 (c). Tadasana, an einer Wand nach nach unten gleitend

21a Tadasana, die Arme hebend

Beginnen Sie in Tadasana, und entspannen Sie sich in die Position hinein, angenehm atmend, Ihre Aufmerksamkeit die ganze Zeit über in Ihren Füßen zentrierend.

- Ohne die Verwurzelung Ihres restlichen Körpers zu stören, heben Sie langsam die Arme vor Ihrem Gesicht, so daß die Ellenbogen sich aufeinander zubewegen.
- Heben Sie Ihre Arme mit dem Einatmen ganz langsam über den Kopf. Hals und Schultern bleiben dabei locker, und Ihr Kreuz wird nach unten länger, Ihre Aufmerksamkeit ist zentriert in den Füßen (siehe Abbildung 5.42b).
- Lassen Sie jetzt Ihre Arme mit dem Ausatmen locker an

Abb. 5.42 (b). Tadasana, die Arme hebend

den Seiten herunterfallen, während Sie den Ton »HA!« von sich geben. Wiederholen Sie diesen Ablauf drei- bis viermal, und lassen Sie beim Fallen Ihrer Arme Ihr Gewicht in die Fersen sinken und Ihre Schultern entspannt.

21b Tadasana, an einer Wand nach unten gleitend

Dies ist eigentlich eine Übung aus dem Skisport, die sehr wirkungsvoll die großen Oberschenkelmuskeln stärkt. In der Schwangerschaft ist sie nützlich, weil es Ihnen beim Hocken während des Gebärens hilft, wenn Sie Kraft in den Oberschenkeln entwickeln. Diese Übung zeigt Ihnen auch, was es bedeutet, die Wurzel Ihrer Wirbelsäule länger werden zu lassen. Außerdem verhindert sie, daß Ihre Oberschenkel zu schlaff werden.

Nacken und Schultern, Kiefer und Arme loszulassen, während nur Ihre

Oberschenkelmuskeln arbeiten, ist außerdem eine gute Vorbereitung darauf, entspannt zu bleiben, während Ihr Uterus in den Wehen kontrahiert.

Beginnen Sie in Tadasana, mit den Fersenrücken etwa einen halben Meter von der Wand entfernt. Beugen Sie Ihre Knie, lassen Sie Ihre Füße, wo sie sind, und lehnen Sie Ihren Rücken gegen die Wand. Achten Sie darauf, daß Ihre Füße parallel stehen und die Zehen weit gespreizt sind.

- Spüren Sie, wie Ihr Rücken mit der Wand Kontakt hat, und achten Sie darauf, welche Teile Ihrer Wirbelsäule die Wand berühren.
- Jetzt beugen Sie die Knie ein wenig und lassen die Wurzel Ihrer Wirbelsäule langsam nach unten los, bis Ihr Taillenrücken Kontakt mit der Wand findet. Schließlich sollte das ganze untere Ende Ihrer Wirbelsäule direkt auf der Wand aufliegen.
- Während Sie die Wurzel Ihrer Wirbelsäule loslassen, beugen Sie gleichzeitig Ihre Knie und gleiten langsam an der Wand nach unten, bis Sie auf einem unsichtbaren Stuhl »sitzen«. Sie werden spüren, wie Ihre Oberschenkelmuskeln dabei arbeiten.
- Lassen Sie Kiefer, Nacken, Schultern und Arme entspannt.
- Bleiben Sie ein paar Augenblicke in dieser Haltung, normal atmend, und kommen Sie dann langsam nach oben.
- Wiederholen Sie die Übung noch zweimal.

21c Drehung im Stehen

Diese Position wirkt ähnlich wohltuend wie die anderen Drehungen, die Sie bereits gelernt haben, und macht Sie mit einer ersten von vielen weiteren Variationen von Drehungen im Stehen bekannt. Sie hilft, die obere Wirbelsäule zu befreien und zu lösen.

Beginnen Sie in Tadasana. Die Füße stehen etwa 30 Zentimeter auseinander und parallel und zeigen zu einem Hocker oder Stuhl. Entspannen Sie sich ein paar Momente, zentrieren Sie Ihre Aufmerksamkeit und Ihr Gewicht in Ihren Füßen und folgen Sie den Anweisungen für das Erden der Füße auf S. 149.

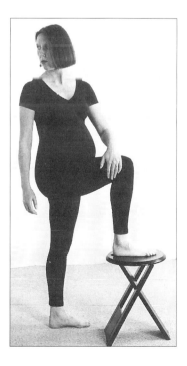

Abb. 5.42 (d). Drehung im Stehen

- Heben Sie Ihr linkes Bein auf den Hocker, der Fuß zeigt weiter nach vorne. Während Ihr Gewicht durch Ihr rechtes Bein nach unten in den Boden sinkt, lassen Sie Ihr Kreuz nach unten hin länger werden.
- Halten Sie Ihre rechte Ferse, die Außenkante des rechten Fußes und die Kuppe Ihres großen Zehs fest am Boden, während Sie den inneren Fußknöchel und das innere Fußgewölbe anheben.
- Spreizen Sie die Zehen beider Füße.
- Nehmen Sie wahr, wie die rechte Kniekehle sich öffnet, als würde sie gähnen.
- Lassen Sie die Bewegung damit beginnen, daß Sie wahrnehmen, wie Ihr Kreuz nach unten länger wird und Ihr Gewicht durch Ihre rechte Ferse in den Boden sinkt, und drehen Sie dann Ihren Oberkörper ganz leicht nach links. Während Sie sich sanft umdrehen, um über Ihre linke Schulter zu schauen, spüren Sie, wie die Bewegung sich vom unteren Ende Ihrer Wirbelsäule nach oben hin fortsetzt und bei Ihrem Kopf endet.
- Atmen Sie entspannt in Ihrem normalen Rhythmus, und lassen Sie zu, daß die Drehung sich langsam entfaltet, während Sie Ihre Aufmerksamkeit weiter darauf richten, wie Ihr Gewicht

durch die Wurzel der Wirbelsäule und die rechte Ferse zum Boden hin losläßt.
- Spüren Sie, wie Ihre linke Schulter und Ihr linker Arm nach hinten und unten loslassen, während Ihre obere Wirbelsäule sich behutsam dreht.
- Achten Sie darauf, wie der Einatem von Ihren Lungen aufgenommen wird, von unten bis hoch zu den Schlüsselbeinen, so daß Ihr Brustkorb sich noch weiter öffnet.
- Wenn es sich bequem anfühlt, können Sie die Außenseite Ihres linken Oberschenkels mit Ihrer rechten Hand halten (siehe Abbildung 5.42d).
- Fahren Sie fort zu atmen und bis zu einer halben Minute in diese Haltung hinein loszulassen. Dann kommen Sie langsam zurück zur Mitte.
- Wechseln Sie die Beine. Wiederholen Sie die Übung in die andere Richtung.

22   Der Baum
Vrksasana

Bei dieser Haltung geht es vor allem um Stabilität, Balance und Erdung. Ihre Wurzeln reichen wie die eines Baumes tief in die Erde, während sich Ihre Äste nach oben in den Himmel strecken. Die Schwerkraft zieht Ihr Gewicht durch das Ende Ihrer Wirbelsäule, Ihre Hüften und das Standbein nach unten tief hinab in Ihre Wurzeln. Dadurch kann die restliche Wirbelsäule nach oben zum Licht hin länger werden, und die Schultern können loslassen.

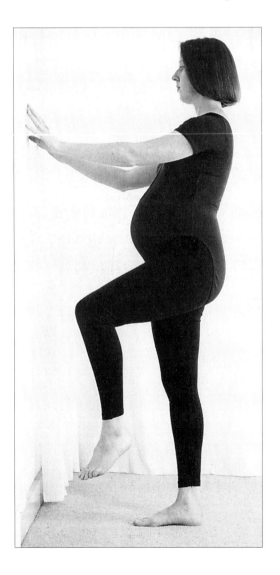

Abb. 5.43 (a). Der Baum. Ein Knie gebeugt

Beginnen Sie, indem Sie etwa in Armeslänge Abstand vor einer Wand in Tadasana stehen, so daß Sie die Wandfläche mit beiden Händen leicht berühren können, um Ihr Gleichgewicht zu halten. Ihre Füße sollten etwa 30 Zentimeter auseinander und parallel stehen. Werden Sie sich Ihrer Atmung bewußt, und zentrieren und erden Sie sich ein paar Atemzüge lang, bevor Sie sich bewegen. Achten Sie darauf, daß Ihre Füße, Knie, Hüften, unterer Rücken, Schultern, Hals und Kopf die richtige Haltung einnehmen. Konzentrieren Sie sich mit Ihrer Aufmerksamkeit auf den Kontakt, den Ihre Füße mit dem Boden haben.

- Jetzt verlagern Sie Ihr Gewicht auf Ihr rechtes Bein und achten darauf, daß die rechte Hüfte sich nicht nach außen schiebt. Spreizen Sie die Zehen. Drücken Sie die Kuppe des großen Zehs nach unten. Heben Sie das innere Fußgewölbe und den inneren Fußknöchel, und lassen Sie die Außenkante des Fußes und die Ferse nach unten sinken.
- Mit beiden Händen leicht die Wand berührend, heben Sie langsam Ihren linken Fuß vom Boden und konzentrieren sich dabei darauf, wie Ihr Gewicht durch das rechte Bein und die rechte Ferse an der Senkschnur der Schwerkraft entlang Richtung Boden sinkt. Achten Sie darauf, daß sich das innere Gewölbe Ihres linken Fußes anhebt und die Außen-

kante nach unten sinkt, während Sie mit Hilfe Ihrer Zehen Ihr Gleichgewicht finden.
- Beugen Sie Ihr linkes Knie, und heben Sie es langsam vor sich hoch (siehe Abbildung 5.43a). Konzentrieren Sie sich nur auf den rechten Fuß.
- Fahren Sie fort, normal zu atmen. Lassen Sie das Ende Ihrer Wirbelsäule nach unten los, und erden Sie die rechte Ferse, indem Sie mit dem Ausatem wie ein Baum tiefe Wurzeln in die Erde schicken. Lassen Sie Ihr Gewicht durch die Ferse in den Boden sinken.
- Spüren Sie, wie der Einatem sanft von Ihren Lungen aufgenommen wird, lassen Sie zu, daß sich Ihre Wirbelsäule in die Länge dehnt und von den Wurzeln bis zur Spitze Ihres Nackens wächst.
- Wenn es Ihnen keine Mühe macht, können Sie jetzt den linken Fuß auf die Innenseite des rechten Oberschenkels legen, die Ferse so weit oben wie möglich. Dehnen Sie die Ferse, damit sie in dieser Position bleibt (siehe Abbildung 5.43b). Stützen Sie sich mit den Händen weiter leicht an der Wand ab, um Ihr Gleichgewicht zu halten.
- Zentrieren Sie Ihre Hüften, so daß sie sich parallel zur Wand befinden, und achten Sie darauf, daß das Kreuz nach unten losläßt.
- Sorgen Sie dafür, daß Ihre Schultern entspannt sind, und erlauben Sie dem Kopf, sein Gleichgewicht zu finden. Dehnen Sie Ihren Nacken, indem Sie Ihr Kinn leicht nach vorne neigen.
- Bleiben Sie ein paar Atemzüge lang in dieser Haltung. Dann nehmen Sie langsam Ihre Arme herunter und stellen Ihren rechten Fuß auf seinen ursprünglichen Platz am Boden zurück.
- Spüren Sie den Unterschied zwischen beiden Beinen, und wiederholen Sie die Übung zur anderen Seite.

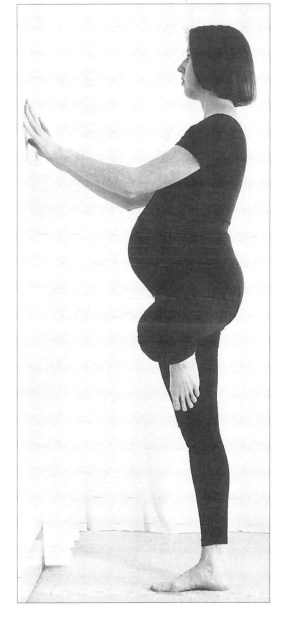

Abb. 5.43 (b). Der Baum. Einen *Fuß auf dem Oberschenkel*

23 Vorwärtsbeuge im Stehen
Uttanasana

Die Vorwärtsbeuge im Stehen ist eine Weiterentwicklung von Tadasana, bei der die Füße und Beine geerdet bleiben, während das Becken aus den Hüftgelenken nach vorne rotiert, so daß der Oberkörper sich dehnen und in die Länge strecken und die Wirbelsäule losgelassen werden kann. Die Vorwärtsbewegung dehnt und entspannt sowohl die Muskeln an den Rückseiten Ihrer Beine als auch Ihre Beckenbodenmuskeln und wirkt vor allem Versteifungen der Achillesmuskeln entgegen.

Damit wird die Durchblutung und der Energiefluß in den Beinen verbessert. Das wiederum wirkt sich insgesamt belebend aus und verhindert Erschöpfungszustände, die auf blockierter Energie in den Beinen und in der Wirbelsäule beruhen. Mit zunehmender Übung hilft diese Haltung auch, die Ausrichtung Ihres Beckens und damit Ihre Haltungsbalance zu verbessern.

Vorsicht: Achten Sie bei der Vorwärtsbeuge darauf, daß die Bewegung in Ihren Hüftgelenken beginnt, damit Ihre Wirbelsäule nicht belastet wird. Erforschen Sie Ihre angenehme Grenze, ohne sich weiter vorzubeugen, als Ihnen möglich ist. Vor allem in der späten Schwangerschaft empfiehlt es sich, Ihre Hände auf einen Tisch, eine Fensterbank oder die Lehne eines stabilen Stuhls zu stützen, damit Ihre Wirbelsäule sich ohne Anstrengung dehnen kann (siehe Abbildung 5.44a). Wichtiger, als den Boden zu berühren, ist, daß Sie Ihre Wirbelsäule strecken.

Wenn Sie schwanger sind, bleiben Sie am besten nicht länger als 30 bis 60 Sekunden in dieser Position. Kommen Sie dann langsam hoch, ruhen sich ein paar Minuten aus, und wiederholen Sie die Übung noch ein paarmal. Achten Sie immer sorgfältig darauf, wie Sie hochkommen.

Einige Frauen stellen fest, daß ihnen durch die veränderte Durchblutung in der Vorwärtsbeuge schwindelig wird. Die Ursache dafür kann ein sehr niedriger Blutdruck oder die Tendenz zu Schwächeanfällen im Stehen sein (siehe S. 37f.). Wenn das auf Sie zutrifft, sollten Sie diese Haltungen auslassen. Auch Frauen mit starken Hämorrhoiden oder Krampfadern in der Vulva sollten diese Übung vermeiden, oder sich dabei auf eine Fensterbank oder einen Tisch stützen.

Beginnen Sie, indem Sie sich im Grundstand vor eine Fensterbank oder einen Tisch hinstellen (S. 149f.), die Füße parallel und etwa 30 Zentimeter auseinander. Sie können sie auch etwas weiter auseinandernehmen, um in der späten Schwangerschaft mehr Raum für das Baby zu schaffen, wenn Ihnen das angenehm ist. Bringen Sie Ihre Hände locker hinter Ihrem Rücken zusammen, indem Sie mit einer Hand das Handgelenk der anderen umfassen.

- Erden Sie sich durch Ihre Fersen, und lassen Sie Ihr Kreuz nach unten hin los. Meditieren Sie ein paar Sekunden, wie Ihre Füße Kontakt mit dem Boden haben, und lassen Sie zu, daß Ihre Beinmuskeln sich entspannen, so daß Ihr Gewicht durch Ihre Fersen nach unten sinkt.
- Ihre Aufmerksamkeit immer noch darauf gerichtet, wie die Schwerkraft an Ihren Fersen zieht, erlauben Sie jetzt Ihrem Oberkörper, mit einer Ausatmung ganz langsam nach vorne loszulassen, sich aus Ihren Hüftgelenken bewegend, bis Ihr Rumpf sich parallel zum Boden befindet.
- Jetzt strecken Sie behutsam Ihre Arme vor sich aus und legen Ihre Hände auf den Sims, so daß Arme, Hals und Wirbelsäule sich bequem in einer geraden Linie, parallel zum Boden strecken können. Ihre Hüften sollten sich über Ihren Füßen befinden, so daß Ihre Beine vertikal ausgerichtet sind (siehe Abbildung 5.44a).
- Die Kniekehlen öffnen sich, als würden sie gähnen, und die Muskeln direkt unter Ihren Sitzknochen dehnen und entspannen sich und schaffen direkt über Ihren Oberschenkeln mehr Platz. Sie sollten die Dehnung in den Muskeln an den Rückseiten Ihrer Beine spüren.
- Konzentrieren Sie sich auf Ihren natürlichen Atemrhythmus und lassen Sie zu, daß Ihre Wirbelsäule sich entspannt, während Sie atmen. Bleiben Sie dabei mit Ihrer Aufmerksamkeit bei den Wurzeln, die durch Ihre Füße hinunter in den Boden reichen.

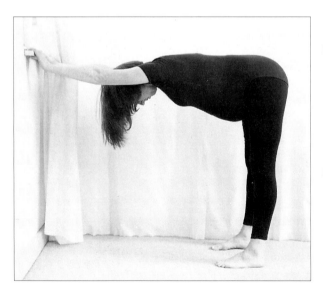

Abb. 5.44 (a). Vorwärtsbeuge im Stehen. Mit Festhalten an einer Stütze

- Ihr unterer Rücken fühlt sich lang an und krümmt sich nach unten, Richtung Fersen. Die restliche Wirbelsäule streckt sich von dieser stabilen Basis, so daß sich der obere Rücken locker anfühlt und der Hals sich in einer Linie mit der restlichen Wirbelsäule in die Länge dehnt. Ihre Schultern bleiben locker und entspannt.
- Bleiben Sie bis zu einer Minute in dieser Haltung, und lösen Sie dann Ihre Arme. Verschränken Sie sie hinter Ihrem Rücken, und kehren Sie langsam in Tadasana zurück, indem Sie Ihre Knie beugen, Ihr Gewicht nach unten in Ihre Fersen loslassen und Ihr Steißbein nach vorn bringen, während Sie hochkommen. Kommen Sie mit Schultern und Kopf zuletzt hoch, und lösen Sie dann Ihre Hände. Lassen Sie Ihre Schultern ein paarmal nach hinten kreisen, um sie zu lockern.
- Die meisten Menschen brauchen eine Stütze wie in Abbildung 5.44a. Entscheidend ist, daß die Wirbelsäule frei bleibt und der untere Rücken nicht belastet wird. Wenn Ihr Körper jedoch sehr gelenkig ist, möchten Sie sich vielleicht lieber ganz nach vorne beugen (siehe Abbildung 5.44b).

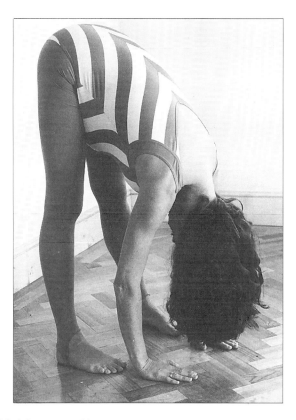

Abb. 5.44 (b). Vorwärtsbeuge im Stehen. Die volle Haltung

- Achten Sie darauf, wie Ihr Gewicht durch Ihre Fersen nach unten Richtung Schwerkraft gezogen wird, und bleiben Sie die ganze Zeit über in den Fersen geerdet.
- Lassen Sie Ihr Kreuz nach unten und hinten länger werden, und spüren Sie, wie die Hüftgelenke sich direkt über Ihren Hüften befinden. Vielleicht müssen Sie sich ein wenig nach vorne lehnen, um das wahrnehmen zu können. Atmen Sie dann Ihre Fersen nach hinten und unten in den Boden.
- Lassen Sie Ihre Arme locker in Richtung Boden oder auf den Boden hängen, und lassen Sie ihren Kopf sowie Nacken und Schultern los.
- Konzentrieren Sie sich auf Ihren normalen Atemrhythmus.
- Spüren Sie beim Einatmen, wie Ihre Wirbelsäule sich vom unteren Ende bis zur Spitze des Nackens in die Länge dehnt. Beim Ausatmen atmen Sie vom unteren Rücken nach unten in die Fersen.
- Spüren Sie, wie die Kniekehlen sich öffnen und der kleine Raum zwischen oberem Rand der Oberschenkel und Gesäß sich in die Länge dehnt.
- Wenn Ihre Hände leicht den Boden berühren, können Sie Ihre Handflächen in dieser Haltung flach auf den Boden legen.
- Bleiben Sie bis zu einer Minute so, und kommen Sie dann mit einer Ausatmung hoch, indem Sie sich langsam aufrollen, Ihr Kreuz länger werden lassen und spüren, wie Ihr Gewicht sich in Ihren Fersen niederläßt, während Sie in den Grundstand zurückkehren.

24 Vorwärtsbeuge aus dem Stand mit gegrätschten Beinen
Prasarita Padottanasana

- Bei dieser Übung müssen Sie auf einer festen, rutschfesten Unterlage wie einem Holzfußboden oder einer Yogamatte stehen. Benutzen Sie auch hier,

155

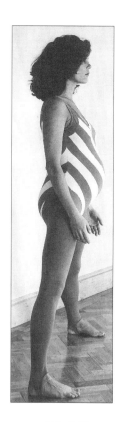

Abb. 5.45. Vorwärtsbeuge aus dem Stand mit gegrätschten Beinen.
(a) Stehen mit parallelen Füßen und gegrätschten Beinen

wie in der vorigen Übung, einen Fenstersims oder einen Tisch als Stütze, es sei denn, Sie können den Boden leicht berühren, ohne Ihren Rücken anzustrengen.

Beginnen Sie im Grundstand, die Füße ein- bis anderthalb Meter auseinander, so wie es Ihnen bequem ist. Sorgen Sie dafür, daß Ihre Füße parallel stehen, indem Sie die Fersen leicht nach außen drehen. Drücken Sie die Kuppen Ihrer großen Zehen nach unten, spreizen Sie die Zehen weit, und heben Sie die inneren Fußgewölbe an. Spüren Sie, wie die Außenkanten der Füße von der Außenseite der Knie durch die äußeren Fußknöchel nach unten in den Boden sinken (siehe Abbildung 5.45a).

- Lassen Sie zu, daß die Kniekehlen sich öffnen, als würden sie gähnen.
- Lassen Sie Ihren unteren Rücken im Bereich der Krümmung des Kreuzbeins nach unten länger werden, lösen Sie Ihre Schultern, und dehnen Sie Ihren Nacken, indem Sie Ihr Kinn leicht nach unten Richtung Brustkorb neigen.
- Konzentrieren Sie sich auf Ihren normalen Atemrhythmus, und erden Sie sich durch Ihre Fersen. Jetzt lassen Sie Ihren Oberkörper langsam nach vorne los, sich aus den Hüftgelenken bewegend, und legen Ihre Handflächen auf einen Tisch oder eine Fensterbank, die so hoch sind, daß Ihre Arme und Ihr Oberkörper eine gerade Linie bilden und Ihre Wirbelsäule sich in die Länge dehnen kann.
- Achten Sie darauf, daß sich Ihre Hüften in einer Linie mit Ihren Füßen befinden.
- Atmen Sie, und spüren Sie, wie Ihr Gewicht durch die Außenseite der Fersen nach unten in den Boden sinkt.
- Lassen Sie Ihr Kreuz Richtung Fersen los, und spüren Sie, wie Ihre Wirbelsäule sich beim Atmen in ihrer ganzen Länge bis zur Spitze des Nackens dehnt. Lassen Sie Nacken und Schultern entspannt.
- Spüren Sie, wie die Rückseiten Ihrer Beine sich dehnen. Nehmen Sie wahr, wie die Fersen nach unten sinken, die Kniekehlen sich öffnen und der kleine Raum zwischen Oberschenkel und Gesäßknochen in die Länge gedehnt wird.
- Fahren Sie 30 bis 60 Sekunden so fort, normal atmend, und kommen Sie dann langsam nach oben. Bringen Sie Ihre Füße näher zusammen, und kommen Sie mit einer Ausatmung ganz hoch. Beugen Sie Ihre Knie, bringen Sie Ihr Steißbein nach vorn, lassen Sie Ihr Kreuz nach unten länger werden und Ihr Gewicht durch Ihre Fersen nach unten in den Boden sinken.
- Wenn Sie keine Stütze brauchen, lassen Sie Ihren Oberkörper nach vorne los und Ihre Arme locker nach unten hängen. Legen Sie Ihre Hände leicht auf den Boden, wenn das bequem für Sie ist. Folgen Sie den obigen Anweisungen, lassen Sie Ihren Kopf los, dehnen und lösen Sie Ihren Nacken. Atmen Sie in die Füße aus, beugen Sie Ihre Knie, und lassen Sie Ihr Kreuz nach unten länger werden, während Sie langsam nach oben kommen (siehe Abbildung 5.45b).
- Wenn Sie ohne Mühe den Boden berühren können, legen Sie Ihre Hände in gleicher Ausrichtung wie die Füße auf den Boden, aber strengen Sie sich dabei nicht an (Abbildung 5.45c). Spüren Sie den Sog der Schwerkraft unter Ihren Füßen und Handgelenken. Kommen Sie nach oben wie zuvor.

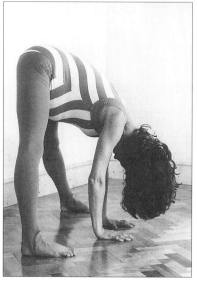

(b) Kommen Sie aus den Hüften nach vorne, und berühren Sie den Boden.

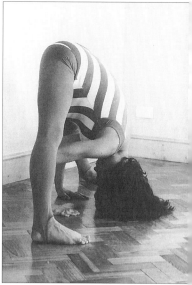

(c) Legen Sie die Handflächen zwischen die Füße auf den Boden.

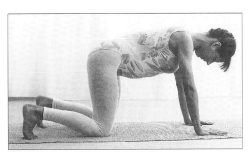

*Abb. 5.46 (a).
Der Hund.
Vorbereitung
auf allen Vieren*

25 Der Hund
Svanasana

Diese Haltung erinnert uns an die schönen Streckbewegungen, die Hunde und Katzen machen, um ihre Wirbelsäule zu lockern, wenn sie aus dem Schlaf aufwachen. Sie löst Nacken und Schultern und dehnt und entspannt außerdem die Muskeln an den Rückseiten Ihrer Beine.

Vorsicht: Bei den meisten Menschen sind die Rückseiten der Beine ziemlich steif, so daß sie Schmerzen haben, wenn sie diese Haltung zum ersten Mal probieren. Mit etwas Übung jedoch werden Sie schon bald lockerer und beginnen, diese Übung zu genießen. Wenn Sie schwanger sind und Ihnen in dieser Position schwindelig wird, lassen Sie sie weg. Wichtig ist, daß der Hund auf einer harten, rutschfesten Unterlage wie auf einem Holzfußboden oder einer Yoga-Matte geübt wird. Machen Sie die Übung im schwangeren Zustand nur für kurze Zeit, und wiederholen Sie sie lieber mehrmals, wobei Sie sich zwischendurch eine Weile auf Händen und Knien ausruhen.

Beginnen Sie auf allen Vieren, die Handflächen liegen unter Ihren Schultern auf dem Boden und Ihre Knie befinden sich unter Ihren Hüften. Stellen Sie Ihre Zehen auf, um Ihre Fußsohlen zu dehnen. Spreizen Sie Ihre Finger weit wie zu einem Seestern. Atmen Sie Ihre Handgelenke und Handflächen mit dem Ausatmen hinunter in den Boden, und lassen Sie Hals und Schultern los. Spüren Sie, wie der obere Rücken zwischen den Schulterblättern gedehnt wird. Dies ist die Ausgangsposition.

- Kommen Sie nach oben auf Ihre Zehen, drücken Sie den Boden mit Ihren Händen von sich weg, drehen Sie Ihre Fersen leicht nach außen, und bringen Sie sie, wenn möglich, nach unten auf den Boden (mit etwas Übung wird Ihnen das schließlich gelingen).
- Lassen Sie Nacken und Schultern los, und bringen Sie Ihr Gewicht nach hinten und unten Richtung Steißbein und – Ihr Becken auslassend – weiter nach unten in Ihre Fersen. Zunächst fühlt sich diese Haltung vielleicht ein bißchen kopflastig an, aber denken Sie daran, daß es auf Gelöstheit in den Schultern und im Oberkörper ankommt, während Ihr Gewicht über Ihre Fersen nach hinten in den Boden sinkt, statt vorne auf Ihren Händen zu lasten.
- Es ist wichtig, daß Sie die Kniekehlen öffnen und Ihre Beine gerade halten.
- Kommen Sie zurück in die Ausgangsposition (Abbildung 5.46a), und warten Sie etwa eine halbe Minute, bevor Sie es noch einmal probieren.
- Kommen Sie jetzt wieder hoch in die Haltung und beginnen Sie diesmal ein Gefühl dafür zu entwickeln, daß Nacken und Schultern locker bleiben und das Gewicht nach unten in die Fersen sinkt.
- Öffnen Sie Ihre Kniekehlen, und dehnen Sie Ihre Waden und Achillessehnen mit dem Ausatmen nach unten in die Länge. Bleiben Sie bis zu einer halbe Minute so, und kehren Sie dann in die Ausgangsposition zurück.
- Wiederholen Sie die Übung noch einmal.

Wenn Svanasana (der Hund) Ihnen leicht fällt, macht es Ihnen vielleicht Spaß, aus Uttanasana (der Vorwärtsbeuge aus dem Stand) und Prasarita Padottan-

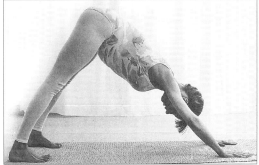

*Abb. 5.46 (b).
Der Hund*

asana (der Vorwärtsbeuge aus dem Stand mit gegrätschten Beinen) (Nummer 23 und 24) in diese Haltung überzugehen. Dazu wandern Sie in diesen Positionen mit Ihren Händen nach vorne, während Sie Ihre Fersen auf dem Boden lassen.

26a Das Dreieck
Trikonasana

Diese Haltung gehört wahrscheinlich zu denen, die am häufigsten mißverstanden und selten richtig gelehrt werden. Ihrer Essenz nach ist Trikonasana eine Weiterentwicklung von Tadasana, die einen kleinen Schritt nach vorn beinhaltet, während wir in der Basis so beständig wie ein Berg bleiben. Dann rotiert Ihr Becken aus den Hüften nach vorne, und Ihre Wirbelsäule dehnt sich seitwärts. Das Dreieck, das Ihre Beine bilden, bleibt stabil, während Ihr Gewicht fest in der hinteren Ferse zentriert ist. Das hintere Bein bleibt gerade, und die hintere Ferse ist die ganze Zeit über fest mit dem Boden verwurzelt. Dadurch können Ihre Schultern sich entspannen, und Sie können Ihre Arme frei ausstrecken.

Die schwangeren Frauen, die ich unterrichte, lieben diese Haltung. Sie sagen, daß sie sich in dieser Position anmutig und kraftvoll fühlen und Verspannungen im Oberkörper sich lösen.
Vorsicht: Da die meisten von uns sehr verspannte Schultern haben, ist es wichtig, daß Sie bei dieser Haltung ganz langsam vorgehen. Es kommt nicht darauf an, sich ganz bis nach unten zu beugen. Lassen Sie statt dessen zu, daß Ihre Wirbelsäule sich ungehindert dehnt, und halten Sie Ihre Schultern und Arme entspannt. Sobald Sie spüren, daß Sie sich anspannen, wissen Sie, daß Sie sich zu weit beugen.

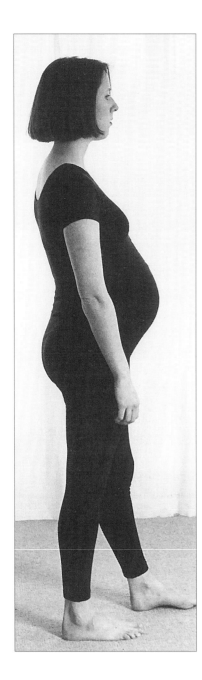

Abb. 5.47 (a). Das Dreieck. Machen Sie mit einem Bein einen kleinen Schritt nach vorne.

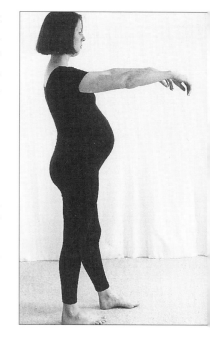

Abb. 5.47 (b). Heben Sie langsam beide Arme bis in Schulterhöhe.

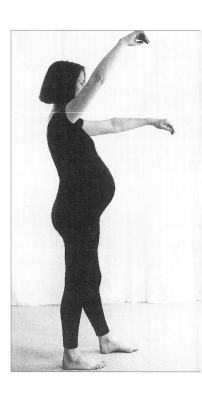

Abb. 5.47 (c). Heben Sie den Arm, der dem vorgestellten Fuß gegenüberliegt, nach oben über Ihren Kopf.

Beginnen Sie in Tadasana (Nummer 21), entspannen Sie sich, atmen Sie, und spüren Sie Ihre Verbindung zur Erde.

- Lassen Sie Ihren rechten Fuß an seinem Platz und machen Sie mit Ihrem linken einen kleinen Schritt nach vorne, als wollten Sie gehen.
- Während Ihr Kreuz nach unten hin länger wird und losläßt, erklauben Sie Ihrem Gewicht, durch Ihr rechtes Bein und Ihre rechte Ferse hinunter in den Boden zu sinken. Beide Füße zeigen weiter nach vorne.
- Lassen Sie beide Kniekehlen offen und die Beine gerade, aber drücken Sie Ihre Knie nicht durch.
- Konzentrieren Sie sich auf den natürlichen Rhythmus Ihrer

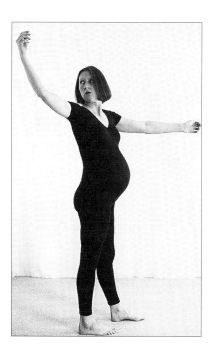

Abb. 5.47 (d).
Drehen Sie Ihren Kopf, um zu Ihrer hinteren Hand zu schauen, während Sie Ihren Arm in Schulterhöhe hinter sich ausstrecken.

Atmung, und heben Sie ganz, ganz langsam beide Arme vor dem Körper nach oben, bis sie sich in Schulterhöhe befinden. Stellen Sie sich vor, daß Ihre Arme eher mit Hilfe Ihres Atems als durch Muskelkraft nach oben kommen.

- Lassen Sie Ihren linken Arm, wo er ist, und atmen Sie Ihren rechten Arm langsam, fast in Zeitlupengeschwindigkeit über Ihren Kopf und hinter sich, bis er sich in Schulterhöhe mit dem linken Arm auf einer Ebene befindet.
- Folgen Sie dieser anmutigen Bewegung des Armes mit Ihrem Kopf, indem Sie nach hinten zu Ihrer rechten Hand schauen.
- Kehren Sie beide Handflächen nach oben, und konzentrieren Sie sich auf den natürlichen Rhythmus Ihrer Atmung.
- Ihr Gewicht sinkt weiterhin durch Ihre rechte Hüfte, Bein und Ferse nach unten, in den Boden.
- Atmen Sie in Ihrem natürlichen Rhythmus und spüren Sie, wie mit dem Ausatem durch Ihren linken Fuß Wurzeln in den Boden wachsen. Spüren Sie, wie der Einatem mühelos in den Körper strömt, um Ihre Lungen zu füllen, so daß sich Ihr Brustkorb offen und frei anfühlt und Ihre Arme sich nach außen öffnen, als wollten Sie jemanden umarmen oder fliegen.
- Ihre rechte Ferse immer noch fest geerdet, beugen Sie sich mit einer Ausatmung aus Ihrer linken Hüfte leicht nach links. Lassen Sie Ihre Wirbelsäule mit dem Atem länger werden, halten Sie Ihren Kopf in einer Linie mit der gesamten Wirbelsäule, und schauen Sie sanft nach oben zu Ihrer linken Hand.
- Beugen Sie sich nur soweit, wie Sie können, ohne Ihre Schultern anzuspannen, selbst wenn es nur wenige Zentimeter sind.
- Fahren Sie fort, in dieser Haltung zu atmen, und kommen Sie dann mit einer Ausatmung langsam in die aufrechte Position zurück. Lassen Sie Ihren unteren Rücken dabei länger werden und Ihr Gewicht weiterhin durch das rechte Bein und die rechte Ferse nach unten sinken.
- Entspannen Sie Ihre Arme, kehren Sie in Tadasana zurück, und wiederholen Sie die Übung zur anderen Seite.

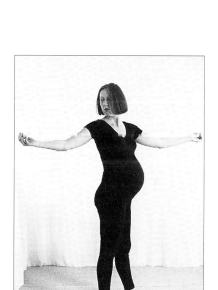

Abb. 5.47 (e).
Entspannen Sie Ihre Schultern, beide Arme ausgestreckt.

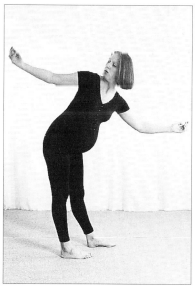

Abb. 5.47 (f).
Beugen Sie sich leicht zur Seite, und dehnen Sie dabei Ihre Wirbelsäule.

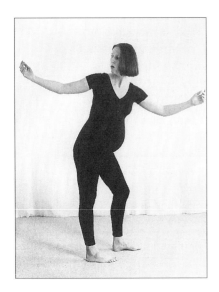

Abb. 5.48 (a).
Das Dreieck mit gebeugtem Knie

Abb. 5.48 (b).
Das Dreieck mit gebeugtem Knie. Dehnen Sie sich langsam zur Seite.

26b Das Dreieck mit gebeugtem Knie
Parsvakonasana

Diese Haltung ist sehr ähnlich wie Trikonasana (das Dreieck), aber das vordere Bein ist dabei leicht gebeugt.

Ihr Gewicht bleibt im hinteren Bein und der hinteren Ferse zentriert, und es ist wichtig, daß Sie sich die ganze Zeit darauf konzentrieren. Es wird Ihnen in dieser Haltung leichter fallen, sich zur Seite zu beugen, als in Trikonasana, aber denken Sie daran, durch die hintere Ferse zentriert zu bleiben.

Beginnen Sie in Tadasana, dem Grundstand (Nummer 21).

- Machen Sie mit Ihrem linken Bein einen natürlichen Schritt nach vorn, während Sie Ihr Gewicht auf das rechte Bein gelagert halten, die rechte Ferse gut geerdet.
- Beugen Sie leicht Ihr linkes Knie, während Sie das rechte Bein gerade halten.
- Fahren Sie jetzt fort wie in Trikonasana (Dreieck).
- Atmen Sie beide Arme hoch in Schulterhöhe, atmen Sie dann den rechten Arm langsam weiter nach oben über Ihren Kopf und hinter Ihnen nach unten, bis er sich in Schulterhöhe auf einer Ebene mit dem linken Arm befindet.
- Öffnen Sie Ihre Arme, die Handflächen nach oben, und atmen Sie ruhig.
- Ihr Gewicht auf das linke Bein und die linke Ferse gelagert, beugen Sie sich leicht zur rechten Seite, während Sie nach oben zu Ihrer linken Hand schauen. Gehen Sie nur so weit, wie es sich gut anfühlt, und lassen Sie Ihre Schultern und Ihren Nacken entspannt. Die Hauptbetonung liegt auf der Dehnung der Wirbelsäule – die Seitwärtsbewegung stellt sich ein, wenn die Wirbelsäule losläßt.
- Bleiben Sie ein paar weitere Atemzüge lang in der Position, kommen Sie dann langsam nach oben, und lassen Sie dabei Ihr Gewicht zurück in Ihre linke Ferse sinken.
- Kehren Sie in Tadasana zurück, und wiederholen Sie die Übung zur anderen Seite.

27 Das Dreieck, Vorwärtsbeuge
Parsvottanasana

Für diese Übung brauchen Sie einen Stuhl (siehe Abbildung 5.49a), es sei denn, Sie machen schon sehr lange Yoga.

Beginnen Sie in Tadasana, dem Grundstand, die Füße etwa 30 Zentimeter auseinander und parallel, und konzentrieren Sie sich auf Ihre Atmung und Ihre Verbindung mit der Schwerkraft.

- Bringen Sie Ihre Hände hinter dem Rücken in Gebetshaltung zusammen (siehe Abbildung 5.49b). Die Handgelenke, Handflächen und Daumen sollten sich

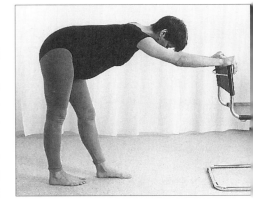

Abb. 5.49 (a).
Das Dreieck, Vorwärtsbeuge.
Mit Stütze

berühren, die Finger zeigen nach oben Richtung Nacken. Bringen Sie Ihre Hände zwischen Ihre Schulterblätter, wenn Ihnen das ohne Anstrengung möglich ist.

- Entspannen Sie jetzt Ihre Schultern, und erlauben Sie, daß sie sich nach außen und hinten öffnen und zugleich nach unten loslassen. Bringen Sie Ihre Ellenbogen nach hinten, und bewegen Sie sie aufeinander zu. Dadurch weitet sich der Brustkorb vorne, und es entsteht viel Raum für Ihre Atmung. (Wenn diese Handhaltung für Sie schwierig ist, können Sie die Hände statt dessen locker hinter Ihrem Rücken verschränken, indem Sie mit einer Hand das Handgelenk der anderen umfassen).
- Dehnen Sie Ihren unteren Rücken, indem Sie ihn nach unten loslassen, und dehnen Sie Ihren Nacken, indem Sie Ihr Kinn leicht nach vorn, Richtung Brustkorb neigen.
- Machen Sie mit Ihrem linken Bein einen kleinen Schritt nach vorne, als wollten Sie losgehen, aber halten Sie Ihr Gewicht in Ihrem rechten Bein zentriert.
- Ihr Gewicht bleibt während der ganzen Übung fest auf der rechten Ferse.
- Achten Sie darauf, daß beide Hüften und Füße nach vorne zeigen.
- Atmen Sie jetzt aus, und beugen sich aus den Hüften ganz langsam nach vorn, ohne Ihre Wirbelsäule anzuspannen. Zunächst sollten Sie sich nur wenige Zentimeter nach vorne bewegen.
- Ihr linker Fuß ruht dabei die ganze Zeit über weich auf dem Boden, bleibt aber sensibel für den Untergrund, um zu verhindern, daß Ihre linke Hüfte sich bewegt.
- Kommen Sie nur so weit nach vorne, wie es Ihnen möglich ist, ohne Ihre Wirbelsäule zu beugen oder Ihren Rücken zu verspannen. Wenn Sie Ihre angenehme Grenze erreicht haben, bleiben Sie 30 bis 60 Sekunden in dieser Haltung und konzentrieren sich auf Ihren natürlichen Atemrhythmus.
- Erden Sie mit jeder Ausatmung Ihre rechte Ferse, und spüren Sie, wie Ihre Wirbelsäule sich mit jeder Einatmung in die Länge dehnt. Entspannen Sie Ihren Nacken, indem Sie Ihr Kinn leicht nach unten neigen.
- Wenn Ihre Hände die Gebetshaltung einnehmen, können Sie spüren, wie Ihr oberer Rücken sich beim Atmen in die Länge dehnt.
- Fällt Ihnen die Vorwärtsbeuge leicht, können Sie Ihre Hände auf eine Stuhllehne vor sich legen, um Ihre Wirbelsäule wirklich in die Länge zu dehnen. Denken Sie daran, daß Ihr Gewicht in Ihrer linken Ferse zentriert bleibt.
- Wenn sich diese Bewegung leicht entfaltet, können Sie sich aus den Hüften noch weiter nach vorn beugen, die Wirbelsäule dabei frei lassend (siehe Abbildung 5.49d und e).

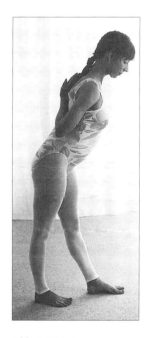

Abb. 5.49 (b).
Machen Sie einen kleinen Schritt nach vorne.

Abb. 5.49 (c).
Beugen Sie sich leicht aus den Hüften vor.

Abb. 5.49 (e).
Lassen Sie aus den Hüften ganz nach vorne los, und dehnen Sie Ihre Wirbelsäule mit dem Atmen in die Länge.

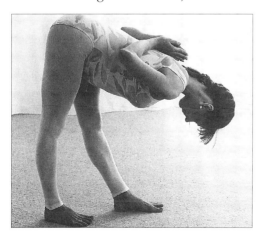
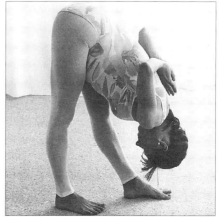

Abb. 5.49 (d).
Beugen Sie sich noch weiter vor.

GRUPPE 6: HALTUNGEN FÜR FORTGESCHRITTENE

Dieser Abschnitt ist nur für Frauen, die bereits vor Ihrer Schwangerschaft Yoga gemacht und diese Haltungen regelmäßig geübt haben. Wenn Sie keinerlei Erfahrung damit haben, ist die Schwangerschaft nicht der richtige Zeitpunkt, mit diesen Haltungen anzufangen. Lassen Sie sich in diesem Fall von ihnen anregen, auch nach der Geburt Ihres Babys weiter zu üben.

Umkehrhaltungen geben Ihnen Energie und helfen Ihnen, sich im Gleichgewicht zu fühlen. Wenn Sie regelmäßig Umkehrhaltungen praktizieren und die Vorstellung, sie aufzugeben, als ärgerliche Einschränkung empfinden, können Sie während Ihrer Schwangerschaft ruhig damit fortfahren, vorausgesetzt, Sie genießen diese Übungen und führen Sie richtig durch. Die beste Richtlinie für die Beantwortung der Frage, wie lange Sie mit diesen Übungen fortfahren sollen, ist, wie Sie sich damit fühlen. Meiner Erfahrung nach beginnen die meisten Frauen sich mit dem Schulterstand etwa ab dem siebten Monat unwohl zu fühlen. Ich kenne Frauen, die den Kopfstand mit Stütze und voller Ausbalancierung durch die Arme ohne negative Auswirkungen bis zum Ende Ihrer Schwangerschaft gemacht haben, aber die meisten Mütter spüren mit der Zeit, daß die Ausrichtung des Babys primär nach unten geht und lassen diese Haltungen in den Wochen unmittelbar vor der Geburt aus.

Wenn Sie gerne Brücken machen, möchten Sie in der Schwangerschaft vielleicht gerne damit fortfahren. Sie können sich dabei vollkommen sicher fühlen, vorausgesetzt, Sie machen die Übungen richtig und fühlen sich uneingeschränkt wohl damit. Die meisten Frauen hören in den letzten drei Monaten damit auf und warten mindestens drei Monate nach der Geburt, bis der untere Rücken seine Kraft zurückgewonnen hat, bevor sie damit wieder anfangen.

28 Schulterstand
Sarvangasana

Diese Position ist wunderbar, um Nacken, Wirbelsäule und Schultern loszulassen. Wenn Sie sich erst einmal wohl damit fühlen, ist der Schulterstand tief entspannend und beruhigend und läßt außerdem den Geist stiller werden. Es heißt, daß diese Position einen wohltuenden Einfluß auf die endokrinen Drüsen hat und den Hormonausstoß fördert.

Vorsicht: Als Anfängerin sollten Sie diese Position in der Schwangerschaft nicht ausprobieren, und das gilt auch, wenn Sie Nacken- oder Schulterprobleme haben. Sie ist nur für Frauen, die sie vor der Schwangerschaft regelmäßig geübt haben und damit fortfahren möchten. Wenn diese Haltung anfängt, Ihnen unangenehm zu sein oder sich kopflastig anzufühlen, ist es Zeit, damit bis nach der Geburt aufzuhören. Selbst für die ganz Erfahrenen ist es am besten, wenn sie diese Haltung ab Mitte der Schwangerschaft gegen eine Wand machen, da Ihr Körper und Ihre Brüste jetzt schwerer sind als gewohnt.

Beim Schulterstand ist es sehr wichtig, die Details zu beachten, so daß Ihr Körper gerade

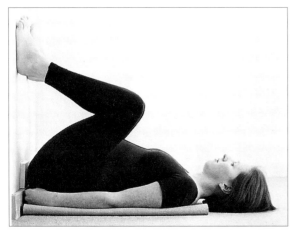

Abb. 5.50 (a).
Schulterstand.
Vorbereitung
auf den
Schulterstand

und richtig ausgerichtet liegt. Drehen Sie Ihren Kopf in dieser Haltung niemals zur Seite.

Man könnte zu dem falschen Schluß gelangen, daß Ihr Gewicht in dieser Haltung auf Ihren Schultern ruht. Tatsächlich aber fließt Ihr Gewicht von den Ellenbogen in den Boden, und die Schulterblätter bewegen sich aufeinander zu, so daß Ihre Schultern sich entspannen und den kleinen Halswirbel schützen können.

Beginnen Sie, indem Sie sich im rechten Winkel zur Wand auf den Boden legen, eine zusammengefaltete Decke unter dem Rücken, die bis zu Ihren Schultern reicht. Ihr Kopf sollte in der Mitte zentriert auf dem Boden liegen, und Ihr Gesäß befindet sich dicht an der Wand. Legen Sie Ihre Arme mit den Handflächen nach unten neben sich an die Seiten (siehe Abbildung 5.50a).

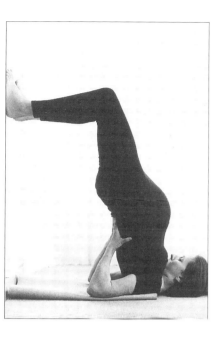

Abb. 5.50 (b). Der halbe Schulterstand

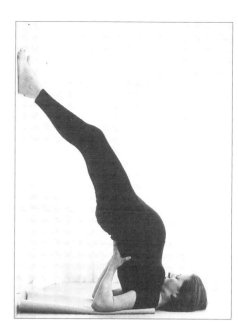

Abb. 5.50 (c). Schulterstand an der Wand

- Beugen Sie Ihre Knie, und stellen Sie Ihre Fußsohlen ein paar Zentimeter auseinander flach an die Wand.
- Entspannen Sie sich in dieser Position, und atmen Sie. Lassen Sie Ihr Kreuz mit der Ausatmung nach unten länger werden, und bringen Sie Ihren Taillenrücken in Kontakt mit dem Boden.
- Dehnen Sie Ihren Nacken in die Länge, indem Sie Ihr Kinn nach unten Richtung Brustkorb neigen.
- Entspannen Sie Ihre Schultern, und wandern Sie mit den Fingern Richtung Füße, so daß Ihre Schultern sich nach unten und weg von den Ohren bewegen.
- Halten Sie Ihre Arme eng am Körper.
- Atmen Sie, und erlauben Sie Ihrer Wirbelsäule, loszulassen, bevor Sie anfangen.
- Atmen Sie Ihre Schultern, Oberarme und Ellenbogen nach unten auf den Boden.
- Mit einer Ausatmung lassen Sie Ihren unteren Rücken länger werden, drücken die Fußsohlen gegen die Wand und heben langsam Ihr Becken, so daß sich Ihr Gewicht auf Schultern, Oberarme und Ellenbogen verlagert. Sorgen Sie dafür, daß Ihre Ellenbogen nicht nach außen zeigen, damit Sie ihnen eine gute Stütze sind.
- Hilfreich ist, sich darauf zu konzentrieren, daß die Ellenbogen geerdet bleiben. Wenn die Ellenbogen in der richtigen Haltung auf dem Boden ruhen, können die Schultern sich entspannen.
- Stützen Sie Ihren Rücken mit Ihren Händen, legen Sie sie auf die Rückseite Ihrer Rippen so dicht unterhalb des Kopfes, wie es Ihnen möglich ist.
- Strecken Sie Ihre Beine langsam an der Wand aus.
- Spüren Sie, wie Ihr Hinterkopf, Nacken, Schultern, Oberarme und Ellenbogen Kontakt mit dem Boden haben, und atmen Sie Ihre Ellenbogen mit dem Ausatmen weg und nach unten.
- Halten Sie diese Position für 30 bis 60 Sekunden, und kommen Sie dann ganz langsam, Wirbel für Wirbel, vom Nacken abwärts nach unten, bis Ihre ganze Wirbelsäule auf dem Boden ruht.
- Beugen Sie ein paar Sekunden Ihre Knie, um den unteren Rücken zu entlasten, und rollen Sie sich dann langsam auf eine Seite, bevor Sie nach oben kommen.

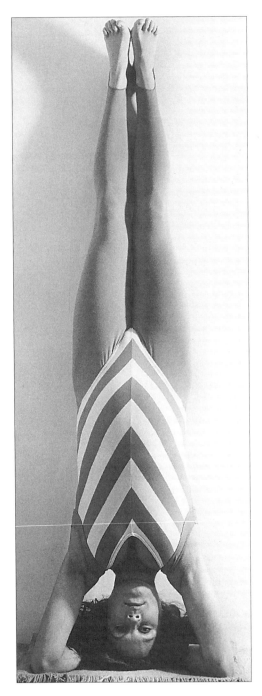

Abb. 5.51 (a).
Kopfstand. Voller Kopfstand gegen eine Wand

29 Kopfstand
Sirsasana

Dies ist eine sehr kraftvolle und vitalisierende Haltung. Sie können diese in der Schwangerschaft machen, wenn Sie sie schon vorher regelmäßig geübt haben und wissen, wie Sie sie richtig durchführen.

Es ist ganz wesentlich, daß diese Haltung richtig gemacht und auf die Details geachtet wird, um Belastungen aufgrund des zusätzlichen Gewichts der Schwangerschaft zu vermeiden. Wichtig ist auch zu erkennen, wann Sie mit dem Kopfstand aufhören müssen – nämlich dann, wenn Sie anfangen, sich in dieser Position in irgendeiner Weise unwohl zu fühlen. Die Haltung sollte in der Schwangerschaft an einer Wand oder mit Hilfe eines Partners gemacht werden, es sei denn, Sie fühlen sich damit sehr sicher.

Legen Sie eine zusammengefaltete Decke auf den Boden, bevor Sie anfangen. Hilfreich ist, bei der Haltung in einen Wandspiegel zu schauen, um zu überprüfen, ob Ihr Körper symmetrisch ausgerichtet ist.

Der Name dieser Haltung ist irreführend, denn in Wirklichkeit ist es nicht der Kopf, der Ihr Körpergewicht trägt. Vielmehr ruht es in dieser Position hauptsächlich auf Ihren Handgelenken, Unterarmen und Ellenbogen, während Ihr Kopf sich behutsam ausbalanciert und Nacken und Schultern loslassen.

Beginnen Sie, indem Sie sich vor Ihrem Partner oder einer Wand auf Händen und Knien auf den Boden niederlassen (siehe Abbildung 5.51b).

- Falten Sie Ihre Hände, so daß die Daumen sich kreuzen, die Handgelenke Kontakt mit dem Boden haben, die Handflächen nach unten zeigen und die kleinen Finger auf der Unterlage ruhen.
- Nehmen Sie sich reichlich Zeit, um sich auf den Kopfstand vorzubereiten. Ihre Unterarme ruhen auf dem Boden, die Ellenbogen schulterbreit auseinander. Bevor Sie daran denken, hochzukommen, atmen Sie Ihre Handgelenke, Unterarme und Ellenbogen nach unten zum Boden. Dies ist die Basis, die Ihr Gewicht stützen wird, wenn Sie nach oben gehen, konzentrieren Sie sich also während der ganzen Übung beim Ausatmen auf diese stabile Grundlage.

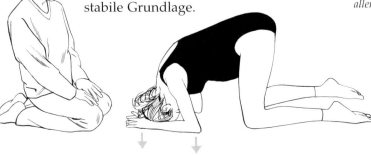

Abb. 5.51 (b).
Vorbereitung auf den Kopfstand auf allen Vieren

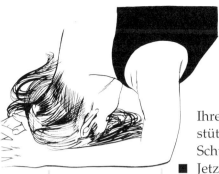

Abb. 5.51 (c).
Die Position von Kopf, Armen und Händen

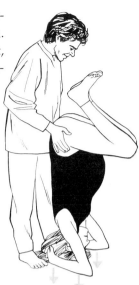

- Entspannen Sie Ihre Schultern, und legen Sie Ihren Oberkopf in die Spitze des Dreiecks, das Ihre Unterarme bilden.
- Strecken Sie jetzt Ihre Beine aus, die Zehen aufgestellt, und bringen Sie Ihr Gewicht nach unten in Ihre Ellenbogen. Wandern Sie mit Ihren Zehen Richtung Kopf, so daß sich Ihre Hüften über Ihrem Kopf befinden und Ihre Wirbelsäule gerade ist, während Ihr Partner Ihre Hüften stützt (siehe Abbildung 5.51d). Achten Sie darauf, daß Ihre Schultern entspannt bleiben und sich nicht verkrampfen.
- Jetzt nehmen Sie Ihre Füße langsam vom Boden, die Knie gebeugt, während Ihr Partner immer noch Ihre Hüften stützt. Dehnen Sie Ihre Wirbelsäule vom unteren Ende des Steißbeins in ihrer ganzen Länge, und lassen Sie Ihren Nacken lang, indem Sie Ihr Kinn leicht Richtung Brustkorb neigen (siehe Abbildung 5.51e). Atmen Sie nach unten in den Boden, erden Sie die Basis zwischen Ihren Handgelenken und Ellenbogen. Lassen Sie Ihre Schultern entspannt.
- Jetzt atmen Sie aus und strecken langsam Ihre Beine aus, so daß sich Ihr ganzer Körper in der Vertikalen befindet. Atmen Sie, und finden Sie Ihr Gleichgewicht, indem Sie sich auf die Ellenbogen konzentrieren. Ihr Partner kann in der Nähe bleiben und behutsam überwachen helfen, daß Ihr Körper vom Kopf bis zu den Fersen eine vertikale Linie bildet. Wenn Sie richtig im Gleichgewicht sind, fühlt diese Haltung sich mühelos an, und die Schultern sind entspannt (siehe Abbildung 5.51f).
- Beim Herunterkommen sollte Ihr Partner hinter Ihnen stehen und Sie wie zuvor in den Hüften stützen. Beugen Sie dann Ihre Knie, und strecken Sie langsam wieder die Beine aus, um dann Ihre Füße auf den Boden zu stellen.
- Entspannen Sie sich auf allen Vieren, und kommen Sie nach oben.

Abb. 5.51 (e).
Beugen Sie Ihre Knie, und strecken Sie Ihre Wirbelsäule.

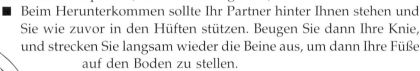

Abb. 5.51 (d).
Beim Hochkommen stützt Ihr Partner Sie in den Hüften.

PARTNER

- Stellen Sie sich hinter sie, die Füße fest am Boden, atmen Sie, und zentrieren Sie sich.
- Wenn sie ihre Beine ausstreckt, stützen Sie ihre Hüften fest und leicht zugleich, so daß sie mit Ihrer Hilfe selbst ihr Gleichgewicht finden kann.
- Überprüfen Sie, ob ihr Kopf zentriert ist, ihre Schultern entspannt sind und ihr Nacken und unterer Rücken länger werden, so daß sich ihre Wirbelsäule vertikal streckt.
- Unterstützen Sie leicht ihre Füße, wenn sie oben ist, sie wissen lassend, daß Sie noch für sie da sind, und stützen Sie sie leicht in den Hüften, wenn sie nach unten kommt.

30 Der volle Handstand

Diese Haltung sollte in der Schwangerschaft an einer Wand oder mit Unterstützung eines Partners gemacht werden. Sie ist sehr vitalisierend und schenkt Ihnen ein Gefühl von Leichtigkeit, das in der Schwangerschaft sehr willkommen ist.

Vorsicht: Anfängerinnen sollten diese Haltung in der Schwangerschaft nicht versuchen. Wer jedoch regelmäßig praktiziert, kann den vollen Handstand während der ganzen Schwangerschaft machen. Ich fand ihn sehr erleichternd,

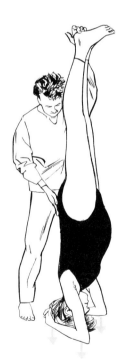

Abb. 5.51 (f).
Der volle Kopfstand mit Unterstützung eines Partners

165

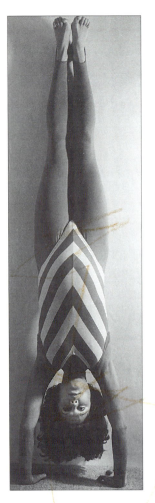

Abb. 5.52 (a). Der volle Handstand. An der Wand

als ich meinen Sohn Theo austrug, der bei der Geburt fast zehn Pfund wog! Sie können diese Haltung bis kurz vor der Geburt machen, vorausgesetzt, Sie fühlen sich wohl damit.

Beginnen Sie im Stand, das Gesicht Ihrem Partner zugewandt. Jetzt beugen Sie sich aus Ihren Hüften nach vorne und legen Ihre Hände mit den Handflächen nach unten etwa 30 Zentimeter auseinander und parallel zu beiden Seiten des vorderen Fußes Ihres Partners auf den Boden. Erden Sie Ihre Handgelenke und Hände, und verwurzeln Sie sie mit Ihrer Ausatmung fest im Boden. Ihr Partner sollte Ihre Hüften fest und leicht zugleich halten.

- Wenn Sie sich bereit fühlen, kommen Sie, ein Bein nach dem anderen, behutsam nach oben in den Handstand, bringen Ihre Beine zusammen und lassen sich von Ihrem Partner sanft dabei unterstützen, Ihr Gleichgewicht zu finden (siehe Abbildung 5.52b).
- Lassen Sie Ihren unteren Rücken länger werden, und entspannen Sie Ihren Nacken, atmen Sie nach unten, und drücken Sie Ihre Handgelenke in Richtung Boden. Entspannen Sie Ihren Hals, und lassen Sie Ihren Kopf frei nach unten hängen, das Kinn zeigt Richtung Brustkorb.
- Finden Sie Ihr Gleichgewicht, und bleiben Sie etwa eine halbe Minute so, entspannt atmend.
- Um mit Hilfe Ihres Partners nach unten zu kommen, lassen Sie langsam Ihre Beine eines nach dem anderen aus den Hüften nach unten und kommen wieder auf Ihre Füße und in den Stand.

PARTNER

- Stellen Sie einen Fuß vor den anderen, so daß Sie bequem und sicher stehen.
- Atmen Sie, um sich zu zentrieren und zu erden.
- Legen Sie Ihre Hände seitwärts auf ihre Hüften, und stützen Sie sie beim Hochkommen, indem Sie ihre Hüften sanft nach oben heben, während Sie ihr erlauben, selbst ihr Gleichgewicht zu finden.
- Erinnern Sie sie daran, ihren Nacken zu entspannen und ihren unteren Rücken länger werden zu lassen.
- Leiten Sie sie an, ihren Körper und ihre Beine zentriert zu lassen, und seien Sie ihr beim Herunterkommen eine sichere Stütze.

31a Die Brücke

Urdhva Dhanurasana – Bogen nach oben

Diese Haltung können Sie während der Schwangerschaft etwa bis zum Ende des siebten Monates machen, aber nur, wenn Sie sie bereits vorher regelmäßig geübt haben, so daß sie Ihnen leicht fällt und angenehm ist.

Als Anfängerin sollten Sie sie auf keinen Fall früher als ein halbes Jahr nach der Geburt machen und auch dann nur mit Hilfe einer Lehrerin.

Wenn diese Haltung korrekt durchgeführt wird, öffnet sich der ganze Körper, wird frei und läßt los wie eine Kräuselwelle, die vom Boden durch die fest verwurzelten Füße und Hände nach oben steigt. Die Wirbelsäule streckt sich vom unteren Ende in ihrer ganzen Länge, und dann lassen auch Nacken, Schultern und Brustkorb los.

Beim Bogen nach oben ist Ihr Körper wie eine Brücke. Die Hände und Füße

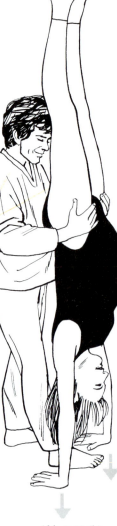

Abb. 5.52 (b). Der volle Handstand. Mit einem Partner

sind die Pfeiler, deswegen ist es wichtig, daß sie fest auf dem Boden ruhen und sich nicht bewegen, denn sonst würde die Brücke zusammenfallen.
Vorsicht: Versuchen Sie diese Haltung nicht allein, es sei denn, Sie haben viel Erfahrung damit. Nehmen Sie sich viel Zeit, um sich in der Ausgangsposition zu entspannen, und gehen Sie nur nach oben, wenn der Drang nach dieser Bewegung vom Boden ausgeht und Sie ihm nicht widerstehen können. Zwingen Sie sich nicht mit Gewalt nach oben, und konzentrieren Sie sich statt dessen auf die nachfolgenden Anweisungen. Nehmen Sie sich Zeit, sie genau zu befolgen.

Es ist hilfreich, sich beim Hochkommen von einem Partner die Füße festhalten zu lassen, damit diese an ihrem Platz bleiben. Hören Sie mit diesen Haltungen auf, sobald Sie sich unwohl dabei fühlen.

31b Die halbe Brücke

Beginnen Sie, indem Sie mit aufgestellten Beinen auf dem Boden liegen, die Füße parallel und die Fersen dicht an den Hüften. Legen Sie Ihre Arme dicht an die Seiten, die Handflächen zeigen nach unten (siehe Abbildung 5.53a). Neigen Sie Ihr Kinn Richtung Brustkorb, um Ihren Nacken zu dehnen.

- Entspannen Sie sich, und atmen Sie eine Weile. Spüren Sie, wie Ihr unterer Rücken länger wird und der Taillenrücken auf dem Boden losläßt. Spüren Sie, wie Ihre Fersen sich fest mit dem Boden verwurzeln.

- Mit einer Ausatmung lassen Sie Ihren unteren Rücken länger werden und drücken gleichzeitig Ihre Fersen nach unten, so daß Ihr Becken sich sanft hebt und Ihre Wirbelsäule sich bis nach oben in Schulterhöhe langsam vom Boden löst (siehe Abbildung 5.53b).

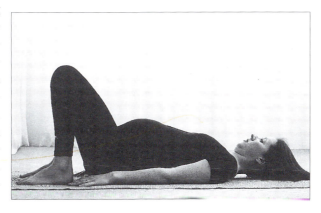

Abb. 5.33 (a).
Die halbe Brücke.
Vorbereitung

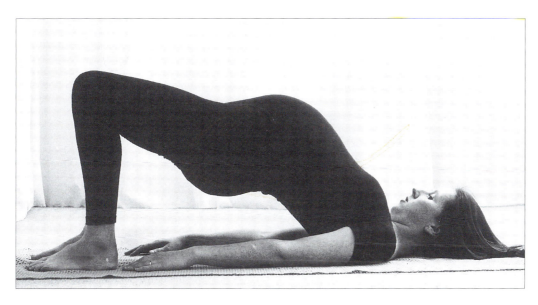

Abb. 5.33 (b).
Die halbe Brücke

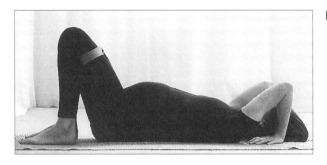

- Halten Sie die Position ein paar Sekunden, atmen Sie normal, und kommen Sie dann mit einer Ausatmung langsam nach unten, Ihre Wirbelsäule von den Schultern bis zum Steißbein Wirbel für Wirbel auf den Boden loslassend. Entspannen Sie sich, und wiederholen Sie die Übung noch zwei- oder dreimal.

Abb. 5.54 (a). Die Brücke. Vorbereitung auf die Brücke

31c Die volle Brücke

Beginnen Sie, indem Sie einen weichen Gurt hüftweit zusammenbinden und direkt über den Knien um Ihre Oberschenkel schlingen, damit Ihre Beine in ihrer Position bleiben (siehe Abbildung 5.54a). Legen Sie sich auf den Rücken, stellen Sie Ihre Beine auf, die Füße sind parallel, die Fersen dicht an den Hüften. Achten Sie darauf, daß Ihre Füße wie beim Grundstand stehen. Lassen Sie sich mit den Vorbereitungen viel Zeit.

- Lassen Sie Ihren unteren Rücken länger werden, und kippen Sie Ihr Becken leicht nach vorne, so daß Ihr Taillenrücken Richtung Boden losläßt.
- Beugen Sie Ihre Ellenbogen, und legen Sie Ihre Hände mit den Handflächen nach unten direkt unterhalb Ihrer Schultern auf den Boden (siehe Abbildung 5.54a).
- Bleiben Sie mehrere Minuten so, und atmen Sie in Ihren Unterleib. Spüren Sie, wie Ihr Taillenrücken und Ihr Kreuz nach unten länger werden und Ihre Fersen und Handgelenke in den Boden sinken. Nehmen Sie sich Zeit, bis Sie das Gefühl haben, daß Ihre Füße wirklich gut geerdet sind und der Sog der Schwerkraft Ihre Hüften erreicht.
- Dann atmen Sie aus, drücken Ihre Fersen nach unten und kommen so in einer einzigen weichen Bewegung, die vom Boden hochwellt, nach oben. Ihre Fersen und Handgelenke reichen nach unten in den Boden und Ihre Wirbelsäule biegt sich der ganzen Länge nach frei durch, ohne sich im Kreuz zu verspannen. Es ist wichtig, daß Ihre Hände und Füße sich nicht bewegen (siehe Abbildung 5.54b).
- Neigen Sie Ihr Kinn Richtung Brustkorb, um Ihren Nacken zu dehnen.
- Halten Sie diese Position ein paar Sekunden, und kommen Sie dann langsam nach unten, um Ihre Wirbelsäule auf dem Boden auszuruhen.
- Ziehen Sie die Knie hoch, um Ihr Kreuz zu lockern, bevor Sie sich auf Ihre Seite rollen, um langsam nach oben zu kommen.

Abb. 5.54 (b). Die Brücke

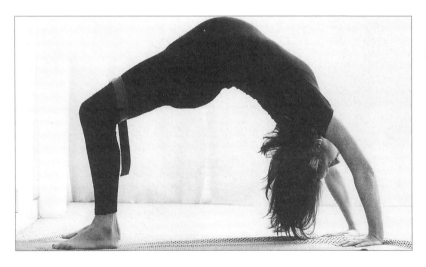

168

GRUPPE 7: ENTSPANNUNG

Am Ende Ihrer Yoga-Praxis müssen Sie sich hinlegen und mindestens zehn Minuten entspannen. Normalerweise liegen wir dabei flach auf dem Rücken. In der Schwangerschaft jedoch ist es am besten, wenn Sie auf der Seite liegen. Benutzen Sie viele Kissen, so daß Ihr Körper gut unterstützt wird und Ihre ganze Wirbelsäule einschließlich Nacken eine gerade Linie bildet. Legen Sie ein Kissen unter Ihren Kopf, strecken Sie das untere Bein aus, und beugen Sie das obere. Schieben Sie ein weiteres Kissen unter das obere Knie. Es kann hilfreich sein, diese Vorschläge auf Kassette zu sprechen, so daß Sie ihnen lauschen und sich dabei entspannen können.

Entspannung heißt, daß Sie Körper und Geist erlauben, völlig still und friedlich zu werden. Der Weg dorthin ist, daß Sie sich auf Ihren Atemrhythmus konzentrieren und wahrnehmen, daß die Schwerkraft Ihren Körper vollkommen trägt, so daß Sie sämtliche Muskeln loslassen können.

Wenn Gedanken aufkommen oder Geräusche aus der Umgebung Sie stören, nehmen Sie sie wahr und versuchen, Ihre Aufmerksamkeit davon zu lösen, indem Sie sich wieder auf Ihren Atem konzentrieren. Das wird mit zunehmender Übung immer leichter. Entspannen ist nicht das gleiche wie schlafen; Ihr Körper ist dabei zwar total gelöst, Ihr Geist aber ist still und wach zugleich und ausschließlich auf Ihren Atem konzentriert.

Wenn Sie völlig bequem liegen, bringen Sie Ihre Aufmerksamkeit zum Rhythmus Ihres Atems. Entspannen und lösen Sie beim Ausatmen nacheinander jeden Körperteil und spüren Sie, wie ein warmes Glühen durch Ihren Körper wandert, während Ihre Muskeln loslassen. Beginnen Sie mit den Zehen und Füßen und gehen Sie dann über zu Beinen, Becken, Wirbelsäule, Schultern, Armen, Händen, Fingern, Nacken, Hals, Kiefer, Gesicht und Augen. Warten Sie immer darauf, daß der Einatem ruhig von selber kommt und konzentrieren Sie sich beim Einatmen auf das Loslassen. Achten Sie zum Abschluß auf die Bewegungen Ihres Atems in Ihrem Brustkorb und in Ihrem Bauch.

Vielleicht möchten Sie die Entspannung abschließen, indem Sie sich mit Ihrer Aufmerksamkeit Ihrem Babys zuwenden, bevor Sie Ihre Augen öffnen. Dehnen und strecken Sie sich, und kommen Sie langsam hoch. Nehmen Sie nach der Entspannung ein erfrischendes Getränk zu sich, bevor Sie Ihren Tag fortsetzen.

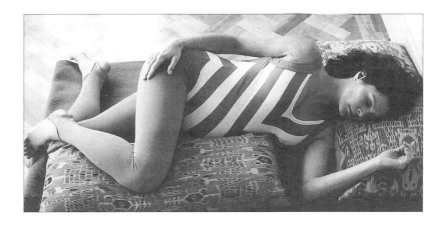

Abb. 5.55. Entspannung

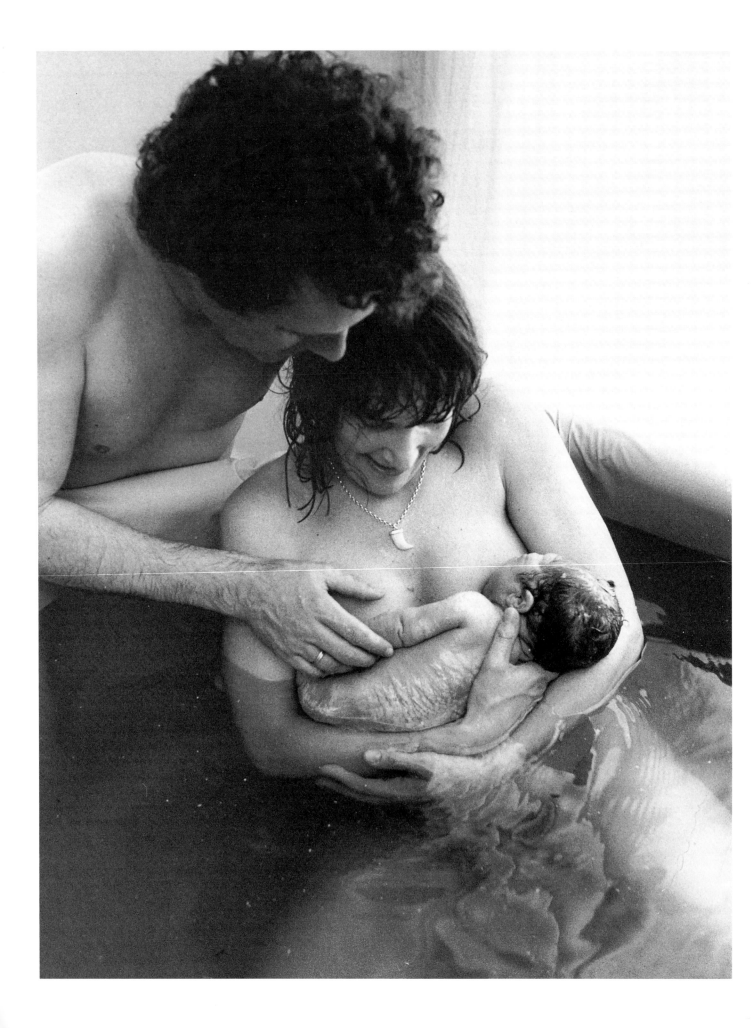

6

DIE GEBURT
RÜCKT NÄHER

egen Ende der Schwangerschaft fangen Sie an, sich auf die Geburt einzustellen und auf die Wehen vorzubereiten. Wichtig ist, daß Sie bei dieser Vorbereitung sämtliche Informationen bekommen, die Sie brauchen, um zu verstehen, was auf Sie zukommt. Es ist jedoch auch entscheidend, daß Sie sich körperlich auf dieses Ereignis vorbereiten.

Dieses Kapitel sollten Sie in den letzten zwei, drei Monaten Ihrer Schwangerschaft für sich nutzen. Es enthält Vorschläge, wie Sie Ihren Körper und Ihren Atem als äußerst praktische Hilfen bei dieser intensiven Erfahrung einsetzen können. Holen Sie sich diese Unterstützung, indem Sie die hier vorgestellten Haltungen in der Spätphase der Schwangerschaft regelmäßig üben, so daß sie zur angenehmen Gewohnheit werden. Dann werden Sie sich, wenn die Wehen einsetzen, instinktiv so bewegen, ohne sich spezielle Anweisungen oder Informationen ins Gedächtnis rufen zu müssen. Wenn die Geburtsarbeit unkompliziert verläuft, wächst die Möglichkeit einer natürlichen Geburt ohne Eingriffe. Sollten Sie jedoch Unterstützung brauchen, steht Ihnen das, was Sie beim Yoga gelernt haben, als wertvolle Hilfe zur Verfügung. Was immer an diesem entscheidenden Tag geschehen mag, durch Yoga fühlen Sie sich der Erfahrung gewachsen und können ihr mit einer Haltung der inneren Kraft begegnen.

Weitere Informationen und Anleitungen über aktive Geburt, Wassergeburt und geburtshilfliche Eingriffe können Sie meinen anderen Büchern entnehmen, die auf S. 219 angeführt werden. Auf den folgenden Seiten werden Sie ganz praktisch erfahren, wie das Yoga, das Sie in der Schwangerschaft gelernt haben, in den Wehen und bei der Geburt Anwendung finden kann.

Was immer an diesem entscheidenden Tag geschehen mag, mit Yoga fühlen Sie sich der Erfahrung gewachsen und können sich ihr mit einer Haltung der inneren Kraft nähern.

DAS GEBURTSZIMMER EINRICHTEN

Ganz gleich, ob Sie in Ihrer eigenen Wohnung, in einem Geburtszentrum oder einem Krankenhaus gebären wollen, wenn die Wehen einsetzen, werden Sie wahrscheinlich noch einige Stunden bei sich zu Hause verbringen. Eine vertraute, intime Umgebung fördert den Hormonausstoß Ihres Körpers, der die Kontraktionen anregt und den Rhythmus und das Fortschreiten Ihrer Wehen bestimmt.

Dann müssen Sie Ihr Denken loslassen, um sich den Empfindungen hinzugeben, die Sie in Ihrem Körper spüren. Ihre Yoga-Praxis während der Schwangerschaft ist eine wunderbare Vorbereitung darauf.

Die Fähigkeit, sich Ihrem Körper zu überlassen, während Ihr Verstand ruht, zeigt sich auch beim Liebesspiel, wo innere Gefühle und körperliche Empfindungen vorherrschen und geistige Prozesse in den Hintergrund treten. Die richtige Umgebung für Ihre Geburt ähnelt der intimen Atmosphäre, in der wir uns beim Liebesspiel wohlfühlen.

Es empfiehlt sich, die Übungen zur Vorbereitung auf die Geburt in einer ähnlichen Umgebung und Atmosphäre zu machen wie der, in der die Geburt stattfinden wird. Das Hormon Oxytozin, das Ihren Uterus stimuliert zu kontrahieren, und die Endorphine, die natürliche Schmerzlinderer sind, werden von Ihrem Körper bereitwilliger produziert, wenn Sie entspannt sind und sich in einer vertrauten Umgebung befinden. Eine Atmosphäre, die die Geburtsarbeit und die Hormonproduktion unterstützt, muß ruhig sein und Ihnen ein Gefühl von Privatheit vermitteln.

Gedämpftes Licht oder Halbdunkel, vielleicht sogar Kerzenlicht, wirken entspannend. Sie sollten auch ein wohlduftendes Massageöl für Schwangere zur Hand haben. Vielleicht mögen Sie auch etwas ruhige, meditative Musik oder Naturgeräusche wie das Wellenspiel des Ozeans. Sorgen Sie dafür, daß es warm im Zimmer ist und Sie ein paar Stützen wie einen niedrigen Hocker oder einen Stapel Bücher für das Hocken, einen einfachen, geraden Stuhl, einen Sitzsack und mehrere große Kissen zur Verfügung haben.

Tragen Sie weiche, bequeme Kleidung, die Sie leicht ausziehen können, wenn Sie gern nackt sein oder ein Bad oder eine Dusche nehmen möchten. Wenn Sie in einer Gebärwanne gebären möchten, sollten Sie vor der Geburt mindestens eine praktische Sitzung machen, damit Sie experimentieren und verschiedene Haltungen und Möglichkeiten ausprobieren können, sich in der Wanne zu bewegen. Am besten reservieren Sie die Gebärwanne für starke Wehen, wenn Ihr Muttermund bereits mehr als vier oder fünf Zentimeter geöffnet ist oder Sie das Gefühl haben, bei den Schmerzen zusätzliche Hilfe zu brauchen. Wenn die Wehen in der Wanne gute Fortschritte machen, möchten Sie vielleicht dort bleiben. Sollten sie jedoch im Wasser schwächer werden, ist es klug, wieder auszusteigen und die Hilfe der Schwerkraft zu nutzen, um die Wehen wieder in Gang zu bringen. Kommen Sie hingegen »an Land« nicht gut voran, kann der Aufenthalt im warmen Wasser die Kontraktionen nachhaltig verstärken und auch bei den Schmerzen Erleichterung bringen.

Der Aufenthalt im Wasser ist eine angenehme Möglichkeit, sich tief zu entspannen, und hilft vielen Frauen, während der Kontraktionen loszulassen. Da Gebärwannen inzwischen bekannter und leichter zu bekommen sind, erkläre ich bei den vorgeschlagenen Geburtshaltungen auch, wie sie im Wasser angewendet werden können (siehe Adressen).

Beginnen Sie Ihre Übungssitzung immer mit 10 bis 15 Minuten Atmung und Meditation. Stimmen Sie sich auf Ihr Baby ein, darauf, daß es die ganze Zeit mit Ihnen zusammen anwesend ist.

Wenn Sie anfangen, die Haltungen auszuprobieren, sollten Sie sich Zeit nehmen und Hemmungen ablegen. Erlauben Sie sich sämtliche Bewegungen, die spontan entstehen – lassen Sie Ihre Hüften kreisen, schaukeln Sie vor und zurück oder wiegen Sie sich. Stellen Sie sich vor, Ihre Wehen seien Ihr persönlicher Geburtstanz, bei dem Sie sich völlig frei bewegen und Ihren inneren Gefühlen folgen. Erlauben Sie sich, mit Ihrem Körper, Ihrer Atmung und den Tönen, die Sie von sich geben, auszudrücken, wie Sie sich fühlen. Sie können ruhig und langsam atmen und sich auf den Ausatem konzentrieren oder tiefe, melodische Töne von sich geben. Vielleicht möchten Sie singen oder stöhnen und ächzen. Gegen Ende, wenn die Wehen an Intensität zunehmen, müssen Sie zwangsläufig lauter werden, und wenn Sie schließlich Ihr Kind gebären, möchten Sie vielleicht brüllen wie eine Löwin oder hemmungslos schreien und kreischen, vielleicht aber auch Ihr Baby ruhig ausatmen. Der freie Ausdruck von Tönen ist eine große Hilfe, um Schmerz aufzulösen. Es ist wichtig, daß Sie hemmungslos herauslassen, was Sie bewegt.

Gebären ist eine leidenschaftliche und zutiefst sexuelle Erfahrung, die viele intensive Empfindungen birgt, sowohl schmerzliche als auch lustvolle. Dies ist eine Zeit, sich Ihren Instinkten hinzugeben, Ihrem Körper die Führung zu überlassen und sich völlig frei zu verhalten.

SICH MIT DER ERDE VERBINDEN

Gebären birgt viele intensive Empfindungen, sowohl schmerzliche als auch lustvolle. Dies ist eine Zeit, sich Ihren Instinkten hinzugeben, Ihrem Körper die Führung zu überlassen und sich völlig frei zu verhalten.

Wenn Sie in den Wehen sind, werden Sie begreifen, wie wichtig es war, daß Sie sich während Ihrer Yoga-Praxis so tief auf Ihre Wurzeln, Ihre Verbindung zur Erde besonnen haben. Ganz gleich, ob Sie zu Hause oder im Krankenhaus gebären, sobald Sie Ihre Augen schließen und Ihre Aufmerksamkeit nach innen wenden, wird Mutter Erde da sein, um Sie zu unterstützen, zu nähren und zu tragen. So wie beim Üben der Haltungen ist die Schwerkraft auch in den Wehen und bei der Geburt einen unschätzbar wichtigen Helfer. Zwischen Ihrem Körper und dem Boden findet ein ständiger Austausch statt, bei dem die Erde den Schmerz in sich aufnimmt und neue, unverbrauchte Energien zurückgibt.

Wenn Sie instinktiv wissen, wie Sie Ihren Körper in Harmonie mit der Schwerkraft bewegen und halten können, werden Kraft und Wirksamkeit Ihrer Kontraktionen gefördert und die Abwärtsreise Ihres Babys im Geburtskanal erleichtert. Sie fühlen sich wohler mit den intensiven Empfindungen, die mit den Kontraktionen des Uterus einhergehen, und können besser damit umgehen. Der Schmerz auf dem Höhepunkt der Kontraktionen, wo die Welle, die Ihren Körper öffnet, am stärksten ist, ist leichter zu ertragen und weniger überwältigend, wenn Sie sich in einer aufrechten Haltung befinden sowie beweglich und mit Ihren Wurzeln in Berührung sind. Auf den folgenden Seiten gehe ich die einzelnen Phasen der Geburt nacheinander durch und gebe dabei praktische Ratschläge für Ihre Übungssitzung.

DAS ERLEBNIS TEILEN – DIE ROLLE DES PARTNERS

Wenn Sie das Erlebnis von Wehen und Geburt mit einem Partner oder einer Freundin teilen möchten, sollte er oder sie an einigen Ihrer Übungssitzungen teilnehmen, um mit Möglichkeiten experimentieren zu können, Ihnen zur Zeit der Geburt behilflich zu sein. Beginnen Sie jede Sitzung damit, daß Sie etwa zehn Minuten ruhig zusammen atmen, um sich auf einen tieferen, meditativen Zustand einzustimmen, und machen Sie sich auch die Anwesenheit Ihres Babys bewußt (siehe einfache Atembewußtheit, S. 66f.).

Wenn Sie mit einem Partner zusammenarbeiten, sind praktische Schritte ebenso wichtig, wie das Respektieren Ihrer Ruhe. Manchmal möchten Sie vielleicht allein sein oder Ihren Partner im selben Raum haben, ohne daß er etwas tut oder Sie beobachtet. Es ist sehr wichtig, daß die Anwesenheit Ihres Partners Ihnen hilft, statt Sie abzulenken oder Ihrem Prozeß im Weg zu stehen.

Es ist schwer vorauszusagen, welche Form von Hilfe zum Zeitpunkt der Geburt wünschenswert sein wird. Vielleicht möchten Sie einfach wissen, daß Ihr Partner in der Nähe ist, bereit, gerufen zu werden, wenn Sie ihn brauchen. Es kann aber auch sein, daß Sie von Ihrem Partner tatkräftig unterstützt und bei jeder Wehe gehalten oder massiert werden möchten. Vielleicht wünschen Sie sich aber auch, daß Ihre Hebamme all das oder einen Teil dieser Hilfe in den Wehen übernimmt.

Einigen Frauen ist es lieber, wenn ihr Partner bei der Geburt nicht dabei ist. Auch die Partner haben ihre Vorlieben und Vorstellungen, wie sie an dem

174

Erlebnis teilhaben möchten. Im Augenblick sind die Partner häufig bei der Geburt anwesend, und vielleicht fühlen sie sich gedrängt, ein bestimmtes Verhalten an den Tag zu legen oder bei dem Ereignis dabei zu sein, obwohl sie sich in Wirklichkeit lieber nicht so tief da hineinziehen lassen möchten. Wenn diese unterschwelligen Gefühle im Verborgenen bleiben, kann die Anwesenheit des Partners das Gegenteil von dem bewirken, was die Gebärende sich wünscht und zu einer ängstlichen oder konfliktreichen Atmosphäre im Geburtszimmer beitragen.

Es ist ganz entscheidend, daß Sie mit diesen Themen ehrlich und aufrichtig umgehen. Sie können unmöglich ahnen, was Sie brauchen werden. Am besten finden Sie also heraus, wie Sie die Erfahrung gemeinsam gestalten möchten und lernen zusammen Haltungen und Massagen, lassen aber gleichzeitig offen, ob diese Dinge an dem entscheidenden Tag dann auch zur Anwendung kommen. Vielen Paaren bereitet es große Freude, das intime Erlebnis der Wehen und der Geburt ihres Kindes miteinander zu teilen. Für einige ist diese Erfahrung ein Höhepunkt ihres gemeinsamen Elterndaseins und ein wichtiger Anfang für das zukünftige Familienleben. Viele Väter haben mir erzählt, daß dies eines der tiefgreifendsten Erlebnisse ihres Lebens gewesen sei, und daß sie aufgrund ihrer Anwesenheit bei der Geburt ihres Kindes in späteren Jahren zu diesem eine ganz besondere Nähe entwickelt hätten. Auch für viele Frauen ist die Hilfe und Unterstützung durch Ihren Partner von unschätzbarem Wert.

Eine gute Kommunikation in der Schwangerschaft weist Ihnen den Weg, wie Sie die Geburtserfahrung miteinander teilen können.

Eine gute Kommunikation in der Schwangerschaft weist Ihnen den Weg, wie Sie die Geburtserfahrung miteinander teilen können. Ratsam ist, sich von Zeit zu Zeit zu zweit zusammenzusetzen, sich anzuschauen oder noch besser zu berühren. Erlauben Sie jedem von Ihnen, fünf bis zehn Minuten lang zu äußern, welche Gefühle sie oder er zum Thema Geburt hat, oder auch andere Themen anzusprechen, die zu diesem Zeitpunkt wichtig sind. Sorgen Sie dafür, daß jeder von Ihnen sprechen kann, ohne unterbrochen zu werden, während der andere zuhört. Es ist immer hilfreich, zu Beginn zu erwähnen, was Sie aneinander schätzen – woran Sie sich gemeinsam erfreuen oder was Sie an Ihrem Zusammensein generell oder speziell im Augenblick genießen oder was Ihnen in Ihrer letzten gemeinsamen Übungssitzung Spaß gemacht hat. Wenn Sie sich über etwas beklagen möchten, sollten Sie anschließend immer praktische Vorschläge machen. Zum Beispiel: »Als du gestern meinen Rücken massiert hast, fand ich deine Berührungen zu fest. Könntest du versuchen, mich heute etwas sanfter anzufassen?« Das hilft Ihnen, auch während der Wehen entspannt miteinander zu kommunizieren.

Beenden Sie die Sitzung, indem Sie Ihren Hoffnungen, Träumen und Visionen Ausdruck verleihen, um Ihren Partner wissen zu lassen, was Sie sich für die Zukunft vorstellen. Diese Offenheit wird auch nach der Geburt von Nutzen für Sie sein.

In den Wehen kommt es sehr auf eine einfühlsame Kommunikation und angemessene praktische Hilfe an. Es ist also ganz entscheidend, daß Sie bereits in der Schwangerschaft anfangen, eine gute Kommunikation zu entwickeln.

VORWEHEN

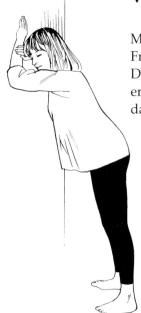

*Abb. 6.1.
Stehen Sie mit den Füßen bequem auseinander und die Fersen gut geerdet nach vorne gegen eine Wand gelehnt. Beugen Sie leicht Ihre Knie, und bewegen Sie Ihre Hüften, um den Schmerz während der Kontraktionen aufzulösen. Konzentrieren Sie sich darauf, Spannungen und Schmerz mit der Ausatmung in den Boden zu entladen.*

Manchmal beginnen die Wehen ohne jede Vorwarnung, aber bei den meisten Frauen bauen sie sich allmählich auf, bevor sie dann richtig losgehen.
Die frühen Wehen fangen im allgemeinen sehr langsam an, und einige Frauen erleben Durchgänge von Kontraktionen, die jeweils bis zu mehreren Stunden dauern, einige Tage vor den eigentlichen Wehen. Es kann sein, daß Sie diese Kontraktionen sehr bewußt wahrnehmen oder überhaupt nicht bemerken.

In der Zeit wird Ihr Gebärmutterhals dünner und weicher, während sich Ihr Uterus auf die Wehen vorbereitet, ohne daß es zu einer wirklichen Dehnung kommt. Dies ist eine wichtige Arbeit, die geschehen muß, bevor Ihr Uterus sich öffnen kann, aber wahrscheinlich haben Sie bis zur Geburt Ihres Babys noch Zeit. Sie müssen die Gebärpositionen nicht einnehmen, bevor es nicht absolut notwendig ist. Ruhen oder schlafen Sie soviel wie möglich, wenn die Kontraktionen abebben, und stimmen Sie sich auf den Rhythmus der Ereignisse in Ihrem Körper ein. Wenn die Vorwehen Sie nachts wachhalten, können Sie versuchen, sich auf Ihr Bett zu knien, über einen Sitzsack oder einen Stapel großer Kissen gelehnt, so daß Sie in den Pausen dösen können und Ihr Körper dabei gut unterstützt ist.

VORBEREITEN AUF DIE GEBURT – DIE ERSTE PHASE

Wenn die Wehen tatsächlich beginnen, werden die Kontraktionen zunehmend stärker. Am besten unternehmen Sie so lange wie möglich nichts besonderes, bis Sie schließlich feststellen, daß Sie sich auf Ihre Atmung konzentrieren und angenehme aufrechte Haltungen finden müssen, in denen Sie sich während der Kontraktionen frei bewegen und in den Pausen gut gestützt ausruhen können.
Stellen Sie sich beim Experimentieren mit den nachfolgenden Haltungen vor, daß Sie in einige Kontraktionen hineinatmen. Stimmen Sie sich darauf ein, wie die Kontraktion beginnt, entspannen Sie dann Ihren ganzen Körper, und kommen Sie mit Ihrer Aufmerksamkeit ganz zum Atem. Die meisten Frauen atmen bei der Geburtsarbeit während starker Wehen am liebsten durch den Mund aus und durch die Nase ein. Konzentrieren Sie sich auf lange, langsame Ausatemzüge und machen Sie eine Pause, um den Einatem ruhig und langsam kommen zu lassen, bevor Sie wieder ausatmen. Eine Kontraktion dauert etwa vier bis fünf Atemkreise. Die frühen Kontraktionen sind etwa 30 Sekunden lang mit Ruhepausen zwischen fünf Minuten und einer halben Stunde. Gegen Ende der ersten Phase dauern die Kontraktionen eine bis anderthalb Minuten mit Pausen von etwa gleicher Länge dazwischen.

Erinnern Sie sich an Ihre Wurzeln und daran, den Ausatem nach unten in den Boden zu schicken, während Sie beim langsamen Einatmen jedesmal mühelos Energie aus der Erde aufnehmen (siehe S. 66ff.). Das hilft Ihnen, sich geerdet zu fühlen und nicht erschöpft zu werden. Sie können beim Üben der

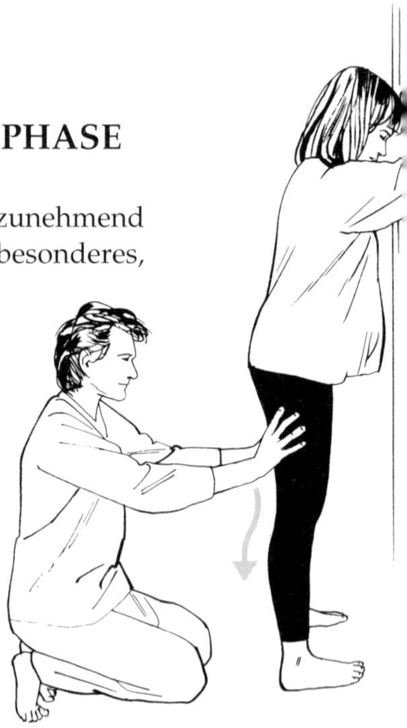

*Abb. 6.2.
Ihr Partner kann während der Kontraktionen mit sanften Abwärtsbewegungen zum Boden hin die Rückseite Ihrer Beine und die Innenseite der Oberschenkel massieren.*

176

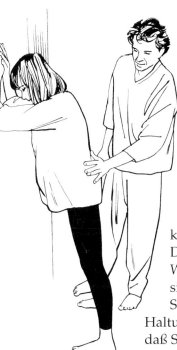

Haltungen auch das Atmen mit Tönen auf S. 70 ausprobieren, um sich darauf vorzubereiten, bei den starken Wehen spontan Töne von sich zu geben. Bewegen Sie gleichzeitig Ihren Körper intuitiv, kreisen, schaukeln oder wiegen Sie sich so, wie Sie möchten, denn das hilft den Schmerz zu vertreiben. Wenn Sie mit den Haltungen erst einmal vertraut sind, können Sie versuchen, von einer zur anderen überzugehen – vom Stehen zum Hocken, vom Hocken zum Knien zum Wiegen Ihrer Hüften – und dabei die Sinnlichkeit Ihres Körpers genießen. Erlauben Sie sich, hemmungslos zu sein und Ihre eigenen intuitiven Bewegungen zu entdecken.

Wenn Sie sich dabei der Intelligenz der Erde, des Sogs der Schwerkraft bewußt sind, sorgen Sie für eine sichere Erdung und Zentrierung. Das Ruhen zwischen den Kontraktionen ist ganz entscheidend. Die Wehen können sehr lange dauern, und wenn Sie überaktiv sind, ohne sich in den Wehenpausen Ruhe und Entspannung zu gönnen, können Sie Ihre Energie vergeuden. Üben Sie also sowohl die aktiven Haltungen als auch die Ruhepositionen, und sorgen Sie dafür, daß Sie beim Ausruhen alle Spannungen loslassen. Es ist wichtig, daß Ihr Partner in dieser Zeit ebenfalls ruht und nicht mit Ihnen spricht oder Sie massiert, so daß Sie die Pausen zwischen den Kontraktionen optimal nutzen können, um neue Kräfte zu sammeln.

Abb. 6.3 Eine Massage des unteren Rückens während der Kontraktionen mit langsamen, kreisenden Bewegungen kann schmerzlindernd wirken.

Abb. 6.5. Sitzen Sie mit bequem gespreizten Beinen, die Füße flach auf dem Boden. Beugen Sie sich aus Ihren Hüften nach vorne auf Ihre Oberschenkel oder eine Stütze. Es kann hilfreich sein, während der Kontraktionen vor- und zurückzuschaukeln.

Stehen und gehen

Während der ersten Wehenphase kann es angenehm sein, zu stehen oder langsam herumzuspazieren und sich während der Kontraktionen nach vorne zu beugen. In den Pausen müssen Sie ruhen, indem Sie sich auf einen Stuhl setzen, sich nach vorne über einen Stapel Kissen oder einen Sitzsack lehnen oder auf einem Hocker hocken. Diese vertikalen Haltungen regen die Kontraktionen an, so daß diese wirkungsvoller und weniger schmerzhaft sind. Die Schwerkraft hilft dabei, das Gewicht des Kopfes und des Körpers des Babys nach unten auf den sich weitenden Gebärmutterhals zu ziehen, so daß er sich allmählich öffnet. Vielleicht möchten Sie gern von Ihrem Partner oder Ihrer Hebamme gehalten werden, vielleicht sind Sie aber auch lieber für sich, Ihre Helfer in Rufweite, falls Sie sie brauchen.

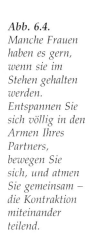

Abb. 6.4. Manche Frauen haben es gern, wenn sie im Stehen gehalten werden. Entspannen Sie sich völlig in den Armen Ihres Partners, bewegen Sie sich, und atmen Sie gemeinsam – die Kontraktion miteinander teilend.

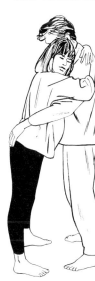

Sitzen

Es kann sehr angenehm sein, in den Wehen mit weit gespreizten Knien zu sitzen und den Rumpf vorzubeugen. Sie können auf einem Stuhl oder Bett sitzen, manche Frauen finden es auch sehr angenehm, auf der Toilette zu sitzen.

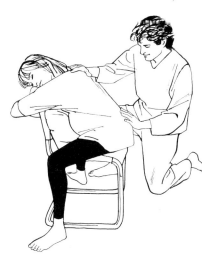

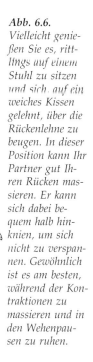

Abb. 6.6. Vielleicht genießen Sie es, rittlings auf einem Stuhl zu sitzen und sich, auf ein weiches Kissen gelehnt, über die Rückenlehne zu beugen. In dieser Position kann Ihr Partner gut Ihren Rücken massieren. Er kann sich dabei bequem halb hinknien, um sich nicht zu verspannen. Gewöhnlich ist es am besten, während der Kontraktionen zu massieren und in den Wehenpausen zu ruhen.

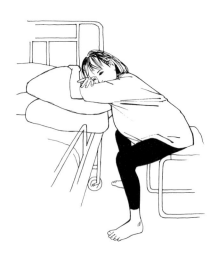 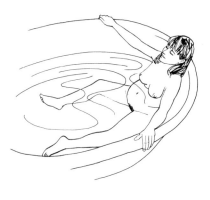 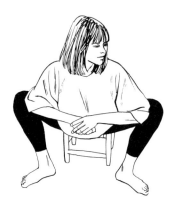

Abb. 6.7.
Es ist angenehm, während der Kontraktionen auf einem Stuhl zu sitzen und sich nach vorne auf weiche Kissen oder eine andere Stütze zu lehnen.
Sie können diese Haltung zwischen den Wehen auch zum Ausruhen benutzen.

Abb. 6.8.
Das Sitzen im warmen, möglichst tiefen Wasser einer Gebär- oder Badewanne fördert die Entspannung bei starken Wehen.
Die tragende Kraft des Wassers stützt Ihr Gewicht, so daß Sie sich leichter bewegen und Ihre Haltung wechseln können. Der beste Zeitpunkt für die Wanne ist, wenn der Muttermund bis zu vier oder fünf Zentimeter geöffnet ist.

Abb. 6.9.
Durch Hocken in den Wehen wird der Beckendurchmesser größer und der Kopf des Babys nach unten in den sich weitenden Gebärmutterhals gebracht. Im allgemeinen verstärkt das die Kontraktionen.
Benutzen Sie einen niedrigen Hocker als Stütze, um nicht zu ermüden, ruhen Sie zwischen den Kontraktionen, und stehen Sie langsam auf, wenn Sie die nächste Kontraktion kommen spüren.

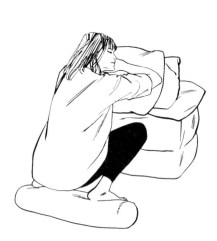 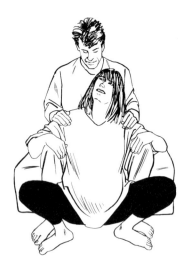 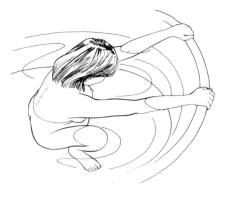

Abb. 6.10.
Es kann angenehm sein, sich beim Hocken eine zusammengerollte Matte oder feste Kissen unter die Fersen zu schieben und sich nach vorn auf eine weiche Stütze zu lehnen.

Abb. 6.11.
Sich während oder zwischen den Kontraktionen gegen den Körper Ihres Partners zu hocken kann tröstlich sein. Ihr Partner sollte auf der Vorderkante eines Stuhles sitzen, so daß Ihr Rücken nicht an die Stuhlkante stößt.

Abb. 6.12.
Das Hocken im warmen Wasser ist leichter als »an Land«. Sie können sich am Wannenrand festhalten und Ihr Becken während der Kontraktionen rhythmisch schaukeln, um Ihre Beckenmuskeln zu lösen und zu entspannen.
Beugen Sie sich zwischen den Kontraktionen nach vorne auf den Rand der Wanne, und entspannen Sie sich tief.

Hocken

Wenn Sie bei der Geburtsarbeit hocken, weitet sich Ihr Becken, und Ihr Baby wird nach unten in den sich dehnenden Gebärmutterhals gebracht, was dem Kopf hilft, die richtige Lage einzunehmen. Aufgrund des zunehmenden Drucks, den der Kopf des Kindes in dieser Position auf den Gebärmutterhals ausübt, werden die Kontraktionen stärker und wirkungsvoller.

Sie sollten sich beim Hocken eine gute Stütze suchen, um nicht müde zu werden. Sie können diese Haltungen sowohl während als auch zwischen den Kontraktionen benutzen. Hocken Sie sich auf einen Hocker, oder stützen Sie sich auf Ihren Partner. Wenn Sie die Kontraktionen im Hocken als zu heftig empfinden, können Sie versuchen, in den Wehenpausen zu hocken und aufzustehen, wenn die Kontraktionen wieder losgehen.

Knien

Die meisten Frauen finden Haltungen im Knien bei starken Kontraktionen höchst angenehm, da sie den Schmerz verringern und helfen, sich während heftiger Kontraktionen geerdet zu fühlen. Es mag sein, daß Sie diese Positionen sehr lange einnehmen, und so sollten Sie sich auf einen weichen Untergrund knien. Sie brauchen sowohl einen großen Sitzsack als auch einen Stapel Kissen, so daß Ihr ganzer Körper beim Ruhen zwischen den Kontraktionen gut gestützt wird. Wenn Sie bereits zu Beginn der Wehen knien möchten, sollten Sie darauf achten, Ihre Haltung von Zeit zu Zeit zu ändern, indem Sie aufstehen, ein Knie aufstellen oder Ihre Beine eines nach dem anderen nach hinten ausstrecken.

Knien ist besonders hilfreich, wenn das Baby in der hinteren Hinterhauptlage liegt und seine Wirbelsäule zu Ihrer zeigt. Dadurch können sich die Wehen in die Länge ziehen und die Schmerzen im Kreuz heftiger werden, weil der Hinterkopf des Kindes gegen die Kreuzbeinnerven drückt. Wenn Sie nach vorne gebeugt knien oder sich im Stehen vorbeugen und dabei mit den Hüften kreisen, wird das Baby darin unterstützt, sich in die vordere Hinterhauptlage mit dem Rücken nach vorne zu drehen, was die Rückenschmerzen lindern hilft.

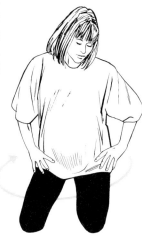

*Abb. 6.13.
Wenn Sie aufrecht knien, den Rumpf mehr oder weniger vertikal, können Sie sich die Hilfe der Schwerkraft zur Öffnung des Muttermunds am besten zunutze machen. Langsam kreisende Bewegungen mit den Hüften helfen, den Schmerz zu lindern.*

Es ist wichtig zu verstehen, daß das Knien in der Vertikalen in bezug die auf Schwerkraft am effektivsten ist. Wenn Sie einen langen Weg vor sich haben, sollten Sie also dafür sorgen, daß Sie möglichst aufrecht knien und sich auf einen hohen Stapel Kissen lehnen können. Ist der Körper beim Knien horizontal ausgerichtet, verlangsamt sich der Ablauf meistens etwas. Diese Haltung kann also hilfreich sein, wenn die Wehen dicht aufeinander folgen und überwältigend sind. In dieser »verlangsamenden« Haltung arbeitet die Schwerkraft am ineffektivsten, und das ist in Situationen, in denen Sie langsamer machen müssen, sehr nützlich – zum Beispiel, wenn Sie den überwältigenden Drang zu pressen verspüren, ohne daß der richtige Zeitpunkt dafür gekommen ist. In den meisten Fällen ist es am besten, Ihrem Körper zu folgen und zu pressen, wenn Sie sich danach fühlen, aber wenn der Gebärmutterhals durch das Pressen anschwillt statt sich zu dehnen, verringert die »verlangsamende« Position den Druck, denn in dieser Haltung wird der Kopf des Babys zurück und weg vom Gebärmutterhals genommen. Deswegen empfiehlt sich diese Position auch bei einer sehr schnellen Geburt, damit das Baby weniger gewaltsam austritt und das vaginale Gewebe mehr Zeit hat, sich zu dehnen und loszulassen.

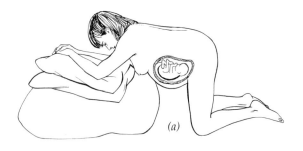
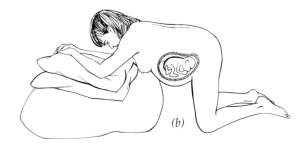

Abb. 6.14.
Das Knien über einen Sitzsack oder einen Stapel Kissen hilft Ihnen, sich geerdet zu fühlen und sehr schnelle oder intensive Kontraktionen zu verlangsamen, da der Kopf des Kindes in dieser Haltung vom Gebärmutterhals wegkommt.
*Abbildung **6.14 (a)** zeigt die übliche Lage des Kindes, die vordere Hinterhauptlage, bei der das Gesicht zur Wirbelsäule der Mutter schaut.*
*Abbildung **6.14 (b)** zeigt ein Baby in der hinteren Hinterhauptlage, in der das Gesicht zum Bauch der Mutter schaut.*

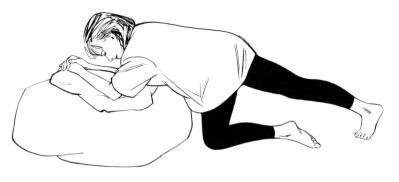

Abb. 6.15.
Wenn Sie längere Zeit knien, sollten Sie für eine weiche Unterlage unter den Knien sorgen. Strecken Sie Ihre Beine zwischen den Kontraktionen wie abgebildet aus, denn das löst Verkrampfungen in den Knien und Beinmuskeln.

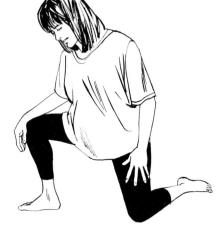

Abb. 6.17.
In dieser halb-knienden, halb-hockenden Position können Sie nach vorne und hinten schaukeln. Asymmetrische Haltungen sind für viele Frauen angenehm, und sie empfinden sie als willkommene Abwandlung, die beim Knien zwischendurch eingenommen werden kann.

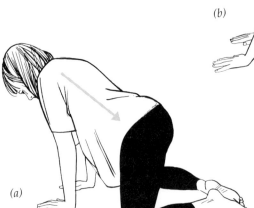

Abb. 6.16.
Auch die Kindhaltung (siehe S. 121 ff.) kann in den Wehen eingenommen werden. Wandeln Sie sie ab, indem Sie bequeme Kissen benutzen, oder versuchen Sie, während der Kontraktionen vor- (a) und zurückzuschaukeln (b). Probieren Sie, beim Vorkommen einzuatmen, und auszuatmen, wenn Sie sich wieder zurück setzen. Nehmen Sie den Boden unter sich bewußt wahr, und atmen Sie den Schmerz mit dem Ausatem weg.

Liegen

Trotz aller Vorteile, die aufrechte und aktive Haltungen haben, müssen einige Frauen für das Gebären liegen, wie eine »Kartoffel auf der Couch« (englische Redewendung, Anm.d.Ü.), um wirklich loslassen zu können.

Am besten vermeiden Sie die Rückenlage während der Wehen ganz (siehe S. 191). Wenn Sie das Bedürfnis verspüren, sich hinzulegen, sollten Sie sich auf die Seite legen, den Oberkörper mit Kissen gut abgestützt. Dann ist es ziemlich leicht, während der Kontraktionen hoch und auf Ihre Hände und Knie zu kommen, wenn Sie es möchten.

Die Gebärwanne oder die Badewanne sind eine gute Alternative, sich zu entspannen, wenn Ihnen nicht danach ist, aktiv zu sein oder Sie zu müde sind, um Ihr Gewicht in einer aufrechten Körperhaltung zu tragen.

Abb. 6.18.
Das »Knien mit vornübergebeugter Haltung« bringt den Kopf des Babys nach unten und weg vom Gebärmutterhals. Diese Haltung hilft, intensive Kontraktionen zu verlangsamen, wenn zum Beispiel bei sehr schnell aufeinanderfolgenden Wehen der Muttermund anschwillt oder die vordere Muttermundlippe noch steht.

Abb. 6.19.
In einer Gebär- oder einer Badewanne zu knien und sich dabei nach vorne zu lehnen, ist bei starken Wehen sehr entspannend. Kniende Haltungen helfen Ihnen, Ihre Aufmerksamkeit nach innen zu richten und sich auf die Kontraktionen zu konzentrieren. Darin werden Sie im Wasser noch weiter unterstützt, da Sie in der Wanne das Gefühl haben, für sich zu sein.

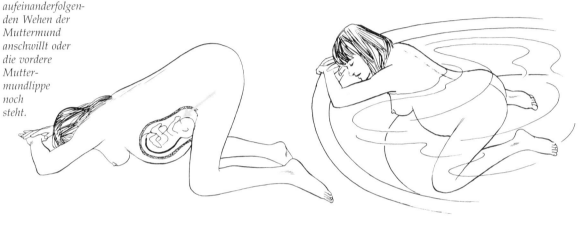

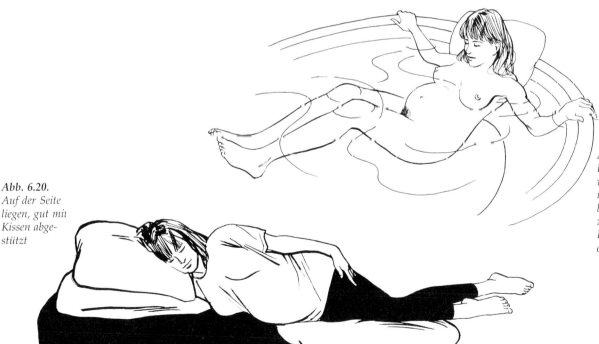

Abb. 6.21.
Das Schweben im warmen Wasser ist eine wunderbare Möglichkeit, zwischen den Kontraktionen zu entspannen.

Abb. 6.20.
Auf der Seite liegen, gut mit Kissen abgestützt

Abb. 6.22.
Massagegriffe für die Wehen

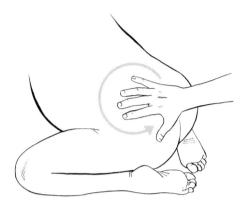

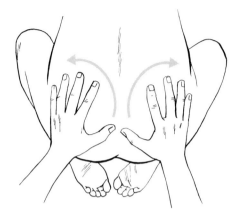

(a) Streichen Sie mit der Handfläche langsam kreisend über den unteren Rücken. Fangen Sie mit leichten Berührungen an, und verstärken Sie den Druck, sollte Ihre Partnerin eine kräftigere Massage wünschen.

(b) Legen Sie beide Hände sachte über das Kreuzbein, und streichen Sie nach oben und über die Hüften langsam nach außen, diesen Ablauf rhythmisch wiederholend.

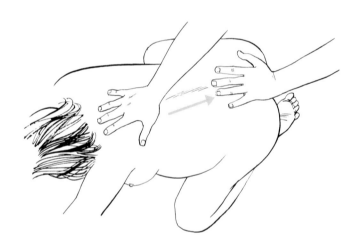

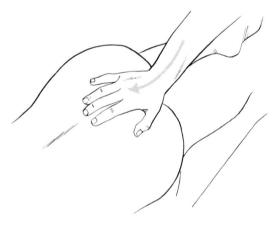

(c) Lange, sanfte Streichbewegungen mit beiden Händen abwechselnd die Wirbelsäule abwärts sind entspannend. Beginnen Sie mit Einsetzen der Kontraktion, und fahren Sie langsam und rhythmisch fort, bis die Kontraktion vorüber ist. Dann ruhen Sie sich aus, bevor Sie von neuem anfangen.

(d) Legen Sie Ihre Hand auf ihr Kreuzbein, wobei Ihr Handgelenk direkt unterhalb des Steißbeins ruht. Lassen Sie Ihre Hand sanft dort liegen, und erlauben Sie Ihrer Partnerin, mit ihren Bewegungen den Druck zu erzeugen, den sie braucht – dabei bietet Ihr Handballen Widerstand. Viele Frauen empfinden diesen Gegendruck während schmerzhafter Kontraktionen als sehr hilfreich.

VORBEREITEN AUF DIE GEBURT – DIE ZWEITE PHASE

Während der zweiten Phase senkt sich der Kopf Ihres Babys tief in den Geburtskanal und dreht sich unter dem Schambein. Unmittelbar vor der Geburt wird der Oberkopf Ihres Babys schließlich in der Vagina sichtbar. Bei der Geburt tritt der Kopf des Babys zuerst aus, dann folgen die Schultern, eine nach der anderen, und schließlich wird der restliche Körper des Kindes geboren.

Es ist hilfreich zu wissen, daß die zweite Phase drei Unterphasen hat. Bei einer schnellen Geburt folgen diese so rasch aufeinander, daß sie meistens gar nicht bemerkt werden, aber wenn die zweite Phase langsamer verläuft, sind sie deutlicher. Bei der ersten Unterphase sinkt der Kopf des Babys tief in das Becken; bei der zweiten dreht sich der Körper beim Passieren des Schambeins, bis der Kopf durchtritt, und bei der dritten kommen Kopf und Körper des Babys zum Vorschein. Diesen Ablauf beachtend, sind die Haltungen für die folgenden Übungssitzungen in zwei Abschnitte unterteilt worden. Die Haltungen für das Pressen in der zweiten Phase sollten eingenommen werden, bis der Kopf sich am Scheideneingang zeigt, die Gebärpositionen hingegen bei der tatsächlichen Geburt des Babys.

Am leichtesten machen Sie es sich, wenn Sie sich in der zweiten Phase auf den Boden oder in die Gebärwanne begeben, damit Sie sich frei bewegen können, aber viele Haltungen können – falls notwendig – auch auf einem Bett eingenommen werden. Die im folgenden empfohlenen Haltungen sind Abwandlungen der Grundhocke, weil die Schwerkraft dem Baby in diesem Winkel am besten helfen kann, sich zu senken, während der Beckenkanal so weit wie möglich geöffnet ist.

Wenn Ihr Gebärmutterhals erst einmal voll gedehnt ist, werden Sie das Bedürfnis zu pressen verspüren, eine Folge des in der zweiten Phase einsetzenden Austreibungsreflexes. Mit diesen Kontraktionen wird Ihr Baby durch den Beckenkanal nach unten gepreßt, so daß es bereit ist für die Geburt. Das Pressen kann nicht geübt werden, da es ein unwillkürlicher Reflex ist, der spontan auftritt, aber es ist hilfreich, die Positionen zu üben, die hierbei am effektivsten und praktischsten sind.

Haltungen für das Pressen

Zu Beginn der zweiten Phase pressen Sie Ihr Baby nach unten in das Becken und um den Schambogen herum. Die Haltung für die Geburt müssen Sie erst beim Durchtreten des kindlichen Kopfes einnehmen. Für das Pressen können Sie aufrechte Positionen und sämtliche Haltungen einnehmen, die in den Wehen Anwendung gefunden haben, bis Sie dann bereit sind für die eigentliche Geburt.

Die Haltungen für das Pressen sind meistens sehr einfach. Wenn die Kontraktionen einsetzen, werden Sie das Bedürfnis verspüren, sich an etwas festzuhalten. Das

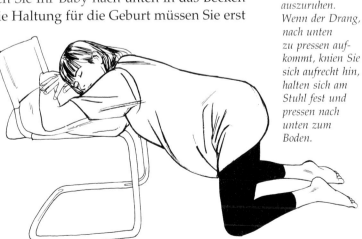

Abb. 6.23. Knien Sie sich hin, und lehnen Sie sich nach vorne auf einen Stuhl, um zwischen den Kontraktionen auszuruhen. Wenn der Drang, nach unten zu pressen aufkommt, knien Sie sich aufrecht hin, halten sich am Stuhl fest und pressen nach unten zum Boden.

Pressen geschieht instinktiv, und Sie müssen dabei nicht den Atem anhalten. Tatsächlich ist es leichter loszulassen, wenn Sie beim Pressen entspannt atmen und hemmungslos Töne von sich geben. Eine enorme Hilfe ist auch, sich der Schwerkraft bewußt zu sein und sich darauf zu konzentrieren, nach unten zum Boden hin zu pressen und dabei zuzulassen, daß die Beckenbodenmuskeln sich entspannen und lösen.

Probieren Sie jetzt einmal sämtliche hier vorgeschlagenen Haltungen aus, und schließen Sie Ihre Augen. Konzentrieren Sie sich darauf, durch Ihren Mund auszuatmen, und schicken Sie den Atem nach unten in den Boden, während Sie sämtliche inneren Muskeln Ihres Beckens entspannen.

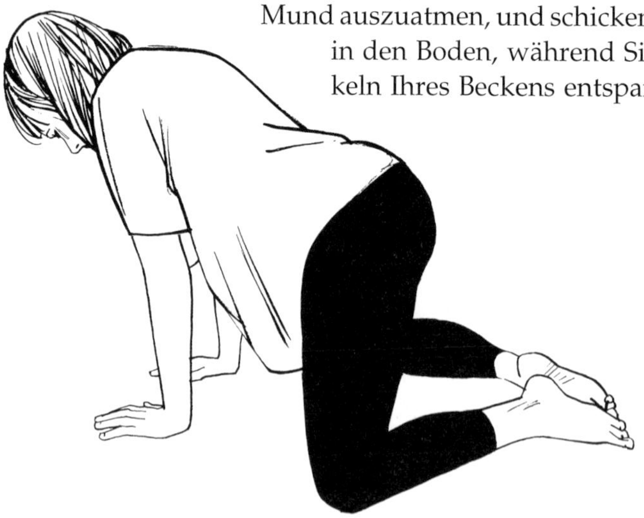

Abb. 6.24.
Das Knien auf Händen und Füßen ist eine nützliche Haltung für das Pressen, für die Mithilfe der Schwerkraft aber nicht so effektiv, wie das aufrechte Knien. Deswegen eignet es sich am besten für eine schnelle, wirkungsvolle zweite Phase, bei der sich der Kopf des Babys gut nach unten senkt. Pressen Sie während der Kontraktionen durch Ihre Hände und Knie in den Boden, ährend Sie Ihre Beckenbodenmuskeln loslassen.

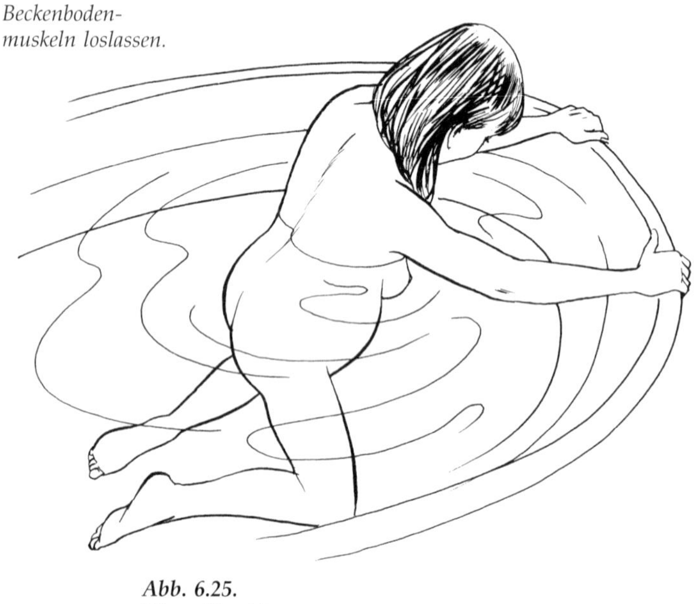

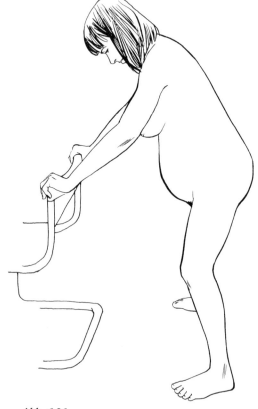

Abb. 6.25.
Wenn Sie sich zum Pressen in eine Gebärwanne knien, können Sie Ihre Knie weit spreizen und sich am Wannenrand festhalten.

Abb. 6.26.
Wenn Sie beim Pressen stehen, werden die Austreibungskontraktionen von der Schwerkraft unterstützt. Nehmen Sie die Füße bequem auseinander, und beugen Sie Ihre Knie. Lehnen Sie sich vor auf eine Stuhllehne oder eine andere feste Stütze, und pressen Sie nach unten.

184

Abb. 6.27.
Pressen Sie in der Hocke im Stehen nach unten, indem Sie Ihre Knie beugen, sich auf Ihre Oberschenkel stützen und dann nach unten zum Boden drücken.

Abb. 6.28.
Ihr Partner sitzt auf einem Stuhl, und Sie hocken sich zwischen seine Beine. Stützen Sie sich mit den Armen auf seine Oberschenkel, um es sich bequem zu machen. Halten Sie Ihre Fersen am Boden, und entspannen Sie sich zwischen den Kontraktionen, gegen den Körper Ihres Partners gelehnt. Sie können auch aufstehen oder sich nach vorne auf Ihre Hände und Knie stützen, wenn diese Position ermüdend wird.

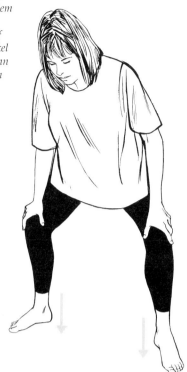

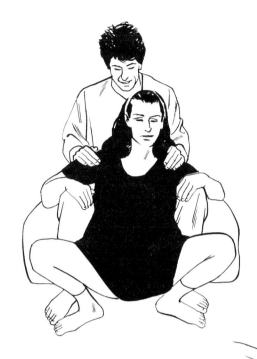

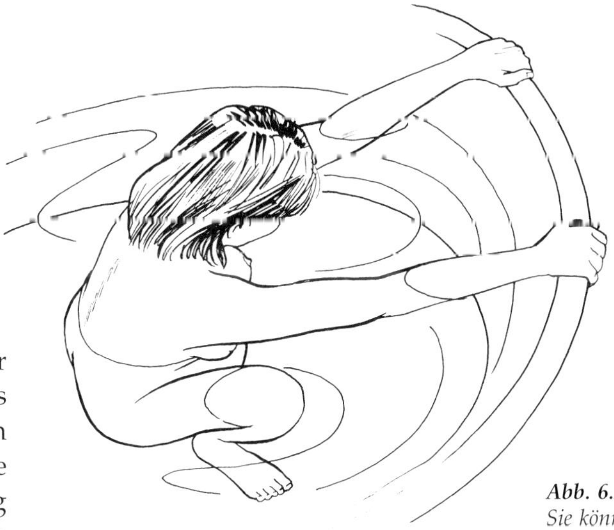

Dem Baby helfen, sich zu senken

Manchmal dauert es lange, bis der Kopf des Babys sich nach unten ins Becken senkt. Wenn Sie nur langsam vorankommen, kann das hängende Hocken im Stehen wie in Abbildung 6.30 dem Baby vielleicht helfen, nach unten zu kommen, denn in dieser Haltung kann die Schwerkraft Sie am effektivsten unterstützen. Ihr Partner sollte seine Haltung zuerst einnehmen, so daß er eine feste Stütze für Sie ist. Ihr Baby kann in dieser Position auch geboren werden, wobei die Hebamme es von hinten in Empfang nimmt.

Vorsicht: Partner, die Rückenprobleme haben, sollten diese Haltung vermeiden und statt dessen die Positionen einnehmen, die in Abbildung 6.28 und 6.37 gezeigt werden.

Die aufrechte Stütze kombiniert mit dem Gefühl des Hängens hilft dem Baby, nach unten zu kommen.

Abb. 6.29.
Sie können sich für das Pressen auch in eine Gebärwanne hocken. Ihre Füße sind dabei flach am Boden, während Sie sich am Beckenrand festhalten. Pressen Sie dann genauso nach unten zum Boden wie auf dem Trockenen.

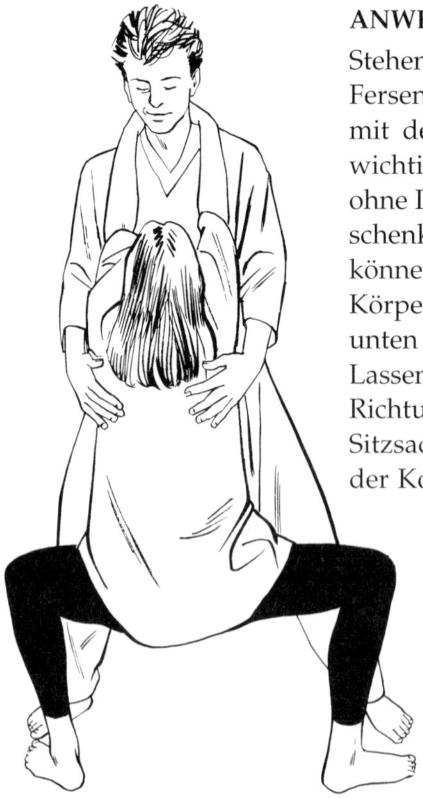

ANWEISUNGEN FÜR DEN PARTNER

Stehen Sie mit den Füßen 30 bis 40 Zentimeter auseinander, die Fersen am Boden. Beugen Sie Ihre Knie, und lehnen Sie sich zurück, mit dem Becken nach unten und vorne kommend. Das ist sehr wichtig, damit Sie ihr Gewicht mit Ihrem Becken stützen können, ohne Ihren Rücken anzustrengen. Die Kraft kommt aus Ihren Oberschenkeln und Ihrem Gesäß. Ihre Schultern und Ihr Oberkörper können dann entspannt bleiben, während Ihre Arme sanft den Körper Ihrer Partnerin wiegen. Atmen Sie durch Ihre Fersen nach unten in den Boden aus, wobei Sie fest stehen und geerdet sind. Lassen Sie Ihren Nacken entspannt, indem Sie Ihr Kinn nach unten Richtung Brustkorb neigen. Es empfiehlt sich, einen Stuhl oder Sitzsack hinter sich bereit zu halten, falls Ihre Partnerin während der Kontraktionen sehr niedrig hocken sollte.

ANWEISUNGEN FÜR DIE MUTTER

Nehmen Sie Ihre Füße noch weiter auseinander als Ihr Partner, und lassen Sie Ihre Fersen flach am Boden. Falten Sie Ihre Hände hinter den Schultern Ihres Partners, und lassen Sie sich langsam an seinem Körper nach unten gleiten, so daß Sie beide Ihr Gleichgewicht halten können. Machen Sie beim ersten Üben ganz langsam, und nehmen Sie sich Zeit, Ihr Gewicht ganz abzugeben. Entspannen Sie sich gegen seinen Körper, und lassen Sie sich hängen, lassen Sie Ihr Becken schwer werden und nach unten fallen, die Füße flach am Boden. Ihre Füße tragen dabei immer noch einen Teil Ihres Gewichtes, aber Sie sollten das Gefühl haben, wirklich zu hängen. Nehmen Sie diese Haltung während der Kontraktionen ein, und kommen Sie hoch, um sich zwischen den Kontraktionen auszuruhen. Mit etwas Übung wird es leichter, sich so stützen zu lassen, da Sie ein Gefühl für die Dynamik dieser Haltung entwickeln und besser ins Gleichgewicht kommen.

Abb. 6.30.
Hängende Hocke
mit einem
Partner

GEBÄRPOSITIONEN

Es läßt sich unmöglich voraussagen, welche Haltung Sie beim Gebären einnehmen werden. Deswegen ist es ratsam, alle Positionen so oft zu üben, daß Sie, wenn die Zeit der Geburt kommt, spontan die einnehmen können, die sich am besten eignet.

Versuchen Sie die Reise Ihres Babys durch den Geburtskanal zu visualisieren, wenn Sie diese Positionen üben. Stellen Sie sich vor, wie der Kopf des Babys zum Vorschein kommt, während das Gewebe der Vagina weich wird und nachgibt und Sie loslassen und Ihr Baby ausatmen.

Allgemein gilt, daß das »Atem anhalten und pressen« in der zweiten Phase vermieden werden sollte. Ein instinktives Pressen im Einklang mit den inneren Empfindungen, die Sie wahrnehmen, wenn Sie ausatmen oder Töne von sich geben, ist wahrscheinlich sehr viel effektiver, denn es hilft Ihnen, die Muskeln des Geburtskanals zu entspannen und loszulassen, während Ihr Baby geboren wird. Einige Frauen halten beim Pressen spontan eine kleine Weile den Atem

Abb. 6.32 (a). Handhaltung. Die Daumen halten. Die Mutter ballt die Hände zu Fäusten, die Daumen zeigen dabei nach oben. Der Partner legt seine Arme unter ihre Arme und hält ihre Daumen mit seinen Händen fest.

Abb. 6.32 (b). Handhaltung. Die Finger verschränken. Der Partner legt seine Arme unter die der Mutter und hält ihr seine Hände mit den Handflächen nach oben hin. Die Mutter kann ihre Hände dann mit den Handflächen nach unten auf seine legen und ihre Finger mit seinen verschränken. Der Partner sollte sich darauf konzentrieren, daß seine Arme und Hände so entspannt wie möglich bleiben und sie auf eine bequeme Höhe herunterlassen, um zu vermeiden, daß unter den Armen der Mutter unnötiger Druck entsteht.

an, aber ein längeres Anhalten des Atems sollte vermieden werden, da sonst die Sauerstoffversorgung des Babys reduziert wird. Viele Frauen können ihre innere Macht besser spüren, wenn sie loslassen, Urschreie von sich geben und laut und hemmungslos brüllen, wenn das Baby kommt. Andere lassen sich lieber von der Hebamme anleiten und hecheln, um die Entbindung des Kopfes zu verlangsamen.

Sie müssen die Geburtshaltung erst einnehmen, wenn der Kopf des Babys am Scheideneingang sichtbar zu werden beginnt, und zwar lediglich während der Kontraktionen; ruhen Sie sich in den Pausen im Stehen, Knien oder Hocken aus.

Hocke im Stehen mit einem Partner

Vorsicht: Diese Haltung ist nicht für Partner, die Rückenprobleme haben; für Sie sind die Positionen in Abbildung 6.28 und 6.37 besser geeignet. Diese Geburtsposition ist in bezug auf die Mitwirkung der Schwerkraft die effektivste und kann bei jeder Geburt eingenommen werden, ist aber besonders nützlich, wenn das Baby die Steißlage oder die hintere Hinterhauptlage einnimmt oder die zweite Phase langsam verläuft. Wird die Mutter in der Hocke im Stehen unterstützt, kann das Baby oft mit einer einzigen Kontraktion geboren werden.

ANWEISUNGEN FÜR DEN PARTNER

Stellen Sie einen Stuhl oder Sitzsack hinter sich, falls sich Ihre Partnerin weit nach unten hocken sollte. Am besten stehen Sie barfuß, die Füße weit auseinander. Beugen Sie Ihre Knie und lehnen Sie sich zurück, damit sie sich gegen Ihr Becken stützen kann. Ihre Oberschenkel und Ihr Gesäß bleiben fest, während Sie Ihre Arme und Schultern so weit wie möglich entspannen. Atmen Sie durch Ihre Fersen nach unten in den Boden. Es kann auch hilfreich sein, sich gegen eine Wand zu lehnen oder auf der Bettkante zu sitzen. Entscheiden Sie sich für eine der in den Abbildungen gezeigten Handhaltungen und achten Sie darauf, den Druck unter den Armen Ihrer Partnerin so gering wie möglich zu halten, indem Sie Ihre eigenen Arme und Schultern entspannen, während sie nach unten sinkt.

ANWEISUNGEN FÜR DIE MUTTER

Sie stehen mit dem Rücken zu Ihrem Partner und entscheiden, wie Sie Ihre Hände am liebsten halten möchten. Ihre Füße stehen weit auseinander, so daß es für Sie angenehm ist. Beugen Sie Ihre Knie, und lehnen Sie sich nach hinten gegen Ihren Partner, um langsam an seinem Körper nach unten zu gleiten, bis Sie zusammen ein Gleichgewicht gefunden haben. Ihre Fersen bleiben dabei unten. Wenn die Position sich dann sicher anfühlt, lassen Sie Ihr Gewicht los und Ihr Becken nach unten hängen, während Ihr Nacken und Kopf sich an Ihren Partner lehnen und entspannen. Zwischen den Kontraktionen kommen Sie hoch und ruhen sich aus.

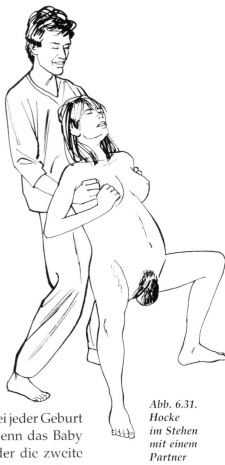

Abb. 6.31. Hocke im Stehen mit einem Partner

Hocke mit einem sitzenden Partner

Hocken Sie sich zwischen die Knie Ihres Partners, und benutzen Sie seinen Körper als Stütze. Der Partner sollte ganz vorne auf einer Stuhlkante sitzen, die Knie weit auseinander und die Füße flach am Boden. Stehen Sie zwischen den Kontraktionen auf, oder kommen Sie nach vorne auf alle Viere, um sich auszuruhen.

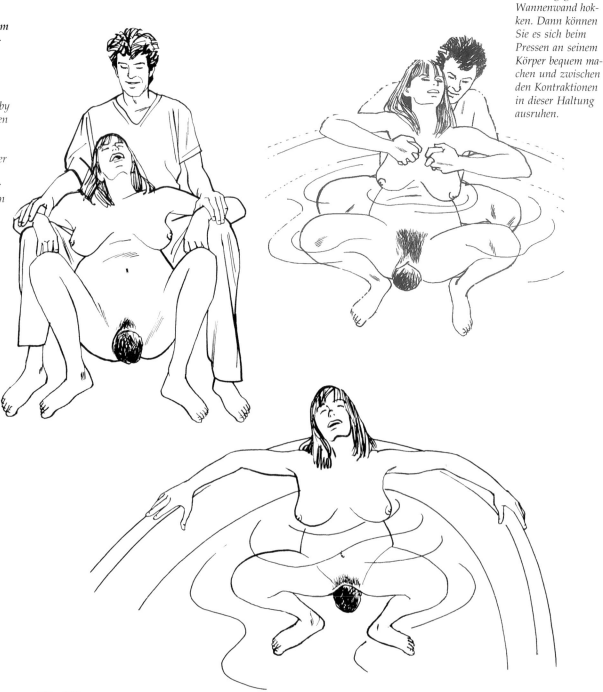

*Abb. 6.33.
Hocke mit einem sitzenden Partner.* Diese Position ist sehr bequem und leicht einzunehmen. Nachdem Ihr Baby geboren ist, setzen Sie sich auf den Boden, während Ihr Partner hinter Ihnen kniet, so daß Sie beide Ihr Kind willkommen heißen können.

*Abb. 6.35.
Mit einem Partner zusammen in der Wanne hocken.* Ihr Partner kann sich in der Wanne hinter Sie oder gegen die Wannenwand hocken. Dann können Sie es sich beim Pressen an seinem Körper bequem machen und zwischen den Kontraktionen in dieser Haltung ausruhen.

*Abb. 6.34.
Hocken in einer Gebärwanne.* Es ist leichter, beim Gebären im Wasser zu hocken als »an Land«. Lehnen Sie sich nach hinten gegen die Wannenwand, und halten Sie sich am Rand der Wanne fest. Das Wasser trägt Ihr Körpergewicht und den Körper des Babys, während es geboren wird.

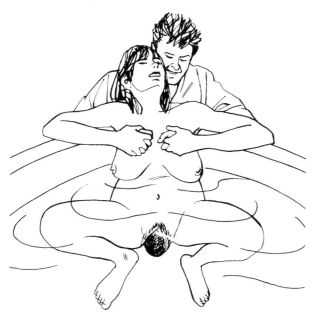

Abb. 6.36.
Im Wasser hocken, während der Partner Sie von außen unterstützt.
Diese Haltung, bei der Sie im Wasser hocken und Ihr Partner Sie von außen unterstützt, ist bequem und leicht einzunehmen. Ihr Partner kniet sich vor die Wanne und legt seine Arme unter Ihre, so daß Sie sich zurücklehnen und seine Hände halten können.

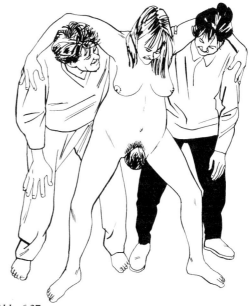

Abb. 6.37.
Aufrecht stehen mit zwei Helfern. Diese Form der Unterstützung geschieht oft ganz spontan. Das Gewicht der Mutter ruht auf den Oberschenkeln der beiden Helfer. Benutzen Sie diese Position, wenn Sie die Hilfe der Schwerkraft für die Geburt Ihres Babys brauchen.

Sich mit zwei Helfern auf den Boden hocken

Diese Form der Unterstützung geschieht oft ganz spontan. Das Gewicht der Mutter liegt auf den Oberschenkeln beider Helfer.

ANWEISUNGEN FÜR DIE HELFER

Knien Sie sich zu beiden Seiten der Gebärenden hin, wobei Ihr inneres Knie das innere Knie des zweiten Helfers berührt. Beugen Sie sich vor, eine Hand hinter dem Rücken der Gebärenden, mit der anderen ihr Knie stützend, das Ihnen am nächsten steht, falls sie das hilfreich findet.

ANWEISUNGEN FÜR DIE MUTTER

Hocken Sie sich hin, und ruhen Sie mit dem Gesäß auf der Stütze, die Ihre Helfer mit ihren Knien bilden. Spreizen Sie Ihre Knie, und legen Sie Ihre Arme um die Schultern Ihrer Helfer. Ihre Füße bleiben flach am Boden. Sie können, auf die Schultern Ihrer Helfer gestützt, aufstehen oder sich nach vorne auf alle Viere knien, um zwischen den Kontraktionen auszuruhen. Sie können in dieser Haltung auch leicht Ihre Arme nach unten bringen, um den Kopf Ihres Babys zu berühren, während es geboren wird.
Diese Haltung können Sie auch auf einem Entbindungsbett im Krankenhaus einnehmen, wenn Ihre Helfer etwa gleich groß sind. In diesem Fall können Ihre Helfer zu beiden Seiten des Bettes stehen, während Sie auf dem Bett hocken und Ihre Arme um die Schultern der beiden legen.

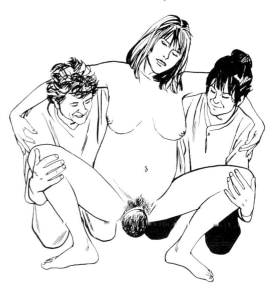

Abb. 6.38.
Sich mit zwei Helfern auf den Boden hocken.
Viele Frauen genießen es, in dieser unterstützten Hocke zu gebären, und finden es sehr tröstlich, zwei Helfer zu haben, an denen sie sich festhalten können.

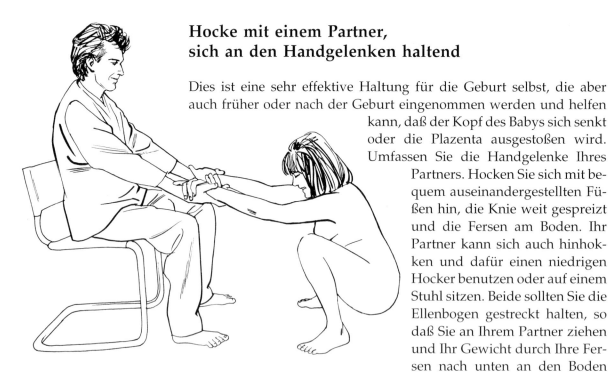

Hocke mit einem Partner, sich an den Handgelenken haltend

Dies ist eine sehr effektive Haltung für die Geburt selbst, die aber auch früher oder nach der Geburt eingenommen werden und helfen kann, daß der Kopf des Babys sich senkt oder die Plazenta ausgestoßen wird. Umfassen Sie die Handgelenke Ihres Partners. Hocken Sie sich mit bequem auseinandergestellten Füßen hin, die Knie weit gespreizt und die Fersen am Boden. Ihr Partner kann sich auch hinhocken und dafür einen niedrigen Hocker benutzen oder auf einem Stuhl sitzen. Beide sollten Sie die Ellenbogen gestreckt halten, so daß Sie an Ihrem Partner ziehen und Ihr Gewicht durch Ihre Fersen nach unten an den Boden abgeben können.

Abb. 6.39. Hocke mit einem Partner, sich an den Handgelenken haltend. Diese Position ist sehr effektiv in bezug auf die Mithilfe der Schwerkraft und fördert die Reise des Babys durch den Geburtskanal.

Knien

Dies ist eine sehr verbreitete und instinktive Gebärhaltung und äußerst nützlich, wenn die zweite Phase gut vorangeht. Wenn der Kopf des Babys schnell am Scheideneingang sichtbar wird, hilft diese Haltung, den Druck auf den Damm verringern und die Kontraktionen verlangsamen. Wenn es jedoch nur langsam vorangeht, sollten Sie zu einer aufrechten Haltung überwechseln, in der die Schwerkraft besser mitwirken kann. Ist das Baby geboren worden, kann es auf ein weiches Handtuch zwischen Ihre Beine gelegt werden, so daß Sie sich aufrecht hinsetzen und es willkommen heißen können.

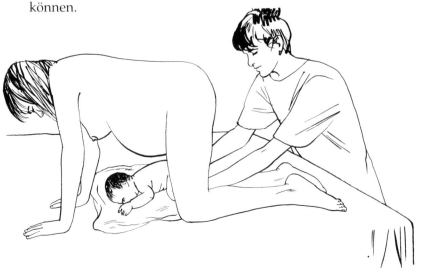

Abb. 6.41. Im Knien unter Wasser gebären. Das Baby kommt hinter Ihnen zum Vorschein und wird von der Hebamme unter Wasser behutsam »eingefangen«, gedreht und unter Ihrem Bein durchgeführt. Dann können Sie mit den Händen nach unten greifen und helfen, das Baby langsam an die Oberfläche zu bringen, um sich zum ersten Mal zu begrüßen.

Abb. 6.40. Im Knien gebären

Auf der Seite liegen

Diese Haltung, bekannt als »linke Seitenlage«, wird von Müttern und Hebammen bevorzugt, wenn das Baby sehr schnell austritt. Sie hilft, die Kontraktionen verlangsamen und gibt der Hebamme Zeit, das Dammgewebe zu stützen, um zu verhindern, daß es reißt.

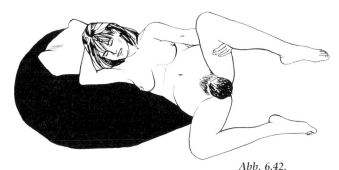

Abb. 6.42.
Auf der Seite liegend gebären. In dieser Position wird die Mithilfe der Schwerkraft zwar nicht optimal genutzt, aber wenn die zweite Phase rasch voranschreitet, finden einige Mütter es am bequemsten, auf der Seite liegend zu gebären. Sie können das obere Bein selbst mit einem Arm halten oder von einer Helferin stützen lassen.

HALTUNGEN, DIE SIE VERMEIDEN SOLLTEN

Allgemein gilt, daß Sie die Rückenlage vermeiden sollten, weil das Kreuzbein in dieser Haltung nicht beweglich ist und Sie gegen die Schwerkraft arbeiten. Wenn Sie jedoch ein sehr breites Becken haben und die zweite Phase leicht verläuft, ist es nicht so entscheidend, daß Sie durch Ihre Haltung die Mithilfe der Schwerkraft fördern.

Am besten vermeiden Sie auch Stühle, Hocker oder Gebärstühle, auf denen Sie halb aufgerichtet hocken, eine Haltung, bei der Ihr Gewicht auf dem Steißbein und Ihre Füße auf Stützen ruhen – es sei denn, Sie finden diese Lage sehr bequem. Auch wenn diese Haltung wie Hocken aussieht, lehnen Sie sich dabei doch zurück, so daß Ihr Gewicht auf Ihrem Steißbein ruht, was die Bewegungsfreiheit des Kreuzbeins einschränkt. Außerdem kann es schwierig sein, diese Haltung zu ändern, wenn sie Ihnen unbequem wird oder Sie sich bewegen müssen. In jeder richtigen Hocke sind Kreuzbein und Steißbein frei und Ihr Gewicht wird nach unten in die Fersen oder Knie verlagert. Dadurch kann sich der Geburtskanal maximal für Ihr Baby öffnen und die Hilfe der Schwerkraft optimal genutzt werden. Menschen sind beim Gebären meistens die beste Stütze, aber diese speziellen Gebärstühle oder -betten sind mit Sicherheit immer noch besser, als auf dem Rücken zu liegen!

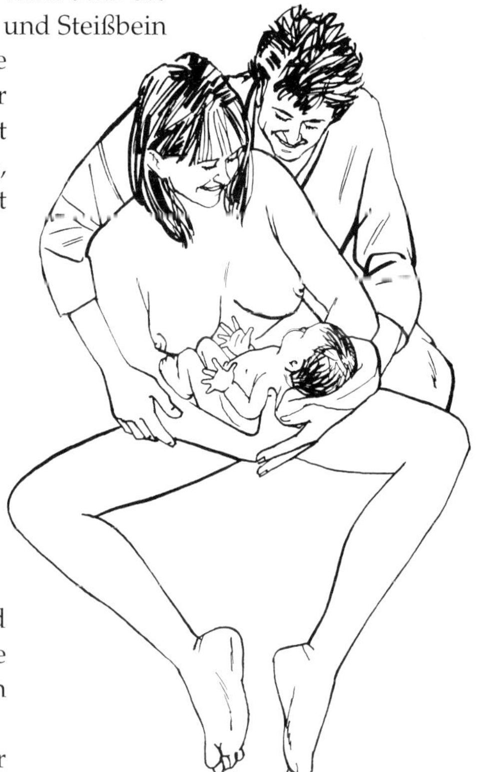

NACH DER GEBURT – DIE DRITTE PHASE

Wenn Sie Ihr Baby willkommen heißen und zum ersten Mal Kontakt mit ihm aufnehmen, sollten Sie versuchen, in einer aufrechten Haltung zu bleiben und sich nicht zurücklehnen oder -legen.

In dieser Position kann die Plazenta sich effektiv lösen und Flüssigkeit aus dem Uterus abfließen. Außerdem können Sie Ihr Baby leicht und bequem halten, während Sie es begrüßen und mit der Brust vertraut machen.

Um die Plazenta zu entbinden, können Sie aufstehen, sich über eine Bettpfanne hocken oder die Partnerhocke probieren (siehe Abbildung 6.39). Ist die Plazenta erst einmal ausgestoßen worden, möchten Sie sich sicher ausruhen und sich auf die Seite legen, Ihr Baby neben sich oder in Ihren Arm gekuschelt.

Abb. 6.43.
Nach der Geburt mit Ihrem Baby aufrecht sitzen. In dieser Haltung kann die Plazenta sich lösen und Flüssigkeit aus dem Uterus abfließen. So sitzend, können Sie Ihr Baby auch am besten halten und ihm zum ersten Mal in die Augen schauen.

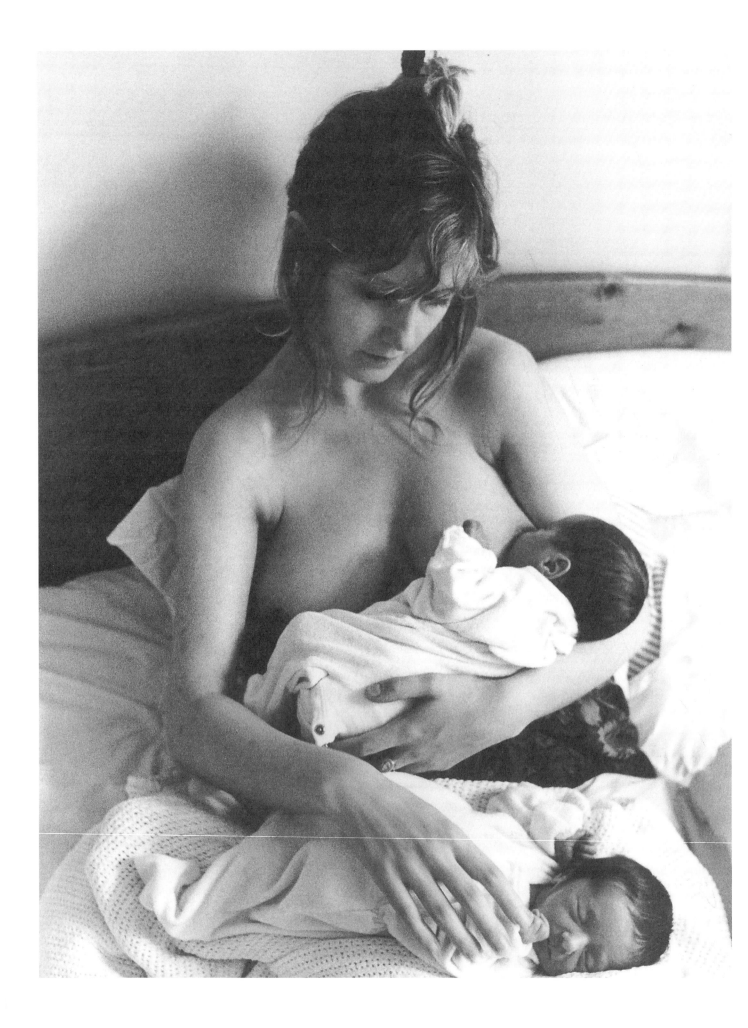

7

Yoga

ALS SELBSTHILFE ZU SPEZIELLEN PROBLEMEN VON A – Z

Yoga praktizieren heißt einen Weg beschreiten, auf dem Sie lernen, Ihren Körper zu lieben und zu respektieren. Indem Sie behutsam daran arbeiten, Streß abzubauen und zu entspannen, indem Sie jede Zelle Ihres Körpers mit gesunder Atmung beleben, ermutigen Sie Ihren Körper kontinuierlich, sich selbst zu heilen.

Das regelmäßige Üben einiger weniger Yoga-Haltungen hilft Ihnen, Ihr natürliches Gleichgewicht zu bewahren und ist damit eine ideale Form der vorbeugenden Gesundheitspflege.

Die Fähigkeit, sich selbst zu heilen, ist Ihr ganzes Leben lang und in der Schwangerschaft sogar noch verstärkt gegeben. Denn in dieser Zeit besteht eine natürliche Tendenz zu gesteigerter Gesundheit und Vitalität.

Die zusätzliche Arbeit jedoch, die Ihr Körper leisten muß, um Ihr Baby während der Schwangerschaft zu tragen und zu nähren, kann zu Beschwerden oder Belastungen führen. Wenn Ihr Leben anstrengend ist oder Sie ängstlich sind, können Ihre Gesundheit und Ihr Wohlbefinden untergraben werden. Eine unterschwellige Unausgewogenheit, sei sie körperlich oder emotional, die Ihnen vor der Schwangerschaft vielleicht gar nicht aufgefallen ist, kann in diesen Monaten deutlich zutage treten.

Wir können Gelenkigkeit und Flexibilität sowie die Verbesserung von Haltungsschäden nur durch ein langfristiges Arbeiten an uns bewirken, das meistens mit jahrelangem, hingebungsvollen Üben verbunden ist. Der Weichwerdungseffekt jedoch, der aufgrund der Schwangerschaftshormone in dieser Zeit eintritt, fördert diesen Prozeß. Wir können schneller vorankommen als sonst, und das kann sehr ermutigend sein.

Yoga kann eine große Hilfe sein, wenn Sie aus dem Gleichgewicht geraten oder krank sind. Sie können die natürlichen Heilungskräfte des Körpers aktivieren, indem Sie sich auf die entsprechenden Haltungen konzentrieren. Andererseits ist es manchmal aber auch ratsam, eine Zeitlang kein Yoga zu praktizieren, damit sich Heilungsprozesse ungestört entfalten können.

Die Mißachtung eines Problems, das zu Unwohlsein führt, mit dem man sich in der Schwangerschaft arrangiert, kann langfristig und schleichend unnötige Beschwerden nach sich ziehen. Tatsache ist, daß die meisten dieser Beschwerden nicht als selbstverständlich »zur Schwangerschaft gehörend« hingenommen werden müssen, sondern durch Körperübungen gemildert oder geheilt werden können.

Der erste Schritt bei Problemen besteht darin, daß Sie ärztlichen Rat suchen und eine genaue Diagnose stellen lassen. Anschließend können Sie sich nach alternativen Behandlungsmöglichkeiten umsehen.

Dann können Sie auch unter dem entsprechenden Stichwort in diesem Kapitel nachschauen und sich darüber informieren, welche Yoga-Haltungen die natürlichen Selbstheilungskräfte Ihres Körpers aktivieren und welche Positionen Sie vermeiden sollten.

Wichtig ist, daß Sie Ihr Selbsthilfeprogramm mit Ihrer Hebamme oder Ihrem Arzt besprechen, bevor Sie beginnen, Haltungen aus therapeutischen Gründen zu üben, denn sie können Ihnen helfen zu überwachen, daß keinerlei Risiko oder Gefahr für Sie und Ihr Baby besteht.

Allergien 196
Angst – siehe emotionale
    Probleme
Arbeit 196
Asthma 196
Atemlosigkeit 196

Bandscheibenprobleme 197
Bauchmuskeln, Auseinan-
    derstehen der geraden
    197
Blasenentzündung 198
Blutdruck – siehe Niedri-
    ger Blutdruck und Ho-
    her Blutdruck
Blutungen 198
Brachialgie 199
Bruch 199

Dammassage 199
Depressionen – siehe
    emotionale Probleme
Diabetes 200
Durchblutung (schlechte)
    200

Ektope Schwangerschaft
    200
Emotionale Probleme 200
Empfängnisprobleme 200
Erbrechen – siehe Übelkeit
    und Erbrechen
Erkältungen 201
Erschöpfung – siehe Müdig-
    keit
Eßstörungen 201

Fehlgeburt 201
Fibrome 202
Fruchtwasserpunktion 202
Fußbeschwerden 202

Gebärmuttersenkung 203
Gewicht 203

Hämorrhoiden – siehe
    Krampfadern
Hautveränderungen 203
Herzschlag, beschleunigter
    204
Hintere Hinterhauptlage
    204
Hoher Blutdruck
    (Hypertonie) 204

Inkontinenz 205
Ischias – siehe Schmerzen

Karpaltunnel-Syndrom 205
Kopf- und Nackenschmer-
    zen – siehe Schmerzen
Körperliche Beweglichkeit
    205
Korpulenz – siehe Gewicht
Krampfadern 205
Krampfadern im Bereich
    von Anus und Vulva 206
Krämpfe – siehe Schmer-
    zen (Unterleibsschmer-
    zen) und Muskelkrämpfe
Kreuzschmerzen – siehe
    Schmerzen
Künstliche Befruchtung 206

Leisten, Schmerzen in den –
    siehe Schmerzen

Mattigkeit – siehe Müdig-
    keit
Müdigkeit 206
Multiple Sklerose 207
Muskelkrämpfe 207

Niedriger Blutdruck und
    Schwächegefühle 207

Ödeme 208
Orgasmus – siehe Sexualität
Osteopathie 208
Osteoporose 209

Plazenta Praevia (Anomale
    Lage der Plazenta) 209

Rhesusfaktor negativ 209
Rippenschmerzen – siehe
    Schmerzen
Rückenschmerzen – siehe
    Schmerzen

Schambein, Schmerzen im
    Bereich des – siehe
    Schmerzen
Schlaflosigkeit 209
Schmerzen 210
Schwächegefühle – siehe
    Niedriger Blutdruck
Schwangerschaftsstreifen –
    siehe Hautveränderungen
Schwitzen – siehe Hautver-
    änderungen
Senkung – siehe Gebär-
    muttersenkung
Sexualität 214
Sodbrennen 214
Spätgestose 214
Steißbein, Schmerzen im
    Bereich des – siehe
    Schmerzen
Steißlage 214
Stiche – siehe Schmerzen
    (Unterleibsschmerzen)
Sucht 215

Übelkeit und Erbrechen 216
Unterleibsschmerzen –
    siehe Schmerzen

Vena Cava Syndrom 216
Verstopfung 216
Vulva – siehe Krampf-
    adern

Zervixumschlingung 216
Zwillingsschwangerschaft 216

ALLERGIEN

Das regelmäßige Praktizieren des gesamten Programms von Haltungen und Atemübungen kann die Entspannung generell fördern und bei Allergien helfen. Es ist wichtig, daß Sie viel ruhen und sich entspannen. Vermeiden Sie Haltungen, die bei Beschwerden wie Ekzemen, die sich in der Schwangerschaft manchmal verschlimmern, unangenehm sind. Suchen Sie einen Homöopathen und einen Ernährungsberater auf, sollten die Allergien anhalten oder schlimmer werden.

ANGST – siehe **EMOTIONALE PROBLEME**

ARBEIT

Die Schwangerschaft sollte eine Zeit der Gesundheit sein, und die meisten Frauen sind durchaus imstande weiterzuarbeiten. Sie müssen jedoch daran denken, daß Sie jetzt zwei Arbeiten auf einmal verrichten und langsamer machen sowie häufiger ruhen. Die gute Versorgung Ihres Babys sollte an erster Stelle stehen. Ihre Kolleginnen und Kollegen sollten dafür Verständnis haben, richten Sie es also ein, daß Sie sich während der Arbeit und in der Mittagspause hinlegen und ausruhen können.
Achten Sie auf eine gute Haltung, wenn Sie am Schreibtisch sitzen und häufig aufstehen und herumlaufen. Bauen Sie in Ihren Arbeitsablauf, wenn möglich, einige Yoga-Haltungen ein. Ernähren Sie sich besonders gut und besuchen Sie zweimal in der Woche einen Kurs für Körperübungen, wenn Sie zu Hause keine Zeit dafür haben. Eine große Hilfe ist auch, wenn Sie mehrmals in der Woche vor oder nach der Arbeit schwimmen gehen können.
Sollte Ihre Schwangerschaft schwieriger verlaufen als erwartet, oder fühlen Sie sich erschöpft, müssen Sie vielleicht früher zu arbeiten aufhören, als Sie vorhatten.

ASTHMA

Yoga zu praktizieren kann sehr beruhigend und hilfreich sein, wenn Sie an Asthma leiden, vermeiden Sie aber Haltungen, in denen Sie sich unwohl fühlen oder außer Atem kommen.
Es empfiehlt sich, die Haltungen im Stehen (Gruppe 5) regelmäßig zu üben. Die Atemübungen in Kapitel 3 und die Haltungen zur Entspannung von Nacken und Schultern (Nummer 18 und 19) sind besonders hilfreich.

ATEMLOSIGKEIT

Atemlosigkeit bei Anstrengungen ist in der späten Schwangerschaft weit verbreitet und meistens kein Grund zur Sorge. Wenn Sie jedoch im Ruhezustand oder nach geringen körperlichen Anstrengungen außer Atem geraten, sollten Sie mit Ihrem Arzt zusammen prüfen, ob der Grund dafür Anämie oder eine schlechte Ernährung ist. Mangelnde körperliche Beweglichkeit führt ebenfalls zu Atemlosigkeit, und Sie müssen mit Hilfe von leichten Körperübungen dafür sorgen, daß Sie beweglicher werden. Sanfte Yoga-Übungen und Schwimmen sind hierfür ideal geeignet.
Es ist normal, daß Sie leicht außer Atem geraten, wenn Sie Zwillinge oder ein sehr großes Baby austragen. In der Rückenlage wird die Blutzufuhr zum Herzen reduziert, und das kann zu Atemlosigkeit führen. Vermeiden Sie es in diesem Fall, sich auf den Rücken zu legen (siehe auch Vena Cava Syndrom).

BANDSCHEIBENPROBLEME

Wenn Sie Probleme mit den Bandscheiben haben, müssen Sie beim Yoga besonders darauf achten, daß Sie Ihren Rücken nicht überanstrengen. Sämtliche extremen Vorwärts-, Rückwärts- oder Seitwärtsbeugen sowie Drehungen sollten vermieden werden.

Bevor Sie überhaupt mit Yoga anfangen, sollten Sie einen Osteopathen aufsuchen, der mit der Behandlung Schwangerer vertraut ist, und sich persönlich beraten lassen, welche Haltungen für Sie am besten sind. Üben Sie dann ganz einfache Positionen, gehen Sie behutsam vor und konzentrieren Sie sich auf die Atmung. Die Haltungen in diesem Buch sind sorgfältig darauf abgestimmt, Ihre Wirbelsäule zu schützen, und sind sicher, vorausgesetzt, Sie vermeiden die Bewegungen für Fortgeschrittene und übernehmen sich nicht. Empfehlenswert ist Einzelunterricht bei einer Lehrerin oder einem Lehrer, die oder der auf Körperübungen für Schwangere spezialisiert ist. (Siehe auch Schmerz – Rückenschmerzen.)

BAUCHMUSKELN, AUSEINANDERSTEHEN DER GERADEN

Die geraden Bauchmuskeln sind die Längsmuskeln Ihrer Bauchdecke, die zu beiden Seiten des Nabels vertikal von Ihrem Becken bis zu Ihren Rippen verlaufen. Gelegentlich können diese Muskeln aufgrund der Dehnung der Bauchdecke, zu der es in der Schwangerschaft kommt, auseinanderstehen. Die am meisten verbreitete Ursache hierfür ist eine schlechte Haltung (siehe unter Rückenschmerzen), bei der die übertriebene Krümmung und Verkürzung des unteren Rückens dazu führt, daß das Becken nach vorne kippt, so daß der Uterus nach vorn auf die Bauchmuskeln drückt, die dann überfordert werden. Wenn der untere Rücken ermutigt wird, sich in die Länge zu dehnen, stützt das Becken das Baby von unten, und die Bauchmuskeln werden weniger belastet. Sollten Sie entdecken, daß Ihre Bauchmuskeln auseinanderstehen, ist es wichtig, ständig darauf zu achten, daß Ihr unterer Rücken sich sanft in die Länge dehnt.

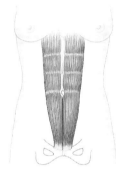

7.1.
Bauchmuskeln.
(a) Normal

Andere Ursachen können ein sehr großes Kind, sehr viel Fruchtwasser, mehrfache Geburten, Korpulenz oder starker Druck bei der Darmentleerung sein. In der späteren Schwangerschaft können Sie das Auseinanderstehen der Muskeln wahrnehmen, indem Sie sich ein paar Minuten auf den Rücken legen, die Knie aufstellen und langsam Ihren Kopf heben, als wollten Sie sich selbst hochziehen. Dabei spannen sich die Bauchmuskeln an. Wenn diese Muskeln in der Schwangerschaft auseinanderstehen, zeigt sich in dieser Haltung ein bleistiftförmiger Wulst entlang der Mittellinie des Bauches. (Dieser sollte nicht verwechselt werden mit der dunklen Linie oder »Stria Nigra«, die sich in der Schwangerschaft oft in der Mitte des Bauches abzeichnet.) Nach der Geburt können Sie hier mit Ihren Fingern einen Spalt ertasten.

Unmittelbar nach der Geburt stehen diese Muskeln immer etwas auseinander, was sich meistens von selbst wieder gibt, wenn Ihr Körper wieder kräftiger wird und Sie genesen. Dieser Zustand ist nicht gefährlich, auch wenn die Lücke sehr groß ist. Selbst wenn die Muskeln sich wahrscheinlich nicht völlig wieder schließen, kann der Spalt mit Hilfe von Übungen, die die Bauchmuskeln stärken, geheilt werden. Den Großteil dieser Arbeit können Sie nach der Geburt erledigen, aber die unten beschriebene Übung wird während der Schwangerschaft empfohlen, wenn Ihr Arzt Ihnen bestätigt, daß Ihre Bauchmuskeln auseinanderstehen.

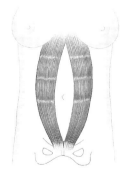

(b) Nicht normal

Vorsicht: Sollte es Ihnen unangenehm sein oder übel werden, wenn Sie – vor allem in der späten Schwangerschaft – auf dem Rücken liegen, vermeiden Sie diese Übung am besten und warten bis nach der Schwangerschaft damit, diese Muskeln zu stärken. Konzentrieren Sie sich statt dessen darauf, Ihren unteren Rücken lang werden zu lassen. Wenn Ihre Bauchmuskeln auseinanderstehen, ist es am besten, Seitwärtsbeugen, Rückwärtsbeugen und Drehungen zu vermeiden.

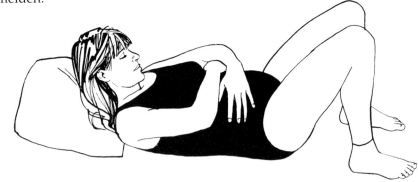

Abb. 7.2.
Übung für auseinanderstehende Bauchmuskeln während der Schwangerschaft

Legen Sie sich in der Grundhaltung auf Ihren Rücken. Kreuzen Sie Ihre Hände über Ihrem Bauch, um Ihre Bauchmuskeln zu stützen, und halten Sie sie zusammen.
- Atmen Sie ein, atmen Sie langsam aus, während Sie Ihren Kopf nach vorne Richtung Brustkorb heben bis zu dem Punkt, unmittelbar bevor sich der Wulst zeigt. Halten Sie Ihre Schultern am Boden.
- Kehren Sie langsam in die Ausgangsposition zurück.
- Wiederholen Sie diesen Ablauf täglich bis zu fünf Mal, je zweimal hintereinander, um für eine gute Muskelspannung zu sorgen und zu vermeiden, daß die Muskeln noch weiter auseinanderstreben.
- Entspannen Sie sich, rollen Sie sich auf die Seite, und kommen Sie langsam nach oben.

BLASENENTZÜNDUNG

Bei Blasenentzündung brauchen Sie ärztlichen Rat. Alternative Therapien wie Homöopathie und Aromatherapie können hier sehr hilfreich sein.
Yoga unterstützt Sie, weil durch die tiefe Entspannung Streß abgebaut und die Heilung dieser Beschwerden gefördert wird. Es empfiehlt sich, täglich die Haltungen zu üben, in denen Sie sich am besten entspannen können.

BLUTUNGEN

Auch wenn geringfügige Blutungen meistens kein Grund zur Sorge sind, können sie manchmal auf Schwierigkeiten oder eine mögliche Fehlgeburt hinweisen. Sollten Sie in der Schwangerschaft Blutungen bemerken, hören Sie am besten ganz mit Yoga auf und konsultieren Ihren Arzt oder Ihre Hebamme. Leichte Blutflecken oder Blutungen sind bei einigen Frauen in der Schwangerschaft durchaus verbreitet, und wenn Ihr Arzt einverstanden ist, können Sie fortfahren, Yoga zu machen.
Vermeiden Sie die volle Hocke (Nummer 12), bis die Neigung zu Blutungen völlig aufgehört hat.
Die Atemübungen in Kapitel 3 und die Entspannung auf S. 169 können selbst bei Blutungen täglich gemacht werden und richten keinerlei Schaden an.

BRACHIALGIE

Schmerzen, Prickeln oder Taubheit in den Händen, im Unterarm oder Arm werden verursacht durch Druck auf die Nerven, die den Arm versorgen. Die Ursache ist meistens eine Anspannung oder Verkrampfung von Nacken und Schultern. Folgen Sie den gleichen Übungsvorschlägen, die für das Karpaltunnel-Syndrom gegeben werden.
Empfehlenswert ist eine osteopathische Behandlung.

BRUCH

Wenn Sie einen Leistenbruch haben, müssen Sie sämtliche Haltungen vermeiden, die ein Gefühl von Druck, Anschwellen oder Ziehen in diesem Körperbereich auslösen. Wenn Ihr Arzt einverstanden ist, können Sie die meisten Yoga-Haltungen sehr behutsam üben.
Sie sollten auf keinen Fall länger stehen und auch keine Seitwärtsbeugen oder Drehungen machen. Sie müssen sich auf Ihr eigenes Urteil verlassen und auf die geringfügigste Anspannung achten, die ein Hinweis darauf ist, bestimmte Bewegungen zu vermeiden.

DAMMASSAGE

Wenn Ihr Kind zur Welt kommt, weitet und dehnt sich das weiche Gewebe Ihres genitalen Bereichs beim Austreten des Kopfes des Babys in einem erstaunlichen Maße. Das Perineum ist der fleischige Damm zwischen dem unteren Teil Ihrer Vagina und Ihrem Anus. Es hat die wunderbare Fähigkeit, loszulassen und sich zu dehnen, während Sie Ihr Baby gebären.
Manche Hebammen gehen davon aus, daß die Massage des Dammes mit einem reinen Pflanzenöl in den letzten Monaten der Schwangerschaft die Dehnbarkeit des Gewebes noch verstärkt. Dieses Gewebe versorgt sich zwar selbst mit Gleitflüssigkeit und wird in Vorbereitung auf die Geburt auf natürlichem Wege weicher. Es ist also nicht unbedingt erforderlich aber in jedem Fall gut, sich mit diesem Teil Ihres Körpers durch eine Massage vertraut zu machen. Die halbe Hocke ist eine bequeme Haltung für die Dammassage (siehe Abbildung 6.17 auf S. 180). Wenn Sie einen Spiegel vor sich auf den Boden legen, können Sie verfolgen, was Sie tun.
Stellen Sie Ihr rechtes Bein auf, und geben Sie etwas Öl auf die Finger Ihrer linken Hand. Dann legen Sie den Daumen Ihrer linken Hand in die innere Fuge und Ihre Finger auf die Außenseite des unteren Teils der Vagina. Arbeiten Sie sich dann auf der rechten Seite Ihres Perineums zur Mitte vor. Wechseln Sie die Beine, und wiederholen Sie diesen Ablauf auf der anderen Seite mit der rechten Hand.
Das linke Bein aufgestellt, benutzen Sie dann die Mittelfinger beider Hände, um den Damm in einer diagonalen Linie von vorne nach hinten zu dehnen. Das ist besonders leicht, wenn Sie Ihre linke Hand von hinten durchschieben und mit Ihrer rechten Hand von vorne kommen. Ziehen Sie das Gewebe in beide Richtungen gleichzeitig, bis Sie eine leichte Dehnung spüren. Lösen Sie Ihre Hände, und wiederholen Sie den Ablauf auf der anderen Seite, Ihr rechtes Bein aufgestellt.

DEPRESSIONEN – siehe EMOTIONALE PROBLEME

DIABETES

Yoga ist wohltuend und kann regelmäßig praktiziert werden, wenn Sie Diabetikerin sind.

DURCHBLUTUNG (SCHLECHTE)

Das regelmäßige Praktizieren von Yoga kombiniert mit Massage, Laufen und Schwimmen hilft, die Durchblutung anzuregen.

Sämtliche Yoga-Haltungen sind gut geeignet, und es empfiehlt sich, Ihr Programm im Laufe der Woche immer wieder zu variieren, so daß Sie Übungen aus jeder Gruppe machen.

Die Durchblutung zu und von den Beinen wird verbessert durch die Fuß-Übungen in Kapitel 4 sowie durch Übung Nummer 12a, die Wadendehnung, die Haltungen im Knien, Nummer 14 und 15, die Thai-Göttin, Nummer 16, den Baum, Nummer 22, und den Hund, Nummer 25.

Vermeiden Sie es, lange zu stehen und schlagen Sie im Sitzen nicht Ihre Beine übereinander (siehe auch niedriger Blutdruck und Neigung zu Schwächege-fühlen).

EKTOPE SCHWANGERSCHAFT

Eine frühere ektope (extrauterine, Anm.d.Ü.) Schwangerschaft kann eine ziemlich schockierende Erfahrung sein, die bei Ihnen Ängste und Unsicherheit in Bezug auf eine neue Empfängnis hinterläßt. Das regelmäßige Praktizieren von Yoga ist eine der besten Möglichkeiten, diese Gefühle zu überwinden und Ihre Gesundheit insgesamt zu fördern. Die Konzentration auf die Bek-kenübungen (Gruppe 2) hilft Ihnen, für eine optimale Gesundheit der Fort-pflanzungsorgane zu sorgen. Auch alternative Behandlungen oder eine Bera-tung können hilfreich sein.

EMOTIONALE PROBLEME

Yoga kann eine große Hilfe sein, wenn Sie ängstlich oder depressiv sind. Ganz gleich, wie schlecht Sie sich fühlen, versuchen Sie die Disziplin aufzubringen, täglich eine Stunde zu praktizieren und im Laufe der Woche sämtliche Haltungen zu üben, jede Sitzung mit Atmen beginnend und mit einer Ent-spannung beendend. Lesen Sie sich Kapitel 2 und die Informationen auf S. 62f. über das Loslassen von Gefühlen durch.

Wenn Sie sich nach einigen Wochen regelmäßigen Übens immer noch sehr verstört fühlen, und die Angst, Sorge oder Furcht bestehen bleibt, sollten Sie Hilfe bei einer Therapeutin, einer Beratung, Ihrer Hebamme oder Ihrem Arzt suchen. Versuchen Sie sich selbst Zuwendung zu geben, indem Sie gut essen und jeden Tag einen Spaziergang im Freien machen. Wenn Sie sich ständig teilnahmslos, weinerlich oder verzweifelt fühlen, ist es sowohl um Ihrer selbst als auch um des Babys willen wichtig, daß Sie sich Hilfe suchen. Stellen Sie sicher, daß Sie nicht unter Blutarmut leiden, wenn Sie sich schwach fühlen, denn das kann in der Schwangerschaft sehr wohl die Ursache für Depressionen und Teilnahmslosigkeit sein.

EMPFÄNGNISPROBLEME

Das tägliche Praktizieren von Yoga verbessert Ihre Gesundheit und Ihre Fähigkeit, sich zu entspannen, insgesamt und damit auch die Chancen einer Empfängnis. Sie können täglich die Beckenübungen der Gruppe 2 machen, um die Gesundheit der Fortpflanzungsorgane optimal zu fördern. Auch Akupunktur und Homöopathie können hilfreich sein.

ERBRECHEN – siehe **ÜBELKEIT UND ERBRECHEN**

ERKÄLTUNGEN, HUSTEN UND INFEKTIONEN DER OBEREN LUFTWEGE

Wenn Sie sich während der Schwangerschaft eine Infektion der oberen Luftwege zuziehen, kann es sehr schwierig sein, sie zum Abklingen zu bringen. Der Grund dafür ist, daß die hormonellen Veränderungen auch zum Anschwellen der Wände von Nasengängen und Nebenhöhlen führen.

Um die Unterleibs- und Rückenmuskeln beim Husten nicht zu belasten, sollten Sie sich dabei leicht nach vorne beugen. Homöopathische Mittel und Inhalationen sowie ein Luftbefeuchter im Schlafzimmer können hilfreich sein. Wenn die Infektion sehr heftig und hartnäckig ist, müssen Sie vielleicht sogar Antibiotika nehmen (Achtung: mögliche Risiken für das Baby). Sollten Sie fiebern oder sich steif fühlen und Schmerzen haben, lassen Sie Yoga und Atemübungen weg und konzentrieren sich stattdessen auf die Entspannung. In der Genesungsphase können einige sanfte Yoga-Übungen dazu beitragen, daß Sie Ihre Energie zurückgewinnen.

Der Wechselatem durch ein Nasenloch kann beim Ausklingen einer Erkältung die Nasengänge klären (siehe Kapitel 3).

ERSCHÖPFUNG – siehe **MÜDIGKEIT**

ESSSTÖRUNGEN

Wenn Sie unter Magersucht oder Bulimie leiden, ist es sehr wichtig, daß Sie mit Ihrer Hebamme oder Ihrem Arzt darüber sprechen und professionelle Hilfe bei einem auf diese Beschwerden spezialisierten Therapeuten suchen.

Yoga kann sehr hilfreich bei der Überwindung dieser Schwierigkeiten sein, ist aber ohne eine angemessene Behandlung oder Therapie nicht ausreichend. Eßstörungen können sowohl Ihre als auch die Gesundheit Ihres Babys beeinträchtigen, wenn sie nicht behandelt werden. Ihre Ernährung muß sorgfältig überwacht werden, um Problemen vorzubeugen, und es empfiehlt sich, noch während der Schwangerschaft eine Stillexpertin (siehe Adressen) aufzusuchen. Damit beugen Sie der Gefahr vor, daß Ihre eigenen Eßprobleme sich auf die Ernährung Ihres Babys übertragen, und schützen sich beide.

FEHLGEBURT

Auch bei der geringfügigsten Blutung sollten Sie mit den Körperübungen aufhören und die Ursache dafür mit Ihrem Arzt zusammen erforschen (siehe »Blutungen«). Wenn Sie bereits eine Fehlgeburt hatten oder bei dieser Schwangerschaft eine Fehlgeburt befürchten, sollten bis zur 16. Woche sämtliche Körperübungen vermieden werden. Bis zu der Zeit sind Atemübungen und Entspannung äußerst nützlich.

Die Yoga-Haltungen sind nicht anstrengend und mit ziemlicher Wahrscheinlichkeit kein Grund für eine Fehlgeburt, aber als Vorbeugemaßnahme ist es am klügsten, erst mit den Übungen anzufangen, wenn der Fötus sich fest eingenistet hat.

FIBROME

Fibrome können in der Schwangerschaft akute Unterleibsschmerzen hervorrufen, da das Gewebe des Uterus sich dehnt. Es ist ziemlich sicher, Yoga zu praktizieren, vorausgesetzt, Ihr Arzt ist einverstanden. Achten Sie aber darauf, Haltungen zu vermeiden, die Schmerzen verstärken oder verursachen, und konzentrieren Sie sich auf die Positionen, die zu helfen scheinen.

Es wird Ihnen gut tun, sich auf sanfte Atemübungen und Entspannung in ruhigeren Positionen zu konzentrieren. Gemäßigtes Schwimmen statt langes Laufen kann sich sehr gut als körperliche Bewegung eignen, sollten die Fibrome Ihnen Beschwerden bereiten.

FRUCHTWASSERPUNKTION

Sollten Sie eine Fruchtwasserpunktion vornehmen lassen, werden Sie die Entspannung und die einfache Atemübung vor, während und nach der Untersuchung als sehr hilfreich empfinden.

Ratsam ist, unmittelbar nach einer Fruchtwasserpunktion im Bett zu ruhen und eine Woche lang keinerlei Haltungen zu praktizieren. Der Grund dafür ist das leicht erhöhte Risiko einer Fehlgeburt. Auch wenn es unwahrscheinlich ist, daß Yoga eine Fehlgeburt fördert, ist es besser, übervorsichtig zu sein.

In dieser Zeit werden Ihnen die Atemübungen in Kapitel 3 und die Entspannung auf S. 169 gut tun. Nach einer Woche können Sie Ihr normales Yoga-Programm wieder aufnehmen, und das wird Ihnen bis zum Ergebnis der Untersuchung etwas von der Anspannung und Angst nehmen.

FUSSBESCHWERDEN

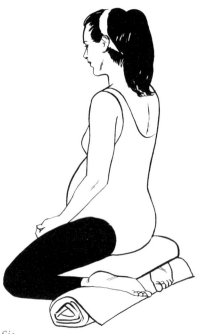

Abb. 7.3. Benutzen Sie beim Knien eine zusammengerollte Decke unter den Füßen.

Da wir unsere Füße in Schuhe zwängen, die hohe Absätze haben oder in denen die Zehen keinen Platz finden, haben die meisten von uns Probleme mit den Füßen, ohne sich damit weiter zu beschäftigen. Wirklich lebendige Füße sind gelenkig und elastisch, die Zehen sind weit gespreizt und passen sich ständig wechselnden Haltungen an, um uns zu helfen, unser Gleichgewicht zu finden. Wir können unseren Füße mit vernünftigen Übungen leicht zu mehr Gelenkigkeit verhelfen. Die einfachen Fuß-Übungen und Ratschläge in Kapitel 4 sind hierfür ebenso nützlich wie eine regelmäßige Fußmassage.

Besonders wohltuend für die Füße sind die Haltungen Nummer 14, 15 und 16. Machen Sie diese Übungen möglichst oft, und wechseln Sie dabei von einer zur anderen über. Sollten Ihre Füße sehr steif sein, können Sie – wie vorgeschlagen – ein Polster oder Kissen benutzen und eine zusammengerollte Decke unter Ihre Füße schieben.

Arbeiten Sie mit der Zehen-Übung auf S. 82, damit Ihre Zehen sich spreizen.

Um Ihre großen Zehen gerade auszurichten, können Sie den Grundstand (Nummer 21) üben und dabei einen kurzen Riemen oder Gurt um Ihre großen Zehen schlingen, um sie zueinander zu ziehen.

GEBÄRMUTTERSENKUNG

Yoga-Haltungen und Beckenbodenübungen können in der Schwangerschaft helfen, diesem unangenehmen Problem vorzubeugen, das auftritt, wenn die stützenden Bänder und Muskeln der vaginalen Wand zu schlaff sind. Streß und starke Verausgabung können zu dieser extremen Schlaffheit des Beckenbodens beitragen, mit der der Körper signalisiert, daß er »zusammenbricht«.

Wenn Sie nach einem früheren Gebärmuttervorfall erneut schwanger sind, können Beckenbodenübungen (siehe S. 136) für die Vermeidung des Wiederauftretens dieses Symptoms ebenso entscheidend sein wie ein ruhiger, streßfreier Lebenswandel. Ratsam ist der Besuch bei einer Krankengymnastin mit geburtskundlicher Ausbildung, um sicherzustellen, daß Sie alles in Ihrer Macht Stehende tun, um eine Schwächung des Beckenbodens zu verhindern.

GEWICHT

Bei Übergewicht sind Sie anfälliger für kleinere Beschwerden, achten Sie also sorgfältig auf eine gute Ernährung, ohne Diät zu halten. Ihr Hauptproblem betrifft sicher die körperliche Beweglichkeit. Wenn Sie sehr unbeweglich sind, können Sie Ihr Körperübungsprogramm mit langsamem Schwimmen beginnen und sich von der Schwerelosigkeit und Tragkraft des Wassers unterstützen lassen.

Fangen Sie Ihr Yoga mit den Haltungen an, die Sie leicht im Wasser machen können, und gehen Sie, wenn Sie beweglicher geworden sind, dazu über, sie auch auf dem Trockenen zu üben. Beziehen Sie dann allmählich die anderen Yoga-Haltungen in Ihr Programm ein, ohne sich zu übernehmen. Wenn Sie lernen, auf diese gesunde Weise Kalorien zu verbrauchen, können Sie Ihre Schwangerschaft nutzen, um Ihre Gesundheit insgesamt zu verbessern und die Verhaltensmuster zu ändern, die für Ihr Übergewicht primär verantwortlich sind.

Sollten Sie untergewichtig sein, müssen Sie den Rat eines Arztes und Ernährungsspezialisten einholen, denn wenn Sie Gewicht verlieren, könnte Ihr Baby in Mitleidenschaft gezogen werden. In diesem Fall muß Ihre Schwangerschaft sorgfältig überwacht werden.

HÄMORRHOIDEN – siehe KRAMPFADERN

HAUTVERÄNDERUNGEN

Wahrscheinlich fällt Ihnen auf, daß Ihre Haut in der Schwangerschaft gesund und strahlend aussieht, und Ihr Gesicht und Ihr Körper runder und voller sind. Ursache dafür ist die vermehrte Körperflüssigkeit, die in dem Gewebe direkt unter der Haut gebunden wird. Auch die Blutversorgung nimmt aufgrund des Weicherwerdens und Weitens der winzigen Blutgefäße in der Haut zu. Wahrscheinlich ist Ihnen in der Schwangerschaft wärmer, und Sie schwitzen leichter. Die Wärme, die durch die zusätzliche Blutversorgung der Körperoberfläche erzeugt wird, stellt sicher, daß Ihre Innentemperatur gleichmäßig bleibt. Schwitzen hilft, Abfallprodukte auszuscheiden und Ihre Temperatur zu regulieren. Die vermehrte Blutzufuhr in den Blutgefäßen der Haut verursacht manchmal rote Wangen oder rote Flecken. Diese Phänomene verschwinden nach der Schwangerschaft wieder. Auch Juckreiz ist in der Schwangerschaft verbreitet und kann eine allergische Reaktion auf Waschmittel oder Seife darstellen. Bei manchen Frauen kann die Haut an Brüsten, Bauch oder Oberschenkeln rötliche Streifen aufweisen, die als Schwangerschaftsstreifen bekannt sind. Sie tauchen an den Brüsten zu Beginn der Schwangerschaft und am Bauch gegen Ende auf, da die Haut sich dehnt. Nach der Geburt verblassen sie und nehmen eine silbrige Farbe an. Besonders häufig treten Sie bei Frauen mit einer empfindlichen Haut oder Übergewicht auf. Yoga hilft, die Elastizität Ihrer Haut zu verbessern. Tägliche Massagen mit einem Öl gegen Schwangerschaftsstreifen von Beginn der Schwangerschaft an können helfen, Schwangerschaftsstreifen vorzubeugen. Manchmal jedoch sind sie unvermeidbar.

HERZSCHLAG, BESCHLEUNIGTER

Ein beschleunigter Herzschlag ist in der Schwangerschaft verbreitet und tritt selbst beim Ausruhen auf, da Ihr Herz zusätzliche Arbeit verrichten muß. Meistens stellen diese Beschwerden kein Problem dar. Trotzdem sollten Sie sich mit Ihrem Arzt darüber austauschen, um sicherzugehen, daß Sie nicht an Anämie leiden. Wenn nichts Problematisches vorliegt, können Yoga, körperliche Bewegung und eine gesunde Ernährung hilfreich sein.

HINTERE HINTERHAUPTLAGE

Die Wirbelsäule und der Kopf sind die schwersten Teile des kindlichen Körpers und liegen in dieser Position an Ihrer Wirbelsäule. Das Knien auf allen Vieren regt Ihr Baby an, sich mit der Schwerkraft in die normale vordere Hinterhauptlage zu drehen. Üben Sie diese Haltung im Verlaufe des Tages möglichst oft, und lassen Sie in den letzten drei Wochen der Schwangerschaft und auch in den Wehen Ihre Hüften dabei kreisen, um Ihr Baby zu unterstützen, sich in die vordere Hinterhauptlage (siehe S. 181) zu drehen.

HOHER BLUTDRUCK (HYPERTONIE)

Da Yoga von Natur aus streßfrei ist, stellt es die ideale Form von Bewegung für Menschen mit leicht erhöhtem Blutdruck dar, denn es ist wissenschaftlich erwiesen, daß es den Blutdruck senkt.

Sie sollten jedoch Vorwärtsbeugen (Nummer 23 und 24) vermeiden und in jeder Haltung lange und langsam atmen und sich entspannen. Lassen Sie sämtliche Haltungen aus, die Ihnen unangenehm sind.

Langsames Schwimmen ist bei zu hohem Blutdruck gut, da es den Blutdruck tendenziell senkt und Ihr Körper sich bewegt, ohne sich anzustrengen.

Sollten Sie Anweisungen haben, im Bett zu ruhen, können Sie sich auf die Atemübungen und die allgemeine Entspannung konzentrieren. Wenn Ihr Arzt einverstanden ist, können Sie auch für etwa eine halbe Stunde einige sanfte Sitzhaltungen üben und anschließend wieder ins Bett gehen, um sich zu entspannen.

Die Übungen für die Füße auf S. 81 helfen Ihnen, Ihre Durchblutung in Gang zu halten, und Sie können sich auf die Bettkante setzen, um ein paar sanfte Übungen für Kopf, Nacken und Schultern zu machen (Nummer 18 und 19), damit diese Körperbereiche nicht steif werden. Sorgen Sie auf jeden Fall dafür, daß Ihr Arzt damit einverstanden ist. Diese Form, den Körper behutsam zu bewegen, hilft Ihnen, sich als menschliches Wesen zu fühlen, wenn Sie wegen hohem Blutdruck eine Weile im Bett bleiben müssen.

INKONTINENZ

Ursache hierfür ist das Weichwerden der Beckenbodenmuskeln aufgrund der Schwangerschaftshormone oder eine generelle Schwäche des Beckenbodens. Konzentrieren Sie sich auf die Beckenbodenübungen auf S. 136ff. Versuchen Sie auch, Ihren Beckenboden bei Ihren alltäglichen Verrichtungen so oft wie möglich zu bewegen. Spannen Sie Ihren Beckenboden an, bevor Sie husten, niesen, lachen, sich die Nase putzen oder sonst etwas tun, was ein Ausfließen verursachen könnte.

Wenn die Beschwerden nach der Geburt nicht besser werden, mag es ratsam sein, einen Krankengymnasten aufzusuchen.

ISCHIAS – siehe SCHMERZEN

KARPALTUNNEL-SYNDROM

Dieses Phänomen ist in der Schwangerschaft weit verbreitet. Es kann sich darin äußern, daß eine oder beide Hände einschlafen, kribbeln, brennen, anschwellen oder schmerzen. Oft verschlimmert sich dieser Zustand nachts. Aufgrund der zunehmenden Körperflüssigkeiten während der Schwangerschaft und auch des generellen Weichwerdens Ihres Körpergewebes können die Flüssigkeiten nicht so leicht aus den Extremitäten zurückkehren.

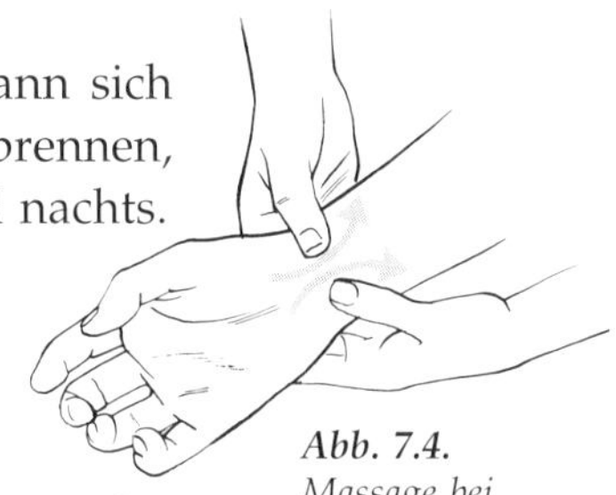

Abb. 7.4.
Massage bei
Karpaltunnel-
Syndrom

Ursache für das Karpaltunnel-Syndrom ist, daß aufgrund von Ödemen oder Schwellungen Druck auf die Nerven in den Handgelenken ausgeübt wird. Die Übungen in Gruppe 4, Nummer 18, 10 und 20, sind geeignet, diesen Beschwerden entgegenzuwirken. Sie können Eispackungen machen und in extremen Fällen nachts auch eine Schiene um das Handgelenk tragen. Empfehlenswert ist eine osteopathische Behandlung. Auch die folgende Massage kann helfen. *Partnermassage:* Ihr Partner massiert Ihre Handgelenke mit beiden Daumen in Pfeilrichtung (Abbildung 7.4). *Selbstmassage:* Streichen Sie nacheinander in Richtung eines der Pfeile.

KOPFSCHMERZEN – siehe SCHMERZEN

KÖRPERLICHE BEWEGLICHKEIT

Schwangerschaft, Geburt und Mutterschaft verlangen Ihnen viel Kraft ab, und es ist wichtig, daß Sie körperlich beweglich sind. Sie sollten Yoga kombinieren mit Laufen und Schwimmen, um Ihr körperliches Wohlbefinden zu fördern. Wenn Sie körperlich sehr unbeweglich sind, eignen sich sanfte Yoga-Übungen am flachen Ende des Schwimmbeckens sowie langsames Schwimmen am besten als erste Körperübungen. Nimmt Ihre Energie dann zu, können Sie auch auf dem Trockenen üben. Fangen Sie mit Atmen und Haltungen im Sitzen an und gehen Sie dann allmählich zu den Positionen im Stehen über (siehe Gewicht).

KORPULENZ – siehe GEWICHT

KRAMPFADERN

Diese treten in der Schwangerschaft sowohl in den Beinen als auch im Bereich von Anus und Vulva auf und beruhen auf dem hormonellen Weichwerden der Muskelwände der Venen sowie dem zusätzlichen Gewicht der Schwangerschaft. Im allgemeinen werden Krampfadern durch Yoga auf keinen Fall verstärkt. Schmerzen bei bestimmten Übungen sind ein warnender Hinweis, diese auszulassen. Ihre Selbsthilfemaßnahme sollte darin bestehen, die Durchblutung vom Unterkörper hoch zum Rumpf zu verbessern, indem Sie Ihre Beine entlasten und Ihre Füße so oft wie möglich hochlegen. Wenn Sie zum Beispiel auf dem Sofa sitzen, sollten Sie ein Kissen auf einen Stuhl vor sich legen und Ihre Füße darauf ausruhen.

Aromatherapie-Massage ist sehr hilfreich. Achten Sie aber darauf, die Venen nicht zusammenzudrücken und arbeiten Sie immer von den Füßen nach oben.

KRAMPFADERN IM BEREICH VON ANUS ODER VULVA

In der Schwangerschaft können Sie diese Beschwerden durch häufiges Praktizieren von Beckenbodenübungen in Anti-Schwerkrafthaltungen, wie Knien mit vornübergebeugter Haltung oder die verlangsamende Position (siehe S. 136f.), mildern und heilen, denn diese helfen, den Muskeltonus der Blutgefäßwände zu verbessern und unterstützen den Beckenboden. Ideal wäre, wenn Sie morgens vor dem Aufstehen und Abends vor dem Einschlafen jeweils zwischen 50 bis 100 »Quickies« (S. 138) machten und im Laufe des Tages, wann immer Sie daran denken, noch weitere.

Am besten vermeiden Sie die volle Hocke und benutzen statt dessen immer einen Hocker. Lassen Sie auch sämtliche Vorwärtsbeugen weg, bis die Krampfadern besser geworden sind.

KÜNSTLICHE BEFRUCHTUNG

Nach einer künstlichen Befruchtung ist es am besten, übervorsichtig zu sein und zu warten, bis der Fötus sich sicher eingenistet hat, bevor Sie anfangen, Yoga zu machen. Sie müssen sich von Ihrem Arzt beraten lassen, wann Sie mit den Körperübungen beginnen. Meistens können Sie die Schwangerschaft nach dem vierten Monat als völlig normal betrachten. Bis dahin tun Ihnen die Atemübungen auf S. 66f. und die Entspannung auf S. 169 sicher sehr gut.

MATTIGKEIT – siehe MÜDIGKEIT

MÜDIGKEIT

Müdigkeit, ein verbreitetes Phänomen in der Schwangerschaft, kann verursacht sein durch die zusätzliche Arbeit, die Ihr Körper leistet. Achten Sie darauf, daß Sie sich nicht verausgaben. Es ist ganz wesentlich zu akzeptieren, daß das Schwangersein Ihr Leben verändert und Sie langsamer machen, mehr ruhen und sich gut versorgen müssen. Wichtig ist auch, untersuchen zu lassen, ob Sie unter Anämie leiden, und wenn das der Fall sein sollte, bei Ihrer täglichen Ernährung auf eisenreiche Lebensmittel zu achten und ein eisenhaltiges Zusatzmittel oder organisches Tonikum einzunehmen.

Müdigkeit kann auch auf einer schlechten Körperhaltung, Versteifungen oder mangelnder Bewegung beruhen. Wenn Sie den Anweisungen in Kapitel 4 und 5 folgen, sollte sich das auf Ihre Energie positiv auswirken. Machen Sie Ihre Körperübungen anfangs ganz behutsam, und erweitern Sie sie dann allmählich, so daß Sie die wohltuenden Auswirkungen genießen können, ohne sich zu verausgaben! Wenn Sie zu Trägheit neigen, können Sie einen Kurs besuchen, mit einer Freundin oder Ihrem Partner zusammen oder nach einer Kassette üben.

Auch Schlafmangel oder emotionale Probleme können Müdigkeit verursachen. Wenn die Müdigkeit anhält, können Akupunktur oder Shiatsu helfen. Auch Massage und viel Ruhe können Ihnen gute Dienste leisten.

MULTIPLE SKLEROSE

Sanftes Yoga ist bei dieser Krankheit eine ideale Form, den Körper zu bewegen, ohne zu ermüden oder sich übermäßig anzustrengen.

Machen Sie täglich nur wenige Übungen, und lassen Sie sich viel Zeit für das Atmen und die Entspannung am Ende. Üben Sie regelmäßig ein wenig, und ändern Sie die Haltungen so ab, daß Sie niemals versuchen, sich anzustrengen und über Ihre angenehme Grenze hinauszugehen. Einzelunterricht bei einer qualifizierten Yoga-Lehrerin für Schwangere ist hilfreich, aber achten Sie darauf, daß die Methode, die gelehrt wird, ebenso sanft und mühelos ist wie die in diesem Buch.

MUSKELKRÄMPFE

Muskelkrämpfe in den Beinen und Füßen sind in der Schwangerschaft sehr verbreitet und treten oft in Form von plötzlichen Wadenkrämpfen auf, die Sie sogar im Schlaf befallen können. Einige der Haltungen im Knien können beim ersten Probieren Krämpfe in den Füßen auslösen, wenn Ihre Fußgelenke steif sind. Das hört mit zunehmender Übung auf.

Wenn es zu Krämpfen kommt, sollten Sie als erstes die Muskeln dehnen, indem Sie im Sitzen die Beine ausstrecken, Ihre Füße aufstellen, um die Fersen zu dehnen und die Wadenmuskeln kräftig massieren, bis der Krampf vorbei ist. Die Fußübungen in Kapitel 4 und die Wadendehnung (Nummer 12a) helfen Krämpfen vorzubeugen und sollten mehrmals im Laufe des Tages und auch kurz vor dem Schlafengehen gemacht werden. Auch der Hund (Nummer 25) ist in diesem Fall eine geeignete Übung. Um Ihre Füße generell zu kräftigen, können Sie versuchen, die Thai-Göttin (Nummer 16) und die Grundhaltung im Knien (Nummer 14) abwechselnd zu machen und diese Kombination eine Weile täglich praktizieren.

NIEDRIGER BLUTDRUCK UND SCHWÄCHEGEFÜHLE

Wenn Sie sich in der Schwangerschaft häufig schwach und benommen fühlen, kann das an Ihrer Haltung liegen. Vor allem ein plötzliches Wechseln der Körperhaltung, zu langes Stehen oder die Rückenlage können solche Symptome auslösen. Wenn Sie ein Schwächegefühl verspüren, sollten Sie sich schnell aber vorsichtig hinsetzen, um zu vermeiden, daß Sie fallen, und Ihren Kopf nach unten nehmen oder sich auf Ihre Seite legen, bis Ihnen besser ist. Wenn Sie mit Ihren Füßen, Beinen und Gesäßmuskeln »pumpen«, indem Sie sie, wenn Sie stehen, anspannen und wieder loslassen, wird Ihre Durchblutung verbessert. Sorgen Sie dafür, daß Sie beim Ausruhen oder Schlafen auf der Seite liegen.

Yoga schafft bei diesem Problem langfristig Abhilfe, aber folgen Sie sorgfältig den Signalen, die Ihr Körper Ihnen gibt. Wenn Sie in irgendeiner Haltung das Gefühl haben, daß Ihnen schlecht wird, sollten Sie sich hinsetzen und ausruhen. Stimmen Sie Ihr Tempo so ab, daß Sie lernen, den Zeitpunkt vorauszusehen, an dem Sie aufhören müssen. Manchmal kann übertriebenes Atmen während der Übungen einen Schwächeanfall auslösen. Denken Sie daran, den Atem niemals zu forcieren oder seinen normalen Rhythmus zu verändern (siehe S. 66ff.).

Verweilen Sie nicht längere Zeit in Haltungen im Stehen, und lassen Sie sie ganz aus, wenn Ihnen gleich zu Beginn schlecht dabei wird. Besprechen Sie das Problem auf jeden Fall mit Ihrem Arzt, auch wenn für Sie oder Ihr Baby keine Gefahr aufgrund von haltungsbedingtem niedrigen Blutdruck besteht. Rescue Remedy, die Notfalltropfen unter den Bachblüten, sind hilfreich, tragen Sie also immer eine Flasche bei sich, wenn Sie oft Schwächeanfälle haben. Lassen Sie sich auch auf Anämie untersuchen, da diese oft ein Grund für Schwächegefühle in der Schwangerschaft ist.

ÖDEME

Der generelle Zuwachs an Körperflüssigkeit und Elastizität der Muskeln, der durch die Hormone verursacht wird, führt manchmal zu Wasseransammlungen in Füßen, Beinen und Fingern. Das ist in der Schwangerschaft normal und kann sich in den Wochen vor der Geburt verstärken. Diese Symptome treten vor allem dann auf, wenn Sie Zwilling bekommen, extrem zunehmen, in heißem Wasser baden oder länger gestanden haben. Ödeme selbst sind meistens kein Grund zur Besorgnis. Trotzdem sollten sie untersucht werden, da sie zusammen mit weiteren Symptomen auf mögliche Probleme hinweisen können.

Ödeme sind unangenehm, versuchen Sie also, sämtliche Bewegungen zu vermeiden, die sie verschlimmern, und möglichst oft Ihre Beine hochzulegen und sich auszuruhen. Yoga wird Ihnen gut tun, aber lassen Sie Haltungen weg, in denen Sie sich unwohl fühlen. Homöopathie ist hilfreich. Meistens verschwinden Ödeme schon bald nach der Geburt.

ORGASMUS – siehe SEXUALITÄT

OSTEOPATHIE

Osteopathie ist eine Behandlungsmethode, bei der mit den Händen auf das Muskel-Skelett-System eingewirkt und dadurch der körpereigene Heilungsprozeß unterstützt wird. Die osteopathische Behandlung sorgt dafür, daß die Wirbelsäule normal funktioniert und hilft durch Anwendung von sanfter Entspannung und Gewebedehnung sämtliche Schmerzen und Beschwerden lindern, die mit den Belastungen der Schwangerschaft einhergehen. Sowohl akuten als auch chronischen Beschwerden wie Rückenschmerzen, Ischias, Brachialgie und Bandscheibenbeschwerden kann mit Osteopathie abgeholfen werden, deswegen habe ich diese Behandlung hier immer wieder empfohlen. Achten Sie darauf, daß Ihr behandelnder Osteopath beim Ausbildungsverband der Osteopathen registriert ist und mit der Behandlung von Schwangeren oder jungen Müttern Erfahrungen hat.

Auch Probleme mit früheren Schwangerschaften oder Geburten können mit dieser Behandlungsmethode angegangen werden, die Sie außerdem darin unterstützt, nach der Geburt wieder Ihren normalen körperlichen Zustand zu erreichen. Wenn Sie unter Schmerzen leiden, kann die Beratung durch einen Osteopathen sehr beruhigend sein, weil Sie dann begreifen, wodurch der Schmerz verursacht wird und besser wissen, wie Sie Abhilfe schaffen und verhindern können, daß er stärker wird. Dies ist eine ideale Form der alternativen Therapie für Frauen, die in der Schwangerschaft Yoga machen, denn sie ergänzt die Arbeit mit den Haltungen.

Ein cranio-sakraler Osteopath benutzt eine äußerst sanfte und wirkungsvolle

Technik, um auf einer sehr tiefen, subtilen Ebene auf den Kreislauf der Rückenmarksflüssigkeit in der Wirbelsäule einzuwirken. Das kann in der Schwangerschaft eine sehr geeignete Form der Behandlung sein. Einige Osteopathen praktzieren sowohl Osteopathie als auch cranio-sakrale Osteopathie, je nachdem, was bei vorliegenden Beschwerden angemessen ist.

OSTEOPOROSE

Die hier vermittelte Form des sanften Yoga ist ideal bei Osteoporose, da die Betonung auf der behutsamen Dehnung und dem Loslassen der Wirbelsäule liegt, was genau auf diese Beschwerden zugeschnitten ist. Die Resultate in der Schwangerschaft können sehr positiv sein, aber es empfiehlt sich, sorgfältig abgestimmte Einzelstunden zu nehmen. Vermeiden Sie extreme Drehungen oder Seitwärtsbeugen sowie alles, was sich unangenehm anfühlt.

PLAZENTA PRAEVIA (Anomale Lage der Plazenta)

Wenn Ihre Plazenta teilweise oder ganz verlagert ist, können Sie leichte Yoga-Übungen machen, sollten jedoch die volle Hocke (Nummer 12f) vermeiden. Unbedenklich ist aber das Hocken auf einem Stapel Bücher oder einem niedrigen Hocker. Vermeiden Sie sämtliche anstrengenden Übungen, gehen Sie gemäßigt vor, und bleiben Sie innerhalb Ihrer angenehmen Grenze. Sollten Blutflecke in der Wäsche sein oder Blutungen auftreten, müssen Sie mit den Körperübungen aufhören, bis Ihr Arzt Ihnen sagt, daß Sie weitermachen können.

RHESUSFAKTOR NEGATIV

Der Rhesusfaktor ist für Körperübungen in der Schwangerschaft nicht von Bedeutung. Ihre Hebamme oder Ihr Arzt sagen Ihnen, was vor und nach der Geburt zu beachten ist.

RÜCKENSCHMERZEN – siehe SCHMERZ

SCHLAFLOSIGKEIT

Schlaflosigkeit ist in der Schwangerschaft ziemlich verbreitet, vor allem gegen Ende. Zuerst einmal müssen Sie herausfinden, ob Sie Sorgen oder Ängste haben, die Sie wachhalten. Achten Sie auf tägliche körperliche Bewegung, und gehen Sie möglichst zwei-, dreimal in der Woche spazieren oder schwimmen. Nehmen Sie vor dem Schlafengehen ein warmes Bad, dem Sie ein paar Tropfen reines Kamillenöl zufügen, und machen Sie dann eine Stunde sanftes Yoga, das Sie mit einer langen Entspannung im Bett beenden und sich dabei auf Ihre Atmung konzentrieren. Wahrscheinlich wird all das zusammen Ihnen helfen, einzuschlafen, aber selbst wenn Sie nicht schlafen können, ist die Tiefenentspannung ein angemessener Ersatz für Schlaf. Bitten Sie Ihren Partner, Sie abends vor dem Schlafengehen zu massieren und dabei ein beruhigendes Massageöl auf Kamillenbasis zu benutzen. Das ist eine gute Möglichkeit, den Schlaf zu fördern.
Auch ein Glas warme Milch vor dem Zubettgehen kann hilfreich sein. Benutzen Sie viele Kissen, um es sich bequem zu machen. Wenn Sie unter schwerer Schlaflosigkeit leiden, müssen Sie mit Ihrer Hebamme oder Ihrem Arzt darüber sprechen und vielleicht eine Beratung aufsuchen.

SCHMERZEN

Kopf- und Nackenschmerzen

Kopfschmerzen in der Schwangerschaft beruhen meistens auf Verspannungen im Nacken. Diese wiederum können oft auf festgehaltene Schultern, Haltungsschäden oder emotionale Probleme zurückgeführt werden. Wenn Sie zu Kopfschmerzen neigen, sollten Sie vermeiden, sich zu sehr zu ermüden oder zu verausgaben. Achten Sie sorgfältig auf Ihre Haltung und darauf, daß Sie nicht aus Gewohnheit Ihren Nacken zusammenziehen. Halten Sie ihn lang, indem Sie Ihr Kinn leicht Richtung Brustkorb loslassen und die Muskeln am Schädelrand entspannen.

Nehmen Sie als erste Hilfe bei Kopfschmerzen ein warmes Bad kombiniert mit einer entspannenden Massage, und legen Sie sich dann in einem abgedunkelten Zimmer zur Ruhe. Die Atemübungen in Kapitel 3 und die Nacken- und Schulterübungen (Nummer 18 und 19) sind sowohl vorbeugend als auch bei akuten Kopfschmerzen äußerst hilfreich. Bei anhaltenden oder häufig auftretenden Kopfschmerzen empfiehlt sich eine osteopathische oder craniosakrale osteopathische Behandlung. Kopfschmerzen mit Sehstörungen sollten Sie ernst nehmen und Ihrem Arzt davon berichten.

Kreuzschmerzen und Ischias

Diese Beschwerden treten meistens in Form eines stechenden Schmerzes in der einen oder anderen Seite des unteren Rückens auf, der bis nach unten in das Bein ausstrahlen kann. Sie sind in der Schwangerschaft sehr verbreitet, vor allem in der Rückenlage. Stechende Schmerzen bis hinunter ins Bein werden als Ischias bezeichnet.

Die Sakroiliakalgelenke (zwischen Kreuzbein und Darmbein, Anm.d.Ü) (siehe S. 108) werden von kräftigen Bändern zusammengehalten. Während der Schwangerschaft lockern sich diese Bänder aufgrund des Hormonausstoßes, so daß die Beweglichkeit dieser Gelenke enorm zunimmt. Das dauert bis zu fünf Monate nach der Geburt an. Aufgrund dieser verstärkten Beweglichkeit verlieren die Beckengelenke an Kraft, während die Rolle, die sie bei der Gewichtsübertragung spielen, noch wichtiger wird. Deswegen sind sie anfälliger für Verletzungen, und es kann passieren, daß bei Bewegung die Beckennerven zusammengedrückt werden oder sich entzünden. Verspannungen im unteren Rücken, Bandscheibenprobleme oder der Druck, der beim Austreten des Kopfes des Babys entsteht – das alles kann zu Kreuzschmerzen oder Ischias beitragen. In diesem Fall empfiehlt es sich dringend, einen Osteopathen aufzusuchen.

Entscheidend ist auch, sorgfältig auf die Haltung und eine parallele Fußstellung zu achten (siehe Kapitel 4). Vermeiden Sie es, das Gewicht auf ein Bein zu verlagern. Während einige Frauen bestimmte Haltungen hilfreich finden, stellen andere fest, daß der Schmerz sich in diesen Positionen verschlimmert. Probieren Sie also alle Haltungen aus, und bleiben Sie bei denen, die Ihnen Erleichterung verschaffen. Lassen Sie die Übungen aus, die den Schmerz verstärken. Die Kindhaltung (Nummer 11) ist meistens hilfreich. Wichtig ist auch, daß Sie Bewegungen in den Beckengelenken nicht übertreiben, bleiben Sie also innerhalb Ihrer angenehmen Grenze, und konzentrieren Sie sich auf ein sanftes Loslassen ohne jede Anstrengung.

Eine osteopathische Behandlung kombiniert mit Yoga ist bei diesen Beschwerden meistens sehr wirkungsvoll. Sorgen Sie auch dafür, daß Sie genügend Ruhe bekommen und sich nicht verausgaben.

Wenn Sie der Krampfschmerz im Sakroiliakalgelenk oder im Bein überfällt, kann es sehr schwierig sein, sich zu bewegen oder aufzurichten.

Versuchen Sie, ein Bein zu beugen und das Knie sanft umfaßt zu halten, bis der Schmerz abnimmt, und rollen Sie sich dann mit gebeugten Knien auf die Seite, um ein paar Minuten zu ruhen, bevor Sie langsam hochkommen.

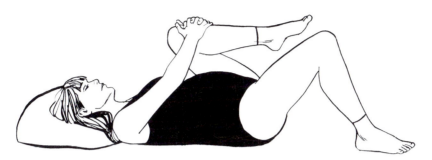

Abb. 7.5. Übung zur Linderung von Kreuzschmerzen

Schmerzen in den Leisten

Es gibt ein inneres Band, das tief in Ihrem Becken vom Uterus zur Vulva verläuft und als »Rundband« bezeichnet wird. Dieses hilft, Ihren Uterus in seiner Position zu halten. Wenn das Gewicht des Babys zunimmt, kann der Druck auf dieses Band zu heftigen Schmerzempfindungen führen, die einen Krampf der umgebenden Muskeln auslösen. Die Folge können kolikartige Beschwerden in den Leisten sein, die sich verstärken, wenn Sie Körperübungen machen. Sollte das eintreten, ist es ratsam, mit den Yoga-Haltungen oder anderen Anstrengungen aufzuhören und einen Osteopathen aufzusuchen, der unter Anwendung sanfter Entspannungstechniken helfen kann, die verkrampften Muskeln zu lösen.

Die Unterleibsmuskeln sind an den unteren Rippen befestigt. Wenn sie sich in der späten Schwangerschaft dehnen und über den wachsenden Bauch gezogen werden, kann es dort, wo sie an den Rippen befestigt sind, zu Schmerzen kommen. Es ist auch möglich, daß das Baby in den letzten Wochen gegen die unteren Rippen tritt, was Beschwerden hervorruft.

Das wachsende Gewicht des Brustgewebes bedeutet für den Brustkorb und damit die Rippen ebenfalls eine gewisse Belastung. Yoga-Übungen, bei denen die Betonung darauf liegt, die Wurzel der Wirbelsäule nach unten hin länger werden zu lassen und Verspannungen in Nacken und Schultern zu lösen, helfen den Brustkorb entlasten. Die Rippen schützen im wesentlichen Ihr Herz und Ihre Lungen. Versuchen Sie sich bei Ihrer täglichen Haltung daran zu erinnern und vermeiden Sie es, unnötig zusammenzusacken und damit den Brustkorb einzudrücken. Wenn Sie sich Raum zum Atmen geben und daran arbeiten, Ihre Haltung generell zu verbessern, sollten Rippenschmerzen abnehmen. Auch eine osteopathische Behandlung ist empfehlenswert.

Rückenschmerzen

Rückenschmerzen sind in der Schwangerschaft weit verbreitet und ein warnendes Anzeichen dafür, daß Ihre Haltung nicht im Gleichgewicht ist, Ihr Körper nicht genügend Ruhe bekommt oder durch Ihre täglichen Gewohnheiten und Ihren Lebensstil überfordert ist.

Aufgrund des wachsenden Gewichts des Kindes sind Haltungsänderungen unvermeidbar, und Frauen, die vor der Schwangerschaft eine gute Körperhaltung hatten, können sich umstellen, ohne Rückenschmerzen zu bekommen. Das ist aber ziemlich selten. Die meisten schwangeren Frauen weisen eine der folgenden Haltungen auf:

Hohlkreuz: Hier werden die normalen Krümmungen der Wirbelsäule übertrieben, so daß das Becken mit zunehmendem Gewicht des Babys eher nach vorne als nach hinten und damit zur Vorderseite des Körpers kippt. Die Folge ist, daß die Unterleibsmuskeln und unteren Rippen überbelastet werden, die Lendenwirbelsäule zusammengedrückt und das Schambeingelenk an der Vorderseite des Körpers überbelastet wird. Das wiederum kann sowohl zu Kreuzschmerzen als auch zu Beschwerden in der oberen Rückenwirbelsäule sowie in Nacken und Schultern führen.

Rundrücken: Hier sind die Krümmungen der Wirbelsäule eher abgeschwächt als übertrieben, so daß das Rückgrat eine einzige langgezogene, schlaffe Kurve bildet. In diesem Fall kippt das Becken zu weit nach hinten, und das Baby liegt zum Rücken hin. In der späten Schwangerschaft kann dann der schwere Uterus sehr starken Druck auf die Lendenwirbelsäule ausüben, was oft zu chronischen Rückenschmerzen führt.

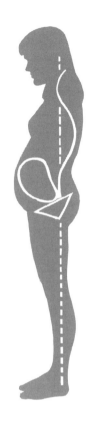

Abb. 7.6.
Hohlkreuz

Die Behandlung von Rückenschmerzen muß das ganze Erscheinungsbild berücksichtigen. Wenn während der Schwangerschaft Rückenschmerzen auftreten, ist das ein Hinweis darauf, daß der Körper sich an die in dieser Zeit vor sich gehenden, normalen Haltungsänderungen nicht anpassen kann. Äußerst empfehlenswert ist eine osteopathische Behandlung, die die Arbeit mit den Yoga-Haltungen und das generelle Haltungsbewußtsein, das Sie mit Hilfe dieses Buches entwickeln, ergänzend unterstützt.

Rückenschmerzen können auf diese Weise stark gelindert und oft ganz zum Verschwinden gebracht werden. Sämtliche Haltungen in diesem Buch sind langfristig von Hilfe, aber lassen Sie sich von Ihren eigenen Reaktionen sagen, welche Sie am meisten unterstützen, und meiden Sie alles, was die Schmerzen verstärkt oder sich anstrengend anfühlt. Arbeiten Sie sehr behutsam und langsam, immer unter Anwendung des Prinzips, »weniger ist mehr«, und lesen Sie die Anweisungen sorgfältig durch.

Die Kind-Haltung (Nummer 11) ist für die meisten Frauen, die unter Rückenschmerzen leiden, eine große Erleichterung, denn sie bringt das Gewicht des Babys für eine Weile von der Wirbelsäule weg und löst sämtliche Rückgratsmuskeln. Beugen Sie sich nicht zu weit vor, und lehnen Sie sich nach vorne auf ein großes Kissen, einen Stuhlsitz oder einen Sitzsack, wenn Ihnen das hilft, Ihre Wirbelsäule zu entspannen.

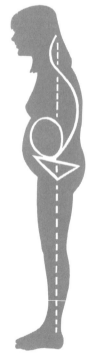

Abb. 7.7.
Rundrücken

Die Nacken- und Schulterübungen (Nummer 18 und 19) sowie die Haltungen im Stehen helfen Ihnen, den Oberkörper loszulassen und ergänzen die Haltungen, die speziell auf das Becken zugeschnitten sind (Gruppe 2). Übungen im Stehen bringen Ihre Haltung ins Gleichgewicht und lösen die Schultern, aber vermeiden Sie es, sich mehr als wenige Zentimeter vorzubeugen. Die Brücke auf S. 166ff. sollte bei Rückenschmerzen vermieden werden, selbst wenn Sie sie vor Ihrer Schwangerschaft regelmäßig gemacht haben. Das gleiche gilt für sämtliche Bewegungen, bei denen die Wirbelsäule nach hinten gedehnt wird. Lassen Sie sie aus, bis Sie Ihr Kind geboren haben und Ihr Rücken wieder kräftiger wird. Sie brauchen gute Anleitung durch eine Yoga-Lehrerin und einen Osteopathen, um sicherzustellen, daß Ihre Haltung wieder im Gleichgewicht ist und aufgrund der Belastung, Ihr Kind zu stillen, zu tragen und zu heben, nicht weiterhin Schaden nimmt. Rückenschmerzen sind kein isoliertes Phänomen, sondern hängen mit Ihrem gesamten Körper und Ihrem

212

Lebensstil zusammen. Ihre täglichen Haltungsgewohnheiten und Tätigkeiten können zu diesen Beschwerden beitragen, lesen Sie also Kapitel 4 besonders sorgfältig durch.

Schwimmen kann bei Rückenschmerzen sehr wohltuend sein, denn es fördert die Muskelspannung und die Beweglichkeit der Gelenke insgesamt in einem Element, das von der Schwerkraft ausgenommen ist. Sie können auch versuchen, einige der Yoga-Haltungen (aus Gruppe 2) am flachen Ende des Schwimmbeckens im Wasser zu üben.

Schmerzen im Bereich des Schambeins

Gegen Ende der Schwangerschaft haben viele Frauen Schmerzen im Bereich des Schambeins. Das ist nicht überraschend, weil das Schambeingelenk beginnt, in Vorbereitung auf die Geburt auseinanderzustreben (und sich bis zu 1 cm weitet), da jetzt der Großteil des Gewichts des schweren Uterus auf diese Stelle drückt. Infolgedessen nehmen die Schmerzen hier nach längerem Laufen, Stehen oder bei Müdigkeit oft zu.

Ruhen Sie viel, vermeiden Sie sämtliche anstrengenden Haltungen und stehen Sie nicht länger als nötig. Spreizen Sie die Beine nicht unnötig weit, machen Sie Ihre Yoga-Übungen mäßig und behutsam und vermeiden Sie sämtliche Positionen, die den Schmerz verstärken. Eine sanfte Form des Schneidersitzes mit Kissen (Nummer 9) im Wechsel mit der Kuh (Nummer 8) kann hilfreich sein. Wenn die Schmerzen heftig sind, sollten Sie einen Osteopathen aufsuchen.

Schmerzen im Bereich des Steißbeins

Das Gelenk zwischen Kreuzbein und Steißbein wird von Bändern zusammengehalten. In der Schwangerschaft werden diese Bänder oft überansprucht, was zu Muskelkrämpfen führt, die das Steißbein nach innen ziehen und Schmerzen bereiten. Da sich das Steißbein normalerweise nach hinten neigt, um den Beckenausgang zu vergrößern, wenn das Baby geboren wird, kann ein dermaßen »überspanntes« Steißbein bei der Geburt zu Verletzungen führen. Es kann nach der Geburt auch im Sitzen oder bei der Darmentleerung Beschwerden hervorrufen oder bei einer weiteren Schwangerschaft oder Geburt Probleme nach sich ziehen. Es empfiehlt sich, sowohl vor als auch nach der Geburt eine osteopathische Behandlung durchzuführen.

Unterleibsschmerzen

Frauen erleben alle möglichen harmlosen Beschwerden, wenn die Muskeln des Uterus und Unterleibs sich dehnen. Sie können als plötzliche Stiche oder schwache Schmerzen im Unterleib auftreten. Oft kann es zu stechenden Schmerzen oder plötzlichen Muskelkrämpfen kommen, wenn Sie Ihre Haltung zu schnell wechseln. Meistens ist es am besten, Ruhe mit Atemübungen, warmen Bädern und Massagen zu kombinieren, bis der Schmerz vorüber ist. Schwere oder beharrliche Unterleibsschmerzen können ernste Ursachen haben, informieren Sie also in diesem Fall immer Ihren Arzt, auch wenn wahrscheinlich nichts Schwerwiegendes vorliegt.

SCHWÄCHEGEFÜHLE – siehe **NIEDRIGER BLUTDRUCK**

SCHWANGERSCHAFTSSTREIFEN – siehe **HAUTVERÄNDERUNGEN**

SCHWITZEN – siehe HAUTVERÄNDERUNGEN

SENKUNG – siehe GEBÄRMUTTERSENKUNG

SEXUALITÄT

Sex in der Schwangerschaft ist weder für Sie noch für Ihr Baby schädlich, vorausgesetzt, Sie genießen ihn. Nehmen Sie dabei Haltungen ein, in denen Ihr Bauch nicht zusammengedrückt wird. Das Knien nach vorn mit geöffneten Beinen kann angenehm sein (Ihr Partner liegt dabei unter Ihnen), und in der späten Schwangerschaft empfiehlt es sich, auf der Seite zu liegen (Ihr Partner hinter Ihnen). Orgasmen nähren Körper und Seele und bereiten den Uterus auf die Geburt vor.

Im allgemeinen fördert Yoga die Freude an der Sexualität und das orgasmische Potential, vor allem die Haltungen, die sich auf die Öffnung und Entspannung des Beckenbereichs konzentrieren. Denken Sie aber daran, daß sich manche Frauen in der Schwangerschaft von der genitalen Sexualität abwenden. Sollte das bei Ihnen der Fall sein, ist es hilfreich, andere Wege sexuellen Genießens zu finden wie zum Beispiel Massage. Wenn Ihre Membrane gerissen sind, sollten Sie den Koitus vermeiden, weil dann die Infektionsgefahr erhöht ist.

SODBRENNEN

Sodbrennen ist in der Schwangerschaft oft unvermeidbar und wird verursacht vom hormonell bedingten Weichwerden der Ventilklappe zwischen Magen und Speiseröhre.

Probieren Sie sämtliche Haltungen aus, um herauszufinden, ob einige diese Beschwerden lindern. Viele Frauen empfinden die Schulter-Übungen als hilfreich. Essen Sie lieber häufig kleinere Mahlzeiten als wenige große, und lassen Sie Nahrungsmittel weg, die das Sodbrennen verstärken. Bei extremem Sodbrennen können homöopathische Mittel helfen.

SPÄTGESTOSE

Wurde eine Spätgestose bei Ihnen diagnostiziert, müssen Sie diesen Zustand ernst nehmen. Wahrscheinlich fühlen Sie sich völlig wohl, aber wenn Spätgestose in Eklampsie übergeht, kann das für Sie und Ihr Baby gefährlich werden. Das können Sie vermeiden, indem Sie die Ratschläge befolgen, die bei Bluthochdruck gegeben wurden. Auch homöopathische oder pflanzliche Mittel und eine gute Ernährung können von unschätzbarer Hilfe sein. Bei leichteren Formen von Spätgestose ist es ziemlich sicher, Yoga zu machen. Achten Sie aber darauf, daß Sie innerhalb Ihrer angenehmen Grenze bleiben. Wenn Bettruhe empfohlen wird, können Sie den Übungsanweisungen folgen, die bei Bluthochdruck gegeben wurden (siehe S. 204).

STEISSLAGE

Die meisten Babys begeben sich etwa in den letzten vier Wochen der Schwangerschaft in die Ausgangsposition für die Geburt, manche aber auch erst wenige Tage oder sogar Stunden vor Einsetzen der Wehen. Bei zweiten oder weiteren Geburten kommt das häufiger vor. Die meisten Babys, die in der späten Schwangerschaft in der Steißlage liegen, drehen ihren Kopf in ihrer eigenen Zeit nach unten, aber manche bleiben auch für die Geburt in dieser Position. Nach etwa 35 Wochen Schwangerschaft reagieren manche Babys in

der Steißlage auf die behutsame Aufforderung, sich zu drehen, die unten im einzelnen beschrieben wird.
Begeben Sie sich mehrmals am Tag bis zu zehn Minuten in die Haltung, die in Abbildung 7.3

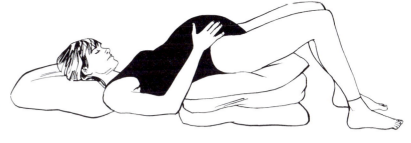

Abb. 7.8.
Ein Baby aus der Steißlage drehen.
Lagern Sie Ihr Becken auf einen dicken Kissenstapel, so daß es höher liegt als der Kopf. Ihre Knie sind gebeugt, die Füße stehen fest auf dem Boden. Massieren Sie in dieser Haltung mehrmals am Tag Ihren Bauch je 10 Minuten lang.

gezeigt wird. Sie unterstützt Ihr Baby darin, sich zu drehen, so daß sein Gesäß sich nicht in den Beckenrand schiebt. Während Sie so liegen, massieren Sie Ihren Bauch sanft mit Ihren Händen in die Richtung, in die das Baby sich nach Angaben Ihrer Hebamme am leichtesten drehen kann, was einige Zeit dauern mag.
Beginnen Sie in der 35. Woche, und fahren Sie täglich mit der Übung fort, bis die Wehen einsetzen. Hören Sie mit der Übung auf, nachdem das Baby sich gedreht hat, und machen Sie stattdessen dann die Hocke, um das Baby darin zu unterstützen, seinen Kopf zu senken. Akupunktur und Homöopathie können mit dieser Übung wirkungsvoll kombiniert werden. Das Knien mit vornübergebeugter Haltung (Abbildung 6.18, S. 181) ist eine weitere geeignete Übung, die im Verlaufe des Tages mehrmals regelmäßig gemacht werden sollte und eine ähnliche Wirkung hat. Täglich eine Stunde Laufen ist ebenfalls eine Hilfe für das Baby, seinen Kopf – der der schwerste Teil des Körpers ist – nach unten Richtung Schwerkraft zu senken.
Emotionale Konflikte, Aufruhr oder Angst vor der Geburt können zur Steißlage des Kindes beitragen.
Auch wenn das Baby bis zur Geburt in dieser Lage bleibt, kann es möglicherweise vaginal geboren werden, sollten die Wehen gut voranschreiten. Es empfiehlt sich, dann die Haltungen einzunehmen, die die Mitwirkung der Schwerkraft am effektivsten verstärken, wie die, die in den Abbildungen 6.30 und 6.31 gezeigt werden – vorausgesetzt, Ihre Geburtshelfer unterstützen Sie darin. Etwa fünfzig Prozent der Steißgeburten oder noch mehr können aktiv verlaufen, aber es ist auch klug, darauf vorbereitet zu sein, daß Sie geburtshilfliche Unterstützung brauchen. Einige Geburtshelfer greifen bei sämtlichen Steißgeburten ein, während andere offen dafür sind, eine aktive vaginale Geburt zu versuchen.
Vorsicht: Wenn Ihr Baby sich noch in der 35. Woche in der Steißlage befindet, sollten Sie das Hocken solange vermeiden, bis es sich gedreht hat, da sich durch diese Haltung das Gesäß des Kindes in den Beckenrand schieben kann. Beginnen Sie aber auf jeden Fall zu hocken, wenn der Kopf sich senkt.

STICHE UND KRÄMPFE – siehe **SCHMERZEN** (Unterleibsschmerzen)

SUCHT

Wenn Sie süchtig nach Zigaretten, Alkohol, Drogen oder Essen sind, ist es ganz wichtig, sich in der Schwangerschaft professionelle Hilfe zu suchen. Sie brauchen ärztliche Unterstützung und Beratung, um Ihr Zwangsverhalten ändern zu können, und es ist nicht so leicht, das alleine zu bewerkstelligen. Besprechen Sie das Problem mit Ihrer Hebamme, denn Ihre Sucht wird sich wahrscheinlich auf die gesunde Entwicklung Ihres Babys auswirken, wenn Sie sie ignorieren.
Yoga kann bei der Überwindung einer Sucht von großer Hilfe sein, und es empfiehlt sich, täglich zu praktizieren. Sämtliche Haltungen sind nützlich, vor allem die Positionen im Stehen und die Atemübungen in Kapitel 3.

ÜBELKEIT UND ERBRECHEN

Dies sind verbreitete Symptome zu Beginn der Schwangerschaft, die gegen Ende des dritten Monats allmählich verschwinden sollten. Gelegentlich dauern sie aber die ganze Schwangerschaft an. Hier sind sanfte Atmung, Meditation und Yoga meistens sehr hilfreich. Empfehlenswert ist auch, einmal täglich länger an der frischen Luft spazieren zu gehen. Vermeiden Sie übertriebenes Atmen beim Praktizieren von Yoga, da dies Übelkeit hervorrufen kann (siehe S. 67).

Wenn sich die Übelkeit bei bestimmten Haltungen verschlimmert, lassen Sie sie weg. Bei starker Übelkeit kann die Homöopathie sehr hilfreich sein. Bei ständigem Erbrechen müssen Sie ärztlichen Rat suchen.

VENA CAVA SYNDROM

Dieser Zustand wird dadurch verursacht, daß das Gewicht des schweren Uterus und des Babys die großen Blutgefäße zusammendrücken, wenn Sie auf dem Rücken liegen, was das Gefühl auslöst, ohnmächtig zu werden. Dieses Problem taucht meistens eher in der späten Schwangerschaft auf, aber einige Frauen leiden während der ganzen Schwangerschaft darunter. Aus diesem Grund wurden Yoga-Haltungen in Rückenlage in diesem Buch weggelassen. Wenn Sie diese Positionen jedoch genießen und dabei keine Schwäche oder Benommenheit verspüren, können Sie sie bis sechs Wochen vor Ende Ihrer Schwangerschaft weiter üben.

VERSTOPFUNG

Wenn Sie unter Verstopfung leiden, ist es wichtig, daß Sie sich täglich körperlich bewegen. Laufen, Schwimmen und Yoga – das alles ist von Hilfe. Das Hocken ist eine unschätzbare Unterstützung, da es die Beckenorgane einschließlich des Darmes entspannen hilft. Sie können auch bei der Darmentleerung hocken, denn das unterstützt Sie darin, den Beckenboden und den Darm loszulassen. Kommen Sie dem Drang zur Darmentleerung sofort nach und lassen Sie sich viel Zeit dabei. Atmen und entspannen Sie sich, ohne sich anzustrengen.

Achten Sie darauf, daß Ihre Ernährung keine Verstopfung hervorruft. Sie brauchen viele Faserstoffe, wie sie in Vollkornprodukten enthalten sind, sowie Obst, Gemüse und viel Flüssigkeit. Essen Sie vor dem Schlafengehen ein paar gedünstete oder pürierte Pflaumen, Feigen oder Aprikosen, das verhilft Ihnen zu einem weicheren Stuhl. Ursache für Verstopfung können auch synthetische Eisenpräparate oder emotionale Spannungen sein.

VULVA – siehe KRAMPFADERN

ZERVIXUMSCHLINGUNG

Sie ist bekannt als Shirodkar-Naht und hilft, einen weichen Gebärmutterhals zusammenzuhalten. Wenn bei Ihnen eine Cerclage vorgenommen wurde, sollten Sie die volle Hocke vermeiden. Sämtliche anderen Haltungen können Sie ohne Bedenken einnehmen, vorausgesetzt, Ihr Arzt ist informiert.

ZWILLINGSSCHWANGERSCHAFT

Zwillinge auszutragen ist eine ganz besondere Form der Schwangerschaft. Ich hatte die Freude, mit vielen Müttern von Zwillingen arbeiten und an dem aufregenden Abenteuer teilhaben zu können, zwei kleine Menschen in sich zu tragen und auch die Überlegungen und Realitäten mit zu bedenken, die damit verbunden sind, wenn eine Frau zwei Babys auf einmal bekommt.

Der Körper einer Frau ist so eingerichtet, daß sie zwei oder sogar noch mehr Babys austragen kann, aber da das Gewicht beider Kinder zusammengenommen beträchtlich sein mag, werden sehr viel größere Anforderungen an Ihren Körper gestellt als bei einem einzelnen Kind. Ihr Uterus vergrößert sich schneller und kann durch seinen Umfang und sein Gewicht zusätzliche kleinere Beschwerden verursachen. Während die meisten Frauen völlige normale Schwangerschaften und Geburten haben, kann das Risiko bei Zwillingen größer sein als bei einem Baby, deswegen ist eine gute Geburtsvorsorge besonders wichtig. Entscheidend ist auch, daß Sie auf eine gute Haltung achten (siehe Kapitel 4). Yoga ist bei einer Zwillingsschwangerschaft eine wunderbare Hilfe. Durch behutsames Praktizieren der angenehmsten Haltungen wird Ihr Körper darin unterstützt, sich zu lockern und auf die Schwangerschaft gut einzustellen. Achten Sie besonders darauf, innerhalb Ihrer angenehmen Grenze zu bleiben, atmen und entspannen Sie viel. Vermeiden Sie sämtliche Haltungen, bei denen Sie auf dem Rücken liegen und die Ihnen unangenehm sind. Sie müssen auch besonders sorgfältig auf eine gute Ernährung achten und sich viel ausruhen.

Wenn es Ihnen schwerfällt, sich aktiv zu bewegen, können Sie in den letzten Wochen Ihrer Schwangerschaft sanfte Yoga-Haltungen wie den Schneidersitz, die Hocke und das Sitzen mit weit geöffneten Beinen im Schwimmbecken üben.

Sämtliche Haltungen für Geburtsarbeit und Geburt in Kapitel 6 eignen sich auch für die Geburt von Zwillingen, vorausgesetzt, es gibt keine Komplikationen und Ihre Geburtsbegleiter sind einverstanden. Es kommt häufig vor, daß einer der Zwillinge in der Steißlage liegt. In diesem Fall sind die Haltungen, die die Schwerkraft effektiv einladen, in der zweiten Phase besonders hilfreich (siehe Steißlage).

Dank

Es ist ein großes Privileg, daß mir die Weisheit einer lebendigen Tradition durch großzügige und begeisterte Lehrerinnen und Lehrer übermittelt wurde. Ich möchte meinen Lehrerinnen Mina Semyon, Mary Stewart und Sandra Sabatini für ihre Inspiration danken. Ich fühle mich geehrt, den Leserinnen nach besten Kräften das weitervermitteln zu dürfen, was sie mich an innovativen Ideen, poetischen Metaphern, Aufmerksamkeit für das Detail und liebevoller Fürsorge für die Praktizierenden gelehrt haben.

Auch meine Kolleginnen und Kollegen haben mir sehr geholfen, vor allem Lolly Stirk mit unserem Austausch über unseren praktischen Unterricht für Schwangere und John Stirk mit seinem Unterricht in Anatomie und Yoga.

Die anmutigen Frauen, die für die Fotografien und Illustrationen Modell gestanden haben, haben wesentlich zu diesem Buch beigetragen: Marigold Gordon Gray, Mooli Ten-Tusscher, Jocelyn James, Erika Klemperer, Linda Coggin, Jennifer Stariski, Shelley Latham, Jill Fricker, Kate Mulchansinge und Judy Lawson. Anthea Sieveking ist der Macht und Schönheit dieser Frauen mit ihren Fotografien voll gerecht geworden. Ich bin Anthea besonders dankbar für ihre Loyalität und Freundschaft und die Begeisterung, die sie diesem Buch im Laufe der Jahre entgegengebracht hat.

Mein Mann, Keith, der zu Hause alle versorgt hat, hat es mir ermöglicht, daß ich diesem Projekt nachgehen konnte.

Ich danke Caroline Holliday und Alice Charlwood dafür, daß sie das Manuskript getippt und mit konstruktiver Kritik bedacht haben, und Laurence Holve, Sandra Sabatini und Yehudi Gordon dafür, daß sie den Text durchgesehen haben.

Julia McCutchen, meine Lektorin bei Element, war mir sowohl eine Hilfe als auch eine Ermutigung und hat mich unterstützt, so daß dieses Buch sich ohne Streß entfalten konnte, wie es für ein Buch über Yoga angemessen ist.

Judy Hargreaves und Julia Naish haben mir persönlich und meiner Familie geholfen, während ich an diesem Buch arbeitete.

Und schließlich bin ich Vanda Scaravelli zutiefst dankbar, denn sie ist die Pionierin und Schöpferin dieser Form des Yoga und hat damit den fruchtbaren Boden für all unser Praktizieren und Unterrichten bereitet.

Literatur

Albrodt, Dirk u.a.: *Blütenessenzen in der Geburtsvorbereitung.* (Bezugsquelle siehe S. 221)

Balaskas, Janet: *Aktive Geburt. Ein praktischer Ratgeber für junge Eltern.* Kösel 1993.

Balaskas, Janet: *Natürliche Schwangerschaft. Massage, Ernährung, Naturheilverfahren, Yoga und Gymnastik.* Mosaik 1991.

Balaskas, Janet: *Väter begleiten die Aktive Geburt. Gemeinsam Schwangerschaft und Geburt erleben.* Kösel 1994.

Balaskas, Janet: *Water Birth.* Thorsons 1992. (ab Herbst 1996 bei Kösel)

Balaskas, Janet: *Yoga für Schwangere. Übungsprogramm mit Tonkassetten.* Kösel 1992.

Balaskas, Janet/Gordon, Yehudi: *Mein Baby und ich. Schwangerschaft, Geburt, die ersten Monate.* Trias 1994.

Cöllen, Michael: *Heilende Partnerschaft. Paartherapie als Seelendialog.* Rowohlt 1993.

Cöllen, Michael: *Laß uns für die Liebe kämpfen. Der neue Weg aus der Partnerkrise: Gestalttherapie für Paare.* Kösel 1994.

Dale, Barbara/Roeber, Johanna: *Gymnastik für Schwangerschaft und Geburt.* Ravensburger 1993.

Davis, Elizabeth: *Das Hebammen-Handbuch. Ganzheitliche Schwangerschafts- und Geburtsbegleitung.* Kösel 1992.

Eason, Cassandra: *Der inneren Stimme vertrauen. Mütter und ihr sechster Sinn.* Kösel 1995.

Fischer-Rizzi, Susanne: *Aroma-Massage. Gesundheit und Wohlgefühl für Körper und Seele.* Hugendubel 1995.

Fischer-Rizzi, Susanne: *Himmlische Düfte. Aromatherapie: Anwendung wohlriechender Pflanzenessenzen und ihre Wirkung auf Körper und Seele.* Hugendubel 1994.

Howard, Judy: *Bach-Blütentherapie für Frauen.* Aurum 1994.

Kitzinger, Sheila: *Bereit zur Geburt. Das Übungsprogramm mit Tonkassette.* Kösel 1986.

Kitzinger, Sheila: *Geburt ist Frauensache. Leitfaden für eine selbstbestimmt Geburt.* Kösel 1993.

Kitzinger, Sheila: *Schwangerschaft und Geburt. Das umfassende Handbuch für junge Eltern.* Kösel 1992.

Klaus, Marshall/Kennell, John/Klaus, Phyllis: *Doula – Der neue Weg der Geburtsbegleitung. Die Betreuung einer »erfahrenen Frau« läßt die Geburt kürzer, leichter und sicherer werden.* Mosaik 1995.

Leboyer, Frédérick: *Atmen und Singen.* (Übungskassette zu *Die Kunst zu atmen*). Kösel 1984.

Leboyer, Frédérick: *Geburt ohne Gewalt.* Kösel 1995.

Leboyer, Frédérick: *Die Kunst zu atmen.* Kösel 1983.

Middendorf, Ilse: *Der erfahrbare Atem. Eine Atemlehre.* (Mit 2 Tonkassetten). Jungferman 1993.

Odent, Michel: *Geburt und Stillen. Über die Natur elementarer Erfahrungen.* C.H. Beck 1994.

Odent, Michel: *Die sanfte Geburt.* Bastei Lübbe 1990.

Odent, Michel/Johnson, Jessica: *Wir alle sind Kinder des Wassers.* Kösel 1995.

Peterson, Gayle: *9 Monate ... und viele Fragen. Wie ich mich emotional auf die Geburt vorbereite.* Kösel 1995.

Schuler, Wolfgang C.: *Akupunktur in der Geburtshilfe und Frauenheilkunde.* Hippokrates 1993.

Siems, Martin: *Dein Körper weiß die Antwort. Focusing als Methode der Selbsterfahrung.* Rowohlt 1986.

Weed, Susun S.: *Naturheilkunde für schwangere Frauen und Säuglinge. Ein Handbuch.* Orlanda Frauenverlag 1989.

Adressen

Beratung und Hilfe für werdende und junge Eltern

GfG – Gesellschaft für Geburtsvorbereitung Bundesverband e.V., Postfach 22 01 06, 40608 Düsseldorf

Pro Familia, Deutsche Gesellschaft für Familienplanung, Sexualpädagogik und Sexualberatung e.V., Bundesverband, Stresemannallee 3, 60596 Frankfurt

Bundeszentrale für gesundheitliche Aufklärung (BZgA), Postfach 91 01 52, 51071 Köln

Eltern für unbelastete Nahrung e.V., Königsweg 7, 24103 Kiel

Allergiker- und Asthmatikerbund, Hindenburgstr. 110, 41061 Mönchengladbach

Netzwerk zur Förderung und Koordinierung der Geburtshäuser in Europa e.V., c/o Gacinski, Seelingstr. 21, 14059 Berlin

Verband alleinstehender Mütter und Väter e.V. (VAMV), Von-Groote- Platz 20, 53171 Bonn

Notmütterdienst, Familien- und Altenhilfe e.V., Sophienstr. 28 60487 Frankfurt

NANAYA – Beratungsstelle für natürliche Geburt und Leben mit Kindern, Zollergasse 37, A – 1070 Wien

Verein WEGE – Beratungsstelle für natürliche Geburt, Elternschaft und ganzheitliches Wachstum e.V., Eva und Roman Schreuer, Raschbach 2, A – 4861 Aurach/H.

Marie-Meierhofer-Institut für das Kind, Mutter-Kind-Beratung, Schulhausstr. 64, CH – 8002 Zürich

Schweizerischer Verein der Mütterberatungsschwestern, Seehofstr. 15, Postfach 173, CH – 8024 Zürich

Hebammenverbände

Bund freiberuflicher Hebammen Deutschlands e.V., Gabriele Schippers, Geschäftsstelle: Freiheitsstr. 11, 41352 Korschenbroich

Bund Deutscher Hebammen e.V., Geschäftsstelle: Postfach 17 24, 76006 Karlsruhe

Österreichisches Hebammengremium, Rosensteingasse 82/2, A – 1170 Wien

Schweizerischer Hebammen-Verband, Zentralsekretariat, Flurstr. 26, CH – 3000 Bern

Stillgruppen

Arbeitsgemeinschaft Freier Stillgruppen (AFS), Bundesverband e.V., Postfach 11 12, 76141 Karlsruhe

La Leche Liga Deutschland e.V., Postfach 65 00 96, 81214 München

La Leche Liga Österreich, Postfach, A – 6500 Landeck

La Leche Liga Schweiz, Postfach 197, CH – 8053 Zürich

Therapien und ganzheitliche Methoden

Akupunktur:

Deutsche Ärztegesellschaft für Akupunktur e.V., Zweibrückenstr. 1, 80331 München

Universitätsfrauenklinik Essen, Zentrum für Frauenheilkunde, Prof. A.E. Schindler, Hufelandstr. 55, 45147 Essen

Österreichische Gesellschaft für Akupunktur und Arikolotherapie, Schloßhofer Str. 49a, A – 1210 Wien

Schweizerische Ärztegesellschaft für Akupunktur (SAGA), Sekretariat: IMF, Hus am Sportplatz, CH – 8134 Adliswil

Aromatherapie:

Susanne Fischer-Rizzi, 87477 Sulzberg/Allgäu

Atemtherapie:

Ilse-Middendorf-Institute, Postweg 23, 64743 Beerfelden

Bach-Blüten-Therapie:

(siehe Bezugsquellen)

Homöopathie:

Deutscher Zentralverein Homöopathischer Ärzte e.V., Pressestelle, Dorotheenstr. 75, 53111 Bonn

Österreichische Gesellschaft für homöopathische Medizin, Mariahilfer Straße 110, A – 1070 Wien

Schweizerischer Verein homöopathischer Ärztinnen und Ärzte (SVHA), Thervil, Sekretariat: Dr. H. Fischer, Postfach, CH – 8914 Aengst am Albis

Paartherapie:

Gesellschaft für integrative Paartherapie und Paarsynthese (GIPPS), Kollenrodstr. 10, 30163 Hannover

Shiatsu:

Europäisches Shiatsu Institut (E.S.I.) München, Klaus Metzner, Marktstr. 8, 80802 München

E.S.I. Wien, Roberto Preinreich, Kaunitzgasse 16/10, A – 1060 Wien

E.S.I. Schweiz, Schützengasse 30, CH – 8001 Zürich

weitere Adressen:

Förderverein Biomedizin und Ganzheitstherapie e.V., Dr. Dr. Dieter Hager, Tischbergerstr. 5, 76887 Bad Bergzabern

Zentralverband der Ärzte für Naturheilverfahren e.V., Alfredstr. 21, 72250 Freudenstadt

Bundesselbsthilfeverband für Osteoporose e.V., Kirchfeldstr. 149, 40215 Düsseldorf

Bezugsquellen

Aqua Birth Pools, Doris Ho, Kastanienweg 3, CH – 6353 Weggis
   (Vermietung und Verkauf von Wassergebärbecken und Zubehör)

Sonne, Mond & Sterne, Mühlackerstr. 49, 75447 Diefenbach
   (»Glückskäfer«-Tragesäcke, »Lana«-Naturtragetücher und viele andere Artikel für Mutter und Kind; Kurse, Seminare, Geburtsvorbereitung)

DIDYMOS Erika Hoffmann GmbH, Solitudestr. 55, 71638 Ludwigsburg
   (DIDYMOS-Babytragetücher und andere Kindersachen aus naturbelassener Baumwolle)

DIDYMOS Erika Hoffmann GmbH, c/o Ulrike Kern, Zirkusgasse 28/9, A – 1020 Wien

DIDYMOS Erika Hoffmann GmbH, c/o Claudia Amadori-Eugster, Piazza Stazione 2, CH – 6600 Locarno

Institut für Bach-Blütentherapie, Forschung und Lehre, Mechthild Scheffer
   Dr. Edward Bach Centre, German Office, Eppendorfer Landstr. 32, 20249 Hamburg
   Dr. Edward Bach Centre, Austrian Office, Seidengasse 32/1, A – 1070 Wien
   Dr. Edward Bach Centre, Swiss Office, Mainaustr. 15, CH – 8034 Zürich
   (Bach-Blüten; Adressenvermittlung von TherapeutInnen)

LF-Naturprodukte, Treenering 105, 24851 Eggebek
   (Blütenessenzen aus aller Welt; hypoallergene Vitamine und Mineralstoffe, hochqualitative Nahrungsergängzungspräparate; Informationen und Adressenvermittlung zu Bach-Blüten-Kursen)

Dirk Albrodt, Wittener Str. 80a, 42279 Wuppertal
   (Blütenessenzen; Arbeitsbuch für Hebammen *Blütenessenzen in der Geburtsvorbereitung*)

Firma La Florina, Lanzenhainer Str. 5, 36369 Lautertal
   (Ätherische Öle, Massageöle, Hydrolate etc.)

Register

Adrenalin 35f
    und Allergien 35
    und Kortisonspiegel, erhöhter 35
    und Noradrenalin 35
Alleinerziehend 46ff
Atmung
    Atembewußtheit 15, 30, 57ff, 64ff
        (s.a. *Haltungen/Pranayama*)
    und Emotionen 62f
    und Körperhaltung 79ff
    nach Lamaze 63
    und Organe, beteiligte 60
    nach Wright 63

Becken 108
    Beckenboden während und nach der
        Geburt 135f
    Beweglichkeit 110f
    Muskeln 133ff
    als Stütze des Uterus 79
    der Weg des Babys durch das 108ff
Beckenübungen 30, 66f, 83, 108ff
    und Krampfadern 37 (*s.a. Positionen*)
    die Wichtigkeit von 111

Blut
    Schwangerschaftsanämie 37
Blutdruck 37f
    während der Schwangerschaft 37f
    während der Wehen 37
Braxton-Hicks-Kontraktionen 42
Brüste
    in der fortgeschrittenen Schwangerschaft 41f
    in der frühen Schwangerschaft 40
    nach der Geburt 43
    Kolostrum 42f
    Pflege in der Schwangerschaft 40f
    und Yoga-Haltungen 41

Depressionen, postnatale, *s. Wochenbettdepressionen*

Emotionen 44
    und Adrenalin 35f
    und Atmung 58, 62f
    in der Schwangerschaft 35f, 45f
    und Selbstwahrnehmung 31, 50f
Endokrine Drüsen 34 (*s.a. Hormone*)
Endorphine 29
    Ausschüttung während der Schwangerschaft 29, 35f
    Ausschüttung in den Wehen 172

Fehlgeburt 50, 201

Geburt
    aufrechte Positionen 18
    Baby, vor der 22f
    Beckenboden während und nach der
        Geburt 135f
    Gebärpositionen 186ff
    Gebärwanne 18, 173, 188, 189, 190
    Haltungen, während der Öffnungsphase
        183ff
    Kaiserschnitt 16
    als medizinisches Ereignis 16f
    nach der 43, 191
    natürliche 17ff, 172
    Reise des Babys durch das Becken 108ff
    und Selbstbestimmung 18f
    Vorbereiten auf die 27ff
    und Wasserbecken, *s. Geburt/Gebärwanne*
    und Yoga 31
Gefühle, *s. Emotionen*

Hämorrhoiden 43
Haltungen
    im Alltag 73ff
    und Atmung 79ff
    aufrecht stehen 74ff
    Becken 108ff
        Anspannen und Loslassen 137
        Fahrstuhlübung 137
        Hocken 127ff
        Kindhaltung 121ff
        Quickies 138
        Seitwärtsbeuge mit gespreizten Beinen
            118f
        Sitzen mit gespreizten Beinen 116ff
        Sitzen mit gespreizten Beinen (Partnerübung) 120
        Wadendehnung 126f
    und Brüste 40
    und Durchblutung 37
    Entspannung 169
    und »Erdung« 93
    für Fortgeschrittene 162ff
        Brücke 166ff
        Handstand 165f
        Kopfstand 164f
        Schulterstand 162f
    nach der Geburt 58, 87
    Gehen 80ff
    Kleidung 94
    Knien 139ff, 179f
        Drehung im Knien 141f

Grundkniesitz 139f
Grundkniesitz zwischen den Füßen 140
Thai-Göttin 141
Kopf, Nacken, Schultern
Entspannung 142ff
Gebetshaltung 146
gekreuzte Arme 146
Hände und Handgelenke 147
Halsseiten 144
Hals, Vorderseite 143
Kopfkreisen (Nackenentspannung) 142ff
Kopf zur Seite wenden 143
Kuh (nur Arme) 145f
Nacken 143
Schulterentspannung 144f
Pranayama (Atembewußtheit) 14, 29f, 58ff, 64ff
Stehen 80ff, 148ff
Baum 152f
Drehung im Stehen 151
Dreieck 158f
Dreieck mit gebeugtem Knie 160
Dreieck mit Vorwärtsbeuge 160f
Grundstand 149f
Hund 157f
Tadasana, Arme erhebend 150
Tadasana, an der Wand nach unten gleitend 150f
Vorwärtsbeuge mit gegrätschten Beinen 155f
Vorwärtsbeuge im Stehen 153f
zum Stillen 87
Üben 91ff
Visualisierung für die Geburt 138
Warmwerden 95ff
Drehsitz 100f
Grundsitz mit Vorwärtsbeuge 95ff
halber Lotus 102ff
halber Lotus mit Drehung 103
halber Lotus mit gestrecktem Bein 104
halber Winkel 97ff
Kuh 106f
Wirbelsäule strecken 93
im Yoga 89ff
Zeit 94
und Zentrieren 93
Hocken 26
in der Schwangerschaft 30ff, 85
Übungen 127ff
in den Wehen 179, 187ff
Hormone
Blutvolumen, erhöhtes 35ff
und Brustvergrößerung 40
und Emotionen 35f, 44, 48ff
und Menstruation 34
und Ödeme 36, 42
in der Schwangerschaft 29, 34f (s.a. Adre-

nalin, Endorphin, Kortison, Noradrenalin, Östrogen, Oxytozin, Progesteron, Prolaktin, Prostaglandin, Relaxin)
und Stillen 43
Hypophyse
und Menstruation 34ff
und Milchproduktion 35
und Schwangerschaft 34ff
und Stillen 43
Hypothalamus
und Menstruation 34
und Schwangerschaft 34

Kaiserschnitt 16
kniende Haltung 30
in den Wehen 179f, 183f, 190
Kolostrum 42f
Kortison
und Allergien 35
erhöhter Spiegel 35
Krampfadern 43, 205f
Linderung durch Beckenübungen 37
Linderung durch Yoga 37

Massage 45, 47
Bauchmassage 42
Fußmassage 81
Rücken 76, 86
Unterleibsschmerzen 213
in den Wehen 182
Meditation 13, 173, 174
Menstruation
und Hormone 34
und Stillen 43

Noradrenalin 35

Ödeme 36, 42, 208
Östrogenspiegel in der Schwangerschaft 35
Oxytozin 36, 43
und Uteruskontraktionen 36, 172f

Plazenta 35
und verstärkte Blutzirkulation 36, 37, 60
Progesteronspiegel in der Schwangerschaft 35
Prolaktin
Milchproduktion 35
Unterdrückung des Eisprungs 43
Prostaglandine zur Weheneinleitung 36

Relaxin, Weicherwerden der Gelenke 35

Schwangerschaft
Beckenübungen, Wichtigkeit der 111
Blutdruck 37f
emotionale Veränderungen 35f, 44, 48ff, 62ff

Endorphinausschüttung 29
erste Anzeichen 40
ganzheitliche 15ff
Geburt rückt näher 171ff
Haltungen im Alltag 73ff
Hormone 29, 34ff
Hypophyse 34ff
Hypothalamus 34f
körperliche Veränderungen 34ff
kurz vor der Geburt 41ff
Massage 45, 47, 76, 81
als medizinisches Ereignis 16f
in der Mitte der Schwangerschaft 41
Ödeme 36, 42f
Schwangerschaftsanämie 37
Sexualität 52, 214
Sodbrennen 38
Übelkeit 38, 44, 45, 216
Übungen 46, 47, 63ff
Uterus, Ausdehnung des 35, 39
Wichtigkeit von 17
Wirbelsäule, Krümmung der 77ff
Yoga 22ff, 90ff
Yoga, Notwendigkeit von 21ff
Yoga, wohltuende Wirkung von 24ff
Stillen 16, 17, 43
Haltung beim 87
und Hormone 34, 36
hormonelle Beeinflussung 35
Kolostrum 42f
und Menstruation 43
und Oxytozin 36
und Prolaktin 35
und die Rückbildung der Gebärmutter 39

Übelkeit 38, 44, 45, 216
Übungen
zur Atembewußtheit 63ff
Beckenübungen 30f, 37, 136ff
nach der Geburt 47
während der Schwangerschaft 46, 47, 63ff
in den Wehen 63ff
Uterus
Ausdehnung des 35, 39, 42
vom Becken gestützt 77f
gegen Ende der Schwangerschaft 41f
Kontraktionen 36, 42, 43
Relaxin 35
Wochenfluß 43

Verdauung 38, 45
Sodbrennen 38, 214
Übelkeit 38

Wehen 29f, 34ff, 39, 64, 176ff
und Adrenalin 36
bewältigen 29f
Blutdruck 37
Einsetzen der 36
Endorphinausschüttung 34ff
das Erlebnis teilen 174f
und der Geburtsweg des Kindes 110f
und Hormone 34ff
liegende Position 181
Massage während der 182
Positionen während der 29ff, 176ff
Übungen während der 63ff
eine geeignete Umgebung schaffen 172f
und die Verbindung zur Erde 174
Vorbereitung auf die 171ff
und Yoga 29ff, 171ff
Wirbelsäule
Krümmungen 76ff
Massage 76, 86
Strecken 78f, 86, 93f, 119
Yogahaltungen 41, 66
Wochenbettdepressionen 50

Yoga
Asanas 14 (*s.a. Haltungen*)
und Atmung 14f, 29f, 58ff
und Emotionen 26f
Endorphinausschüttung 29, 34ff
als Geburtsvorbereitung 27ff
Geschichte des 12
Haltungen 14, 15, 30, 58ff, 78, 89ff
Hatha Yoga 14, 68f
Linderung von Krampfadern 37
Meditation 14
neue Wege des 14f
Pranayama (Atembewußtheit) 14, 29f, 58ff, 64ff
in der Schwangerschaft, Notwendigkeit von 21ff, 193ff
der Schwerkraft 14f
Selbsterkennung 31, 48ff
Vorbeugung bei Ödemen 36
im Westen 14
wohltuende Auswirkungen in der Schwangerschaft 24ff